临床医疗护理常规

皮肤病与性病诊疗常规

（2019年版）

王宝玺　晋红中　主　　编
北京医师协会　组织编写

中国健康传媒集团
中国医药科技出版社

内 容 提 要

本书是一本关于临床皮肤病与性病专科医师日常工作的指导用书，根据原卫生部《医师定期考核管理办法》的要求，由北京医师协会组织全市皮肤病与性病科专家、学科带头人及中青年业务骨干共同编写而成，介绍了皮肤病与性病专科医师日常工作的基本知识和技能。体例清晰、明确，内容具有基础性、专业性、指导性及可操作等特点，既是皮肤病与性病专科医师应知应会的基本知识和技能的指导用书，也是北京市皮肤病与性病专科领域执业医师“定期考核”业务水平的唯一指定用书。本书适合广大执业医师、在校师生参考学习。

图书在版编目（CIP）数据

皮肤病与性病诊疗常规 / 王宝玺，晋红中主编．—2 版．—北京：中国医药科技出版社，2020.5

（临床医疗护理常规：2019 年版）

ISBN 978-7-5214-1753-1

Ⅰ．①皮… Ⅱ．①王…②晋… Ⅲ．①皮肤病-诊疗②性病-诊疗 Ⅳ．①R75

中国版本图书馆 CIP 数据核字（2020）第 062920 号

美术编辑 陈君杞
版式设计 易维鑫

出版 **中国健康传媒集团** | 中国医药科技出版社
地址 北京市海淀区文慧园北路甲 22 号
邮编 100082
电话 发行：010-62227427 邮购：010-62236938
网址 www.cmstp.com
规格 787×1092mm 1/16
印张 10 1/4
彩插 12
字数 258 千字
初版 2012 年 8 月第 1 版
版次 2020 年 5 月第 2 版
印次 2020 年 5 月第 1 次印刷
印刷 三河市腾飞印务有限公司
经销 全国各地新华书店
书号 ISBN 978-7-5214-1753-1
定价 **59.00** 元

《临床医疗护理常规（2019 年版）》
编委会

《皮肤病与性病诊疗常规（2019 年版）》
编委会

主　　审　黄宇光（中国医学科学院北京协和医院）

主　　编　王宝玺（中国医学科学院整形外科医院）

　　　　　晋红中（中国医学科学院北京协和医院）

副 主 编　何焱玲（首都医科大学附属北京朝阳医院）

　　　　　李若瑜（北京大学第一医院）

主编助理　何春霞（中国医学科学院北京协和医院）

编　　委（按姓氏笔画排序）

于瑞星（中日友好医院）

马　琳（首都医科大学附属北京儿童医院）

王　昕（北京华信医院）

王文明（中国医学科学院北京协和医院）

王宝玺（中国医学科学院整形外科医院）

史　飞（中国人民解放军空军特色医学中心）

朱　威（首都医科大学宣武医院）

李邻峰（首都医科大学附属北京友谊医院）

李若瑜（北京大学第一医院）

李承新（中国人民解放军总医院）

杨秀敏（首都医科大学附属北京同仁医院）

杨蓉娅（解放军总医院第七医学中心）

吴　超（中国医学科学院北京协和医院）

何春霞（中国医学科学院北京协和医院）

何焱玲（首都医科大学附属北京朝阳医院）

张建中（北京大学人民医院）

张春雷（北京大学第三医院）

郑玲玲（首都医科大学附属北京潞河医院）

晋红中（中国医学科学院北京协和医院）
涂　平（北京大学第一医院）
常建民（北京医院）
崔　勇（中日友好医院）

Foreword
序 言

为适应现代医疗卫生事业的发展需要，及时更新医学知识，北京医师协会 2018 年 10 月决定对北京市《临床医疗护理常规（2012 年版）》的内容进行补充修订。北京医师协会与北京地区 52 个专科医师分会组织医学专家和业务骨干，以现代医学理论为指导，致力于促进北京地区医疗质量与患者安全的持续改进和提高。经过有关专科医师分会和专家的共同努力，修编后的《临床医疗护理常规（2019 年版）》内容更加丰富，相关知识、技能更加先进，更能满足北京地区临床一线医师的需求。作为北京市各级各类医疗机构医务人员日常医疗护理工作规范，各类专科医师应知应会的基本知识与技能，北京市执业医师定期考核唯一指定用书，《临床医疗护理常规（2019 年版）》必将有效地帮助医疗机构提高工作质量，规范医疗行为，维护医务人员合法权益，推动北京地区临床医疗护理工作的持续改进和提高，为实现健康中国的宏伟目标作出积极的贡献。

在此，也向积极参与《临床医疗护理常规（2019 年版）》修编工作的各位专家和业务骨干表示衷心的感谢。

郭积勇

2019 年 12 月

《临床医疗护理常规（2019 年版）》修编说明

2012 年 3 月北京医师协会受北京市原卫生局委托，组织北京地区 35 个专科医师分会的医学专家和业务骨干，以现代医学理论为指导，结合北京地区临床实践经验，对《临床医疗护理常规（2002 年版）》进行了认真修编，推出了《临床医疗护理常规（2012 年版）》。

《临床医疗护理常规（2012 年版）》是按照北京医师协会已经成立的各专科医师分会所涉及的医疗专业类别进行编写的。推出 7 年来，对提高各级各类医疗机构医疗质量，规范医护人员医疗行为，保障医务人员及患者安全方面发挥了重要作用。

随着我国医疗卫生事业的快速发展，涌现出许多新的医疗技术手段，北京医师协会的专科医师分会也由 2012 年的 35 个发展到目前的 59 个。为了更好地规范医疗服务行为，适应现代医疗卫生工作的需要，借鉴、吸收国内外先进经验，紧跟医学发展步伐，自 2018 年 10 月开始，北京医师协会组织专科医师分会对《临床医疗护理常规（2012 年版）》有关内容进行补充修编，现共计推出 33 个专科的《临床医疗护理常规（2019 年版）》。《临床医疗护理常规（2019 年版）》凝聚着有关专家和业务骨干的心血，是北京地区临床医疗护理工作的一份宝贵财富。

尚需说明：

1. 关于《临床医疗护理常规（2019 年版）》的修编，内科医师分会、康复医学科医师分会、泌尿外科医师分会、烧伤科医师分会、耳鼻咽喉科医师分会认为本专科技术变化不大，未进行修编。原《儿科诊疗常规》分为《儿内科诊疗常规》和《儿外科诊疗常规》两册。由于北京医师协会近期成立了重症专科医师分会和疼痛专科医师分会，故本次修订增加了《重症医学科诊疗常规》和《疼痛科诊疗常规》，还增加了《男科诊疗常规》。全科医学医师分会提前对《全科医学科诊疗常规》进行了修订，已于 2018 年 7 月出版。老年专科医师分会于 2017 年成立后即出版了本专科的《老年医学诊疗常规》。

2. 为进一步完善北京市医师定期考核工作，保证医师定期考核工作取得实效，修编后的《临床医疗护理常规（2019 年版）》旨在积极配合专科医师制度的建设，各专科分册独立程度高、专业性强，为各专科医师提供了应知应会的基本知识和技能。《临床医疗护理常规（2019 年版）》将成为各专科执业临床医师定期考核业务水平测试的重要内容。

3.《临床医疗护理常规（2019 年版）》的修编仍然是一项基础性工作，目的在于为各级医护人员在临床医疗护理工作中提供应参照的基本程序和方法，以利于临床路径工作的开展，促进医学进展的学术探讨和技术改进。

4. 本次修编仍不含中医专业。

北京医师协会

2019 年 10 月

Preface

前 言

随着我国经济与社会的发展和进步，人民群众对改善卫生服务和提高生活质量有着更多更高的要求，建立一支高素质、高水平的医师队伍，以满足人民群众日益增长的多样化卫生服务需求是医疗卫生行业面临的首要任务。北京医师协会皮肤性病专科医师分会于 2012 年正式成立，其目的是服务于北京市皮肤性病科医师，提升医疗服务水平，更好地服务于广大群众，为患者提供规范、优质的医疗服务，解除患者疾苦。

为贯彻上述精神，我们组织了北京医师协会皮肤性病专科医师分会理事及相关专家，于 2012 年编写并出版了第一版《皮肤病与性病诊疗常规》。该书内容简洁明了，体例清晰明确，具有基础性、专业性、指导性及可操作性等特点，获得了广大皮肤性病科医师的认可和好评。本次再版在第一版的基础上对部分内容进行了修订和更新，新增了部分图片，力求内容准确，文字简练，能够反映常见皮肤病与性病诊疗过程中得到医学界公认的技术与方法。本书可供皮肤性病科和其他专业临床医生及卫生管理人员参考使用，也可用于皮肤性病科住院医师、临床研究生和进修医师的培训，同时也是北京市执业医师定期考核唯一指定用书。此外，本书也适用于皮肤病患者阅读参考。

由于编者水平有限，难免存在一些不足或疏漏之处，恳请医学同道和热心读者批评指正。

编 者

2019 年 10 月

Contents

目 录

第一篇

皮肤疾病诊疗常规

第一章　病毒性皮肤病

一、单纯疱疹

单纯疱疹是由于感染疱疹病毒中的单纯疱疹病毒(HSV)所致的一种病毒性皮肤病。根据病毒抗原性的不同，本病可分为HSV-Ⅰ型和HSV-Ⅱ型。Ⅰ型主要引起生殖器以外的皮肤黏膜和器官感染；Ⅱ型主要引起生殖器部位的皮肤黏膜及新生儿感染。见图1。

【诊断标准】

1. 临床表现

(1) 皮疹为成群的小水疱，破溃后形成糜烂面和浅表溃疡，逐渐干燥结痂，1～2周痊愈。

(2) 自觉灼热、疼痛，可伴局部淋巴结肿大。

(3) 分型

①原发性单纯疱疹　首次接触HSV发生感染者，如疱疹性齿龈口腔炎、咽炎、新生儿单纯疱疹等。

②复发性单纯疱疹　原发感染消退后，患者受到某些因素激发，如发热、月经、疲劳等，可以复发。此型多发生于皮肤黏膜交界处，如口唇、包皮、龟头、外阴等部位。

2. 实验室检查(必要时)

常见的单纯疱疹多为复发型，根据其临床特点即可诊断。聚合酶链式反应(PCR)是目前诊断HSV感染敏感性相对较高的方法，皮损刮片用单克隆抗体进行直接免疫荧光检查病毒抗原有助于临床诊断和病毒分型，血清抗体测定IgM对近期感染的临床诊断有帮助。

【治疗原则】

(1) 局部治疗　以抗病毒及防止感染为主，可外用干扰素软膏、5%阿昔洛韦霜、喷昔洛韦乳膏、3%酞丁胺霜、2%甲紫溶液或抗生素软膏。

(2) 全身治疗　可口服抗疱疹病毒药物，如阿昔洛韦、盐酸伐昔洛韦、泛昔洛韦等。不同的抗病毒药物半衰期不同，用药次数和间隔差别较大。

二、带状疱疹

带状疱疹是由长期潜伏在脊髓后根神经节或颅神经节内的水痘–带状疱疹病毒经再激活引起的感染性皮肤病。见图2。

【诊断标准】

(1) 常单侧发病，沿神经呈带状排列。

(2) 皮损表现为在红斑或正常皮肤上出现成群的丘疹及水疱。

(3) 神经痛为本病的特征之一，可在发疹前或伴随皮疹出现。部分患者在皮损脱痂后可遗留不同程度的神经痛。

(4) 可有发热、患部附近淋巴结肿大。三叉神经受累时可合并角膜炎、结膜炎，甚至全眼炎；老年体弱或免疫功能低下者，病程较长，皮损可出现血疱、大疱甚至坏死，并可泛发。

(5) 病损累及膝状神经节可影响运动及感觉神经纤维，可引起面瘫、耳痛及外耳道疱疹三联征；不全型或顿挫型带状疱疹可以仅出现红斑、丘疹，而不发生水疱或只发生神经痛而不出现任何皮损。

(6)侵犯内脏运动及感觉神经纤维时，可引起急性胃肠炎、膀胱炎，表现为腹部绞痛、排尿困难、尿潴留等；

(7) 病程约 2～4 周。愈后一般不复发。

【治疗原则】

(1) 以抗病毒、消炎、止痛和防止继发感染为原则。

(2) 出现临床症状 72 小时以内的患者，建议抗病毒治疗，治疗药物包括阿昔洛韦、伐昔洛韦、泛昔洛韦，疗程均为 7 日，超过 72 小时仍有新发皮损者可继续给予上述治疗。

(3) 可用维生素 B_1、维生素 B_{12} 等口服或肌内注射。

(4)止痛治疗，对于轻中度疼痛，考虑处方对乙酰氨基酚、非甾体抗炎药或曲马多；中重度疼痛使用阿片类药物，如吗啡或羟考酮，或治疗神经病理性疼痛的药物，如钙离子通道调节剂加巴喷丁、普瑞巴林等。

(5) 病情较重或体弱者可加用干扰素或丙种球蛋白等。

(6) 局部以干燥、消炎为主，可外搽炉甘石洗剂、阿昔洛韦或喷昔洛韦软膏、酞丁胺搽剂或软膏，继发细菌感染时外用抗生素软膏如夫西地酸、复方多黏菌素 B。

(7) 半导体激光照射、氦氖激光照射、频谱电疗及针刺等有助于缓解疼痛及促进皮损恢复。

(8) 病情严重者早期可联合糖皮质激素治疗，关于病情较轻者是否选择应用糖皮质激素仍存在争议。

三、传染性软疣

传染性软疣由痘病毒中的传染性软疣病毒引起，可直接接触传染，也可自体接种。见图 3。

【诊断标准】

1. 临床表现

(1) 多见于儿童，偶尔发生于成年人。

(2) 皮损为粟粒样至绿豆样乃至黄豆大半球形丘疹，呈灰白色或珍珠色，表面有蜡样光泽，中央有脐凹，可从中挑出或挤出乳白色干酪样物质。数目多少不定。

2. 组织病理

增生的表皮内可见较多的软疣小体，表皮表面可呈火山口样外观。

【治疗原则】

(1) 主要为局部治疗，用粉刺挤压器或镊子挤夹出其内容物，并涂以 2%碘伏。

(2) 如继发感染，可先外用抗生素软膏。

(3)对于难以夹除的疣体也可用冷冻、斑蝥素、鬼臼毒素或激光治疗。

四、疣

疣为感染人乳头瘤病毒(HPV)所引起的一种表皮良性赘生物，其传播途径主要为接触传染，可因搔抓自身接种传染。临床上常见者有寻常疣、跖疣、扁平疣及尖锐湿疣等。

(一) 寻常疣

【诊断标准】

1. 临床表现

(1) 好发于手背、手指、足、甲缘等暴露部位。见图4、图5。

(2) 单个或多发，一般无自觉症状。

(3) 皮损为针头至豌豆大、半圆形或多角形丘疹，质地硬，表面粗糙，呈灰褐色或正常肤色，顶端可呈乳头瘤样增生。

2. 组织病理

棘层肥厚和乳头瘤样增生，表皮内有空泡样细胞(挖空细胞)。

【治疗原则】

(1) 局部治疗可采用液氮冷冻、二氧化碳激光、光动力或手术治疗。也可局部外用鬼臼毒素软膏、5%氟尿嘧啶软膏，10%水杨酸火棉胶涂剂、0.7%斑蝥素加于等量火棉胶溶液、0.1%～0.3%维A酸酒精溶液等，可在疣体基底部注射干扰素或干扰素诱导剂。中药鸦胆子去壳捣碎外敷也有效。

(2) 全身治疗　皮疹数目较多时可配合内服中药，肌内注射干扰素、干扰素诱导剂、卡介菌多糖核酸，口服异维A酸等。

(二) 跖疣

跖疣是指发生在足跖部的寻常疣。见图6。

【诊断标准】

(1) 好发于足跟、跖骨头或趾间受压处，有压痛。

(2) 皮损由于受压形成淡黄色或褐黄色胼胝样斑块，表面粗糙不平，中心可见紫黑色出血点。

【治疗原则】

药物治疗以及物理治疗方法同寻常疣。

(三) 扁平疣

【诊断标准】

1. 临床表现

(1) 多见于青少年。

(2) 好发于面颈部、手背或前臂。见图7。

(3) 皮疹为针头至黄豆大小扁平光滑丘疹，呈圆形、椭圆形或多角形，正常肤色、淡褐色或淡红色。

(4) 皮疹数目较多，散在或密集，偶见皮疹沿抓痕排列呈条状。

2. 组织病理

棘层肥厚，颗粒层及棘层上部可见大的空泡细胞。

【治疗原则】

(1) 局部治疗　外用酞丁安搽剂或软膏、阿昔洛韦软膏、水杨酸、氟尿嘧啶软膏、咪喹莫特乳膏以及维 A 酸软膏等。

(2) 全身治疗　左旋咪唑、乌洛托品、聚肌胞注射液以及中药等。

(3) 孤立顽固的皮疹可采用液氮冷冻治疗。

五、手足口病

手足口病为感染小核糖核酸病毒科肠道病毒属中的柯萨奇病毒、埃可病毒等所致的一种病毒性皮肤病，主要通过飞沫由呼吸道直接传播，也可通过污染食品等感染。

【诊断标准】

(1) 多见于 5 岁以下小儿。

(2) 皮损表现为掌跖部发生散在的 1～3mm 直径大小的斑疹、斑丘疹或水疱，呈圆形或椭圆形，水疱壁薄，内容澄清，呈珍珠白色，周围有红晕。肛周、臀部、手足背也可累及。

(3) 口腔出现疼痛性小水疱，周围绕以红晕。病程约 1 周，很少复发。

(4) 部分患儿病情严重，可出现肺水肿、脑水肿和心力衰竭等并发症。

(5) 有条件时，可进行病毒核酸和血清抗体检测。

【治疗原则】

对症治疗，如有发热导致的疼痛可口服布洛芬或对乙酰氨基酚，无特效的抗病毒药物。病情严重者需住院治疗。

六、水痘

水痘为感染疱疹病毒中的水痘–带状疱疹病毒所致的一种病毒性皮肤病，经飞沫或直接接触而传染，可造成流行。见图 8、图 9。

【诊断标准】

(1) 多见于儿童及青少年。成人罕见，但症状较为严重。

(2) 起病较急，可有发热等前驱症状。

(3) 皮损开始出现于面部和头皮，迅速扩展至躯干、四肢。

(4) 皮损表现为红斑、丘疹、水疱、结痂，粟粒至绿豆大小，呈圆形或椭圆形，周围绕以红晕，水疱上常有脐凹；常分批出现。

【治疗原则】

(1) 口服阿昔洛韦，儿童剂量为 20mg/kg，4 次/日，连续 5 天。或盐酸伐昔洛韦 10～15mg/kg，口服，3 次/日，连用 5 天。

(2) 高热时予退热剂。

(3) 皮损瘙痒症状明显者可口服抗组胺药，并外用炉甘石洗剂。

(4) 皮损继发感染时可给予抗生素口服或外用。

(5) 患者应隔离至全部皮疹干燥结痂为止。

七、麻疹

麻疹为感染副黏病毒中的麻疹病毒所致的一种病毒性皮肤病，主要经飞沫传播，通过呼吸道传染。见图10。

【诊断标准】

(1) 好发于5岁以下儿童。

(2) 出现高热。

(3) 眼结膜分泌物增多、流涕、咳嗽等。

(4) 病后第四天开始发疹，先出现于耳后、发际、颜面，后迅速蔓延到颈部、上肢、躯干及下肢，为一种玫瑰色的斑丘疹，压之褪色，可互相融合成片。

(5) 第二臼齿对侧的颊黏膜上可见Koplik斑。

(6) 并发症可有肺炎、喉炎、中耳炎、心肌炎与脑炎等。

(7) 血清学检查：血清抗麻疹病毒IgM抗体为早期、快速的特异性诊断方法；血清抗麻疹病毒IgG抗体双份血清滴度≥4倍增长有回顾性诊断价值。

【治疗原则】

(1) 注意休息，给予易消化、营养丰富的饮食。

(2) 保持眼、鼻、口腔及皮肤清洁。

(3) 对咳嗽、高热、惊厥等症状，予对症治疗。

(4) 继发细菌感染者可予抗生素。

(5) 注射减毒麻疹疫苗可预防发作。

八、风疹

风疹为感染副黏病毒中的风疹病毒所致的一种病毒性皮肤病，通过呼吸道传染。

【诊断标准】

1. 临床表现

(1) 多见于儿童和青少年。

(2) 潜伏期14～21天，平均18天。前驱症状轻微。

(3) 前驱期后1～2天自头面部出疹，迅速播散至颈部，躯干和四肢；皮疹稀疏，常为粉红色斑及斑丘疹。

(4) 孕妇在妊娠前4个月内患风疹，可发生流产、死产、早产或胎儿畸形。

(5) 皮疹1～2天内开始消退，不留痕迹。

2. 实验室检查

血常规检查可见白细胞计数降低。

【治疗原则】

注意隔离患者。对症治疗，注意休息，多饮水，吃易消化食物，可外用炉甘石洗剂止痒保护。可口服清热解毒的中药。

九、小儿丘疹性肢端皮炎

小儿丘疹性肢端皮炎又称“Gianotti病”“Gianotti-Grosti综合征”。其发生可能与乙型肝炎病毒(HBV)、EB病毒等感染有关。

【诊断标准】

1. 临床表现

(1) 好发于 6～12 岁儿童。

(2) 皮疹为扁平实性丘疹，针头到绿豆大小，呈暗红色、紫红色或淡褐色，多见于四肢，可累及颜面和颈部，躯干常无皮疹。

(3) 多数患者伴有急性肝炎。

2. 实验室检查

无特异性检查指标，部分患者可出现淋巴细胞增多症或淋巴细胞减少症以及肝功能异常，HBsAg 阳性等。

【治疗原则】

无特殊治疗方法。皮疹有自限性，对症处理。积极治疗伴发的乙型肝炎。

十、幼儿急疹

幼儿急疹又称“婴儿玫瑰疹”“第六病”，其发病由 6 型、7 型人类疱疹病毒引起。

【诊断标准】

(1) 多见于 6 个月～2 岁大的婴幼儿。

(2) 突然发生高热，体温 39～40℃，一般无明显不适。

(3) 发热约 4 天后，热退时出现皮疹，皮疹为 1～5mm 大小的淡红色斑丘疹，常局限于躯干及颈部。

(4) 皮疹经 1～2 天后消退，不留痕迹。

【治疗原则】

大部分为自限性，若症状明显，可对症治疗。严重病例可用更昔洛韦或膦甲酸钠治疗。

第二章 细菌性皮肤病

一、脓疱疮

脓疱疮又名脓痂疹，俗称黄水疮。是由凝固酶阳性的金黄色葡萄球菌或溶血性链球菌所致的急性化脓性皮肤病。见图 11、图 12。

【诊断标准】

1. 临床表现

(1) 寻常型脓疱疮

①多发生于夏秋季节，学龄前儿童多见，具有接触传染性。

②好发于面部尤其口周、鼻孔附近、耳廓及四肢等暴露部位。

③皮损为粟粒至黄豆大红斑，表面有水疱，迅速转变为脓疱，疱壁薄，周围有红晕。破裂后形成糜烂，脓液干涸后结成蜜黄色痂，散在分布或成群，愈后一般不留瘢痕。

④自觉瘙痒。

⑤重症者可伴邻近淋巴结肿大或淋巴管炎，可有发热、畏寒等全身症状，甚至引起败血症。

(2) 大疱性脓疱疮

①主要由噬菌体Ⅱ组 71 型金黄色葡萄球菌所致。

②多见于儿童。

③皮损多在颜面、躯干、四肢。

④损害为散在大疱、疱壁薄，大小不等，周围有红晕，疱液初清，后渐浑浊，脓液由于体位关系呈现半月形沉积在脓疱下方，称半月积脓现象，为本型特征之一。

2. 实验室检查

(1) 血常规白细胞计数及中性粒细胞数可增高。

(2) 脓液细菌培养为金黄色葡萄球菌或溶血性链球菌。

【治疗原则】

预防：注意个人和环境卫生，防止各种皮肤损伤，儿童集体单位发现本病，应适当隔离治疗，患儿用具要消毒。

治疗：皮损较广泛者及有全身症状者给予敏感的抗生素。局部治疗以杀菌、消炎、收敛、干燥为原则，常用红霉素、新霉素或莫匹罗星软膏，如有较大脓疱，可用消毒针刺破疱壁放出脓液，消毒液清洁创面，再涂抗菌软膏。

二、葡萄球菌性烫伤样皮肤综合征

葡萄球菌性烫伤样皮肤综合征又称“新生儿剥脱性皮炎”“金黄色葡萄球菌性中毒性表皮坏死松解症”，是由凝固酶阳性、噬菌体Ⅱ组 71 型金黄色葡萄球菌所致的一种严重皮肤感染，该型金黄色葡萄球菌可产生表皮松解毒素，直接破坏表皮细胞间桥粒芯蛋白－1 而引起发病。见图 13、图 14。

【诊断标准】

1. 临床表现

(1) 主要见于出生后 1～5 周的婴儿。

(2) 常始发于口腔及眼周；红斑于 1～2 日内延及躯干及四肢，在大片红斑基础上出现松弛性大疱或大片表皮松解现象，似烫伤样外观，尼氏征阳性，手足皮肤可呈手套或袜套样剥脱，局部有疼痛。

(3) 轻者 1～2 周皮损干燥结痂痊愈，重者可伴高热、呕吐、腹泻或并发败血症而危及生命。

2. 实验室检查

(1) 血常规白细胞计数及中性粒细胞数可增高。

(2) 脓液细菌培养为金黄色葡萄球菌或溶血性链球菌。

【治疗原则】

隔离和治疗患者，注意个人和环境卫生和消毒，及早系统应用足量有效抗生素。注意水电解质平衡，加强支持疗法等。局部治疗：对未破的红斑、丘疹、小脓疱外用抗菌软膏，如有较大脓疱，可用消毒针刺破疱壁放出脓液，无菌棉球清洁创面，注意口腔和眼部的护理。

三、猩红热

猩红热是由 A 组 B 型链球菌感染过程中产生的外毒素(又称红疹毒素)引起的弥漫性皮肤改变。本病传染源主要是患者及携带者，主要通过飞沫传播。

【诊断标准】

1. 临床表现

(1) 潜伏期 2～5 天，多见于儿童。

(2) 突然起病，有高热、咽痛，舌乳头红肿，状似杨梅。

(3) 皮疹多在发病后 1～2 天出现，从颈部开始，逐渐向躯干、四肢蔓延，为弥漫性细小密集的红斑，压之褪色。偶呈“鸡皮样”丘疹，严重者可出现出血性皮疹。在肘窝、腋窝及腹股沟等皮肤皱褶处，皮疹更加密集呈深红色瘀点状线条，称为帕氏线。发病第二周开始出现广泛性脱屑。

(4) 额部及面颊部潮红，口周苍白，称“口周苍白圈”。伴有颌下淋巴结肿大。

2. 实验室检查

(1) 早期外周血白细胞及中性粒细胞数增加。

(2) 咽拭子培养可分离出 A 组 B 型链球菌。

【治疗原则】

(1) 卧床休息，隔离患者。

(2) 首选青霉素治疗，为减少并发症，疗程至少 10 天，重症患者应加大剂量或联合应用其他抗生素。

(3) 对青霉素过敏者，可选用红霉素等敏感抗生素。

四、细菌性毛囊炎

本症系整个毛囊细菌感染发生化脓性炎症，其病原菌主要是葡萄球菌。见图 15、图 16。

【诊断标准】

(1) 成人多见，好发于头部、前胸、后背、外阴部等多毛部位。在小儿则好发于头部。

(2) 初起为与毛囊口一致的红色充实性丘疹或由毛囊性脓疱疮开始，以后迅速发展演变成丘疹性脓疱，中间贯穿毛发，四周红晕有炎症，继而干燥结痂，约经 1 周痂脱而愈，但也有反复发作，多年不愈。

(3) 有时也可发展为深在的感染，形成疖、痈等，一般不留瘢痕。

(4) 皮疹数目较多，孤立散在，自觉轻度疼痛。

【治疗原则】

可酌情选择外用抗生素制剂，局部可用莫匹罗星软膏、夫西地酸乳膏等，或 2%碘酊外涂，必要时可选择敏感的抗生素系统应用。

五、须疮

须疮是发生于胡须部位的化脓性毛囊炎。

【诊断标准】

(1) 多见于中青年男性。

(2) 好发于上唇近鼻部及下颌胡须处。

(3) 损害为毛囊炎性丘疹或脓疱，中心有须毛贯穿。皮损可孤立亦可簇集。

(4) 自觉痒、烧灼感或疼痛。

【治疗原则】

同毛囊炎。同时，对牙齿、扁桃体及鼻窦感染病灶进行治疗。病须可用镊子拔除，不宜刀剃。

六、项部瘢痕疙瘩性毛囊炎

项部瘢痕疙瘩性毛囊炎是指发生于项部发缘附近的一种慢性炎症性疾病，易引起瘢痕。其病原菌主要是金黄色葡萄球菌，其次是白色葡萄球菌和链球菌。见图 17。

【诊断标准】

(1) 多发生于中年以上，伴有皮脂溢出、痤疮和瘢痕疙瘩素质的男性患者。

(2) 常累及项部发缘附近。

(3) 初发损害为毛囊性丘疹，逐渐扩大、融合，形成不甚规则或成群的大小不等的结节，可形成脓肿和窦道，最后形成高低不平的肥厚瘢痕，其上可见数根头发成簇地从一处皮肤穿出。

(4) 病程慢性。

【治疗原则】

(1) 糖皮质激素软膏、新霉素软膏或其他抗生素制剂外用。

(2) 口服广谱抗生素。

(3) 瘢痕形成者可皮损内注射皮质类固醇激素或手术切除，术后咪喹莫特外涂或曲安奈德局部注射，亦可联合浅层 X 线放射治疗。

(4) 顽固难治者可切除后植皮。

七、头部脓肿性穿掘性毛囊周围炎

头部脓肿性穿掘性毛囊周围炎为一种发生于头顶部的慢性化脓性皮肤病，可能为一种自身免疫反应。与聚合性痤疮、化脓性汗腺炎并发时，称为毛囊闭锁三联征。

【诊断标准】

(1) 多见于青壮年男性。

(2) 主要发生于头部，尤其顶、枕部多见。

(3) 损害初起为毛囊和毛囊周围炎，逐渐增大形成半球形结节，结节软化后形成脓肿，破溃后形成瘘孔，有脓汁流出。皮损相互融合成带窦道的脓肿，伴有弯曲的嵴突或隆起。

(4) 感染加重时可伴疼痛。

(5) 皮损痊愈留有瘢痕，导致永久性脱发。

【治疗原则】局部或全身应用广谱抗生素，如四环素、米诺环素等，或口服异维 A 酸。瘢痕形成者可进行糖皮质激素皮损内注射。窦道形成者有时也可手术切除，亦可使用浅层 X 线照射治疗。

八、疖与疖病

疖指由葡萄球菌侵犯毛囊引起的急性化脓性深毛囊炎和毛囊周围炎。多发及反复发作者称为疖病。见图 18、图 19。

【诊断标准】

(1) 好发于头面、发际、颈项及臀部等。

(2) 初起为圆锥形毛囊性炎性丘疹或结节，基底有明显炎性浸润。结节中央逐渐变软，顶部出现黄白色脓栓。除去脓栓、排出血性脓液和坏死组织后，炎症逐渐消退。严重者可伴有全身症状。

(3) 自觉灼痛和压痛。附近淋巴结常肿大。

【治疗原则】

(1) 未成脓头者可用 3%碘酊、鱼石脂软膏等外用。如已化脓，应切开排脓引流。

(2) 忌挤压，尤其是发生在鼻翼两旁及上唇部者。

(3) 病情较重者可口服广谱抗生素。

(4) 热敷、紫外线、红外线、超短波、音频电疗及透热疗法等治疗有效。

九、丹毒

丹毒是指由 A 组 β 型溶血性链球菌感染引起的皮肤及皮下组织内淋巴管及其周围软组织的急性炎症。见图 20。

【诊断标准】

1. 临床表现

(1) 常先有畏寒、发热和全身不适等前驱症状。

(2) 好发于小腿、足背和面部。

(3) 皮损为界限清楚的水肿性红斑，严重者可发生水疱、大疱或血疱。

(4) 自觉灼热、疼痛，常伴附近淋巴结肿大。

(5) 病程多为急性经过。

2. 实验室检查

血常规检查可见白细胞总数升高，以中性粒细胞为主。

【治疗原则】

(1) 以系统治疗为主，首选青霉素，对青霉素过敏或疗效不明显者，可选用其他敏感的抗生素，需持续用药2周左右。

(2) 可用25%～50%硫酸镁溶液或0.02%呋喃西林溶液湿敷，并外用抗生素软膏。

(3) 亦可配合红外线、超短波或紫外线等物理治疗。

十、蜂窝织炎

蜂窝织炎是指主要由金黄色葡萄球菌或溶血性链球菌感染引起的皮肤和皮下组织弥漫性化脓性炎症。

【诊断标准】

1. 临床表现

(1) 皮损初起为弥漫性浸润性红肿，境界不清，迅速扩散至周围组织，表面皮温高，严重者可发生水疱，深部化脓和组织坏死。

(2) 局部疼痛显著，常伴有发热、寒战和全身不适。可有淋巴管炎及淋巴结炎。

2. 实验室检查

血常规检查白细胞总数和中性粒细胞计数常升高。

【治疗原则】

(1) 早期、足量、系统应用高效的抗生素。首选抗菌谱较广的第二或三代头孢类抗生素，必要时依据药敏试验选择抗生素。

(2) 未化脓的皮损局部治疗同丹毒。皮损中间软化并有波动感时，需切开引流。

十一、化脓性汗腺炎

化脓性汗腺炎为好发于腋部和会阴部大汗腺的慢性炎症。病原菌主要为金黄色葡萄球菌。见图21。

【诊断标准】

(1) 多见于青壮年女性。

(2) 好发于腋窝及外生殖器，女性乳晕亦可受累。

(3) 皮损为皮下结节，比豌豆大，表面红肿，有疼痛及压痛，部分结节顶端有小脓疱。

(4) 腋窝、肛门或生殖器部位可见多数黑头粉刺，具有诊断意义。

(5) 病程进展缓慢，经过数周或数月后形成不规则成群结节，可形成脓肿、窦道或瘘管。病程可长达多年。

(6) 一般在夏季出汗多时病情复发或加重。

【治疗原则】

(1) 局部保持清洁干燥。

(2) 外用抗生素软膏或溶液。

(3) 口服抗生素，米诺环素 100mg，bid，10 天；糖皮质激素，醋酸泼尼松 20mg qd，1 周后逐渐减量；维 A 酸制剂，首选异维 A 酸，0.5mg/(kg·d)，4～6 个月。

(4) 早期尽量不要切开引流，已成熟的脓肿可以切开引流。

(5) 病情顽固、严重且局限者可试用浅部 X 线照射治疗。

十二、麻风

麻风是指由麻风分枝杆菌引起的一种慢性传染病，主要侵犯皮肤、黏膜和周围神经。主要通过飞沫传播，生活密切接触、文身等也可传播。患者是唯一传染源。见图 22、图 23。

【诊断标准】

1. 结核样型麻风

皮损为大的红色斑片或由成簇的丘疹形成的片状或环状损害，边缘清楚，表面干燥，可有鳞屑，伴以毳毛脱落、闭汗和明显的浅感觉障碍。周围神经损害出现早而明显，如耳大神经、尺神经、腓总神经变粗变硬。细菌检查为阴性(–)，麻风菌素试验呈强阳性。组织病理示真皮全层呈现结核样结构。毛囊、汗腺、皮脂腺显示不同程度的破坏。

2. 界线类偏结核样型麻风

皮损为淡红斑或斑块，有时在大片损害附近出现卫星状损害。浅感觉障碍出现较结核样型稍迟且稍轻。查菌阳性(+～++)，麻风菌素试验弱阳性(±)。

3. 中间界线类麻风

皮损可为多种形态和多种颜色。分布广泛，多不对称。周围神经损害比结核样型轻。查菌阳性(++～++++)，麻风菌素试验阴性(–)。

4. 界线类偏瘤型麻风

皮损主要是浅在的弥漫浸润斑块，常呈粉红色，粗大，质软，分布较广，有对称倾向。浅表感觉障碍较轻，出现较迟。周围神经干累及数目较多。眉毛和睫毛稀少或脱落。查菌强阳性(++++～+++++)，麻风菌素试验阴性。

5. 瘤型麻风

皮损中期浸润明显，晚期呈弥漫性深在浸润红色斑块，伴暗红结节，面部为狮面状。眉毛、毛发脱落明显。周围神经损害以及淋巴结、睾丸、眼和内脏的受累程度随病期延长逐渐加重。查菌极强阳性(+++++～++++++)，麻风菌素试验阴性(–)。组织病理示真皮全层弥漫分布特征性的含泡沫细胞(麻风细胞)的肉芽肿。表皮下显示一无浸润带。

6. 符合以下 4 条中 2 条或 2 条以上者一般可确诊麻风

(1) 有皮损并伴有浅感觉障碍及闭汗。

(2) 周围神经干或皮神经粗大。

(3) 皮损病理组织切片内查到麻风杆菌。

(4) 皮损组织病理学检查存在特异性病变。

【治疗原则】

1. 多菌性(除结核样型外)采用联合化疗

利福平 600mg，1 次/月，监服。氯法齐明(氯苯吩嗪)300mg，1 次/月，监服。氨苯砜 100mg，1 次/月，自服。15 岁以下减量。疗程 24 个月，每月随访 1 次，连续随访 5 年或更长。

2. 少菌性(结核样型及大部分界线类偏结核样型)

利福平 600mg，1 次/月，监服。氨苯砜 100mg，1 次/月，自服。15 岁以下减量。疗程 6 个月。

十三、皮肤结核

皮肤结核为结核分枝杆菌感染所引起的皮肤损害。本书主要介绍有代表性的 3 种皮肤结核病。见图 24、图 25。

【诊断标准】

1. 寻常狼疮

好发于面颈部。初起为红色丘疹或结节，质软，微隆起于皮面，表面薄嫩，探针探查时，稍用力即可刺入，容易贯通及出血(探针贯通现象)。玻片压诊呈苹果酱颜色。皮疹可逐渐增大增多，相互融合成片，结节吸收或破溃后形成边缘不整的溃疡，愈合后形成萎缩性瘢痕；在愈合的瘢痕上可形成新的皮损，与陈旧皮损共存。病程慢性。组织病理示真皮内典型的结核结构，即由聚集成群的上皮样细胞和多核巨细胞组成，中心可有干酪样坏死，外周绕以密集的淋巴细胞。

2. 疣状皮肤结核

好发于四肢暴露部位。初起为暗红色小结节，浸润明显，以后形成疣状或乳头状隆起的斑块，覆灰白色黏着性鳞屑或痂皮，质硬，界清，压迫可有脓液外溢，干燥后结成污黄褐色痂，中央结痂脱落后形成萎缩性瘢痕。四周为由结痂或鳞屑覆盖的疣状结节，向外扩展成环状或弧形，境界明显。结节的外围为暗红色晕。呈现“三廓症状”(中央网状瘢痕、疣状边缘、四周红晕)。病程慢性。组织病理示真皮内结核样结构。

3. 颜面播散性粟粒性狼疮

目前认为本病是与玫瑰痤疮相似的一种特殊的皮肤肉芽肿样反应，而不是真正的结核。好发于青年。皮损散在分布于面部，特别是眼眶周围。基本损害为圆形或椭圆形黄红色针头至绿豆大的小结节，中心可有坏死，愈后留有凹陷萎缩性瘢痕。组织病理示真皮中下层结核样结构。

【治疗原则】

1. 寻常狼疮及疣状皮肤结核

以“早期、足量、规则、联合、全程”应用抗结核药为原则。常用药物有异烟肼、吡嗪酰胺、链霉素、利福平、乙胺丁醇等，常 2～3 种药物联合治疗，药物与疗程根据是否伴全身结核而定。

2. 颜面播散性粟粒性狼疮

本病能自然痊愈。抗结核药无效。常用的系统治疗药物有异维 A 酸、糖皮质激素、四环素类、免疫抑制剂如环孢素 A 等，外用药物有他克莫司、糖皮质激素、维 A 酸乳膏等。

十四、游泳池肉芽肿

游泳池肉芽肿是由非结核分枝杆菌中的海鱼分枝杆菌感染而引起的慢性皮肤肉芽肿。见图 26。

【诊断标准】

1. 临床表现

(1) 常有游泳池或养鱼池等水接触史及皮肤外伤史。

(2) 皮损常为单发，在感染处出现红褐色或紫红色丘疹、结节或脓疱，可破溃形成浅表性小溃疡或疣状外观损害。

(3) 可发生播散性感染或深部感染。多发性病灶通常沿淋巴管引流方向呈孢子丝菌病样排列。

(4) 病情缓慢进展。

2. 实验室检查

(1) 组织病理示结核样结构。

(2) 抗酸染色及分枝杆菌培养可阳性。

【治疗原则】

可选用利福平、乙胺丁醇、四环素、复方磺胺甲噁唑、克拉霉素、左氧氟沙星及米诺环素等。二联、三联用药及足够的疗程(＞3 个月)是可靠的治疗方案。

第三章 真菌性皮肤病

真菌性皮肤病大致分为三类：①浅部真菌病：主要包括皮肤癣菌感染、马拉色菌感染和念珠菌感染。皮肤癣菌感染是临床最常见的一类皮肤病，包括头癣、体股癣、手足癣和甲癣等。马拉色菌主要引起花斑糠疹，念珠菌既可引起皮肤黏膜损害，也可引起侵袭性的真菌感染；②皮下组织真菌病：常见的有孢子丝菌病和着色芽生菌病等；③侵袭性(系统性)真菌病：指真菌侵犯内脏器官，同时累及皮肤，如隐球菌和念珠菌的侵袭性感染均可出现皮肤损害。本章主要介绍浅部真菌病菌及常见的皮下组织真菌病。

一、头癣

头癣系头发和头皮的皮肤癣菌感染。临床上根据致病菌及临床表现的不同将头癣分为白癣、黑点癣及黄癣，脓癣属于炎症性头癣，一般继发于白癣或黑点癣。头癣具有传染性，白癣常因接触患癣病的犬、猫等动物引起，白癣、黑点癣及黄癣均可以通过患者传播，也可以经过理发及生活用具间接传播。因此在密切生活接触的人群之间可以出现流行。见图27、图28。

【诊断标准】

1. 临床表现

头癣主要见于儿童，临床分为四型。

(1) 白癣　头皮可见圆形或椭圆形灰白色鳞屑性斑片，病发距头皮2～4mm处折断，外围白色菌鞘。偶有轻度痒感。一般不遗留瘢痕和秃发。在炎症反应重时可以出现炎性丘疹，严重时可转变为脓癣。

(2) 黑点癣　病变范围较小，散在点片状脱发斑，病发出头皮即折断，其残端在毛囊口形成黑点状。可伴瘙痒。一般不遗留瘢痕和秃发。

(3) 黄癣　头皮可见红色斑片，覆碟形黄痂，逐渐扩大融合，形成大片污秽色痂皮，常伴鼠臭味，病发少有折断，枯黄无光泽，病程久者可形成大片永久性秃发。

(4) 脓癣　系炎症性头癣。初起为群集性毛囊性小脓疱，继而变成暗红色浸润性斑块，表面毛囊孔呈蜂窝状。可有轻度疼痛和压痛，愈后常有瘢痕形成，导致永久性秃发。

2. 实验室检查

(1) 真菌学检查病发真菌直接镜检和(或)真菌培养结果为阳性。采用荧光染料镜检能够更加清楚地显示真菌成分。

(2) 滤过紫外线(伍德灯)检查黄癣的病发显示暗绿色荧光；白癣的病发显示亮绿色荧光；黑点癣的病发无荧光。

3. 鉴别诊断

头癣需与头皮脂溢性皮炎、银屑病、斑秃、红斑狼疮、毛发扁平苔藓、拔毛癖、脓皮病、穿通性毛囊炎等疾病进行鉴别，实验室真菌学检查可辅助诊断。

【治疗原则】

(1) 采用综合治疗方法。目的是达到消除病原菌、治愈患者、减少瘢痕形成、防止传播。

可以借鉴传统的“服、擦、剃、洗、消”五字方针。

(2) 口服药物可选择灰黄霉素，也可以选用伊曲康唑、特比萘芬及氟康唑等。对于脓癣患者可以短期口服中小剂量的糖皮质激素以减轻炎症反应，合并细菌感染时加用抗生素。

①灰黄霉素：仍可作为一线药物，儿童剂量为15～25mg/(kg·d)，成人为1g/d，分两次口服，连续服药6～8周。主要不良反应包括胃肠道症状，偶有肝损伤、光敏感、药疹、中性粒细胞减少等，建议进行血常规和肝功能监测不良反应。

②特比萘芬：适用于2岁以上儿童，根据体重调整剂量，＜20kg，每日62.5mg；20～40kg，每日125mg；体重＞40kg，剂量同成人，每日250mg。成人剂量为每日250mg，疗程2～4周。特比萘芬对毛癣菌所致头癣疗效好，但对于小孢子菌所致头癣，需要适当延长疗程至6～8周。不良反应发生率低，主要为胃肠道反应和皮疹。

③伊曲康唑：儿童剂量3～5mg/(kg·d)，成人每日100～200mg，每日一次或分两次服用，疗程4～8周。伊曲康唑耐受性良好，不良反应发生率低，消化道症状最常见，其次为皮疹，成人患者用药时注意药物相互作用。

④氟康唑儿童剂量3～6mg/(kg·d)，成人每日100～200mg，每日一次口服，疗程2～4周。总体耐受性好，不良反应发生率低。氟康唑治疗头癣尚需继续积累临床经验。

⑤脓癣治疗在采用抗真菌药物治疗的同时，脓癣治疗需联合应用糖皮质激素，剂量1～2mg/(kg·d)，疗程1～4周。如果合并细菌感染，可以在体外细菌药敏结果指导下联合应用敏感抗生素。切忌切开引流导致伤口延迟愈合并形成瘢痕。

(3) 局部外用药物　作为系统用药的辅助措施，可选用唑类、丙酰胺类等外用抗真菌药物及消毒防腐药物。

(4) 其他消毒及预防措施尽可能剪短头发或剃头，每晚外用药前洗发，患者使用的毛巾、帽子、枕套、梳子等物品应做好消毒。在集体单位，应采取一定的隔离措施。若有感染的宠物，应同时治疗。

(5) 治愈标准服药3周后取患处的头发复查真菌镜检，以后每10～14天复查临床及真菌学检查，连续3次真菌镜检阴性后方可认为治愈。

二、手癣和足癣

手癣和足癣系掌跖及指趾间的皮肤癣菌感染，有时可蔓延到手足背和腕踝部。临床非常常见，足癣约占皮肤浅表真菌感染的三分之一以上。可在人与人、动物与人或受污染的物品与人之间相互传播，而且容易复发或出现继发感染、过敏反应等合并症。见图29、图30。

【诊断标准】

1. 临床表现

(1) 足癣　多见于成人，常有瘙痒，多在夏季加重。根据皮损表现的不同主要分为三型，可同时或交替出现或以某一型为主。①水疱型：以小水疱为主，散在或成群分布，多发生于足跖中部或趾间，瘙痒剧烈；②间擦糜烂型：以第4、5趾和3、4趾间最常见，表现为趾间浸渍、发白、糜烂，瘙痒剧烈；③鳞屑角化型：常见于足跟、足跖及其侧缘，表现为角化、脱屑、干燥、皲裂。

(2) 手癣　临床表现与足癣大致相同，但分型不如足癣明确。初起为水疱，以脱屑、角化增厚和皲裂为主。从小片开始，逐渐扩展，常限于一侧手掌。如合并足癣，常表现为特征性的“二足一手”受累。

(3) 并发症由于未能及时治疗或处置不当，手足癣特别是足癣容易出现严重并发症导致病程延长。常见并发症如下所述。

①继发感染：由于搔抓常可继发细菌感染形成脓疱、红肿，甚或引起丹毒或蜂窝织炎。

②湿疹化：急性期若过度使用刺激性药物，可出现湿疹样变，甚或泛发全身导致自身敏感性皮炎。

③癣菌疹：多见于急性期活动性足癣患者，系对皮肤癣菌的变态反应。在手掌对称密集出现丘疹、丘疱疹、水疱等损害，伴瘙痒，严重时可泛发全身。

2. 实验室检查

取皮损鳞屑或水疱的顶部做真菌直接镜检，结果阳性可确诊，真菌培养可确定菌种。最常见的致病菌是红色毛癣菌。

3. 鉴别诊断

根据皮损的临床特点和真菌学检查结果，诊断不难。但应与侵犯相同部位的皮炎、湿疹、汗疱疹、剥脱性角质松解症和掌跖脓疱病等相鉴别。还要注意与念珠菌、其他霉菌以及细菌感染相鉴别。

【治疗原则】

治疗目标是：清除病原菌、解除症状和防止复发。治疗方法主要包括外用药、口服药或联合治疗。

外用治疗适用于初发和病灶局限者。常用药物包括唑类和丙酰胺类等抗真菌药物，每日用药 1～2 次，疗程 2～4 周。应注意根据皮损类型选择不同的剂型。水疱型及间擦糜烂型需使用较温和的霜剂，鳞屑角化型可选用酊剂或霜剂、软膏。口服治疗适用于皮损面积大或外用药治疗效果不佳者。如鳞屑角化型手足癣及严重间擦糜烂型足癣等。可选用伊曲康唑口服，100～200mg/d，疗程 2 周，或 400mg/d，疗程 1 周。特比萘芬口服，250mg/d，疗程 1～2 周。口服与外用药物联合治疗可以达到缩短疗程，提高疗效、防止复发的目的。

对于并发症的处理，出现癣菌疹或足癣湿疹化时，在抗真菌治疗同时，应按照皮炎湿疹类疾病处理原则进行抗过敏治疗。继发细菌感染时应积极抗细菌治疗。

此外，应对患者进行健康宣教，积极预防，防止传播。

三、体癣和股癣

体癣指发生于除头皮、毛发、掌跖、甲板以外的皮肤癣菌所致的光滑皮肤感染。见图 32。股癣特指发生于腹股沟、会阴和肛门周围及臀部的皮肤癣菌感染，是发生在特殊部位的体癣。见图 33。

【诊断标准】

1. 临床表现

(1) 体癣　皮损初起为丘疹、水疱或丘疱疹，逐渐扩大形成环形或不规则形的鳞屑性斑片，边缘隆起，中央有自愈倾向。伴不同程度瘙痒。

(2) 股癣　可单侧或双侧发生，为由股内侧向外发展的边界清楚、炎症明显的半环形红斑，上覆鳞屑。

(3) 难辨认癣　长期局部外用或者系统应用糖皮质激素及免疫抑制剂者可使皮损不典型，表现为鳞屑较少，界限不清，中央可见水疱、脓疱，无自愈倾向。

2. 实验室检查

自损害边缘丘疹或鳞屑部位行真菌直接镜检，结果阳性可确诊。真菌培养为皮肤癣菌生长。

3. 鉴别诊断

体癣需要和湿疹、银屑病、脂溢性皮炎、玫瑰糠疹、固定性药疹等疾病进行鉴别；股癣需与念珠菌感染、红癣、反向银屑病等疾病进行鉴别。主要依靠病原学确诊。

【治疗原则】

(1) 外用药物治疗为主，可选用各种抗真菌药，疗程 2～3 周。常用药物包括唑类和丙酰胺类等抗真菌药物，每日用药 1～2 次，疗程 2 周。炎症较重的体股癣患者，可选用含有抗真菌药物和糖皮质激素的复方制剂治疗，但应注意避免疗程过长出现不良反应。

(2) 口服治疗适用于皮损广泛、难辨认癣或单用外用药疗效不佳者，可口服抗真菌药如特比萘芬、伊曲康唑及氟康唑等，疗程 1～2 周。

四、甲癣和甲真菌病

甲癣是由皮肤癣菌所引起的甲板及其周围组织的感染。甲真菌病则是指由皮肤癣菌、酵母菌以及非皮肤癣菌霉菌感染甲板及其周围组织的疾病。甲癣多见于成年人，尤其老年人。好发于趾甲尤其是踇趾甲，常伴发手足癣或体股癣。见图 31。

【诊断标准】

1. 临床表现

根据不同的感染部位和临床特点可将甲真菌病分为浅表白甲型、甲内型、远端侧位甲下型、近端甲下型及全甲破坏型等几种类型。这种分型对于治疗方法的选择及判断预后具有一定意义。其中远端侧位甲下型是临床最常见的一型。原发性全甲破坏常见于慢性黏膜皮肤念珠菌病患者。真菌菌丝在甲内聚集形成的致密团块或纵形条纹，称为皮肤癣菌瘤，这种特殊类型的甲真菌病往往对治疗反应不好，需要结合外科治疗。念珠菌感染常表现为甲床炎和甲沟炎。

2. 实验室检查

真菌镜检是确诊甲真菌感染的重要依据。取正常区与病损交界处甲碎屑做镜检，阳性可确诊。真菌培养可确定致病菌菌种。常见病原菌为红色毛癣菌，也可有念珠菌和其他霉菌。甲组织病理可以弥补真菌学检查的不足，有助于确定诊断。

3. 鉴别诊断

根据甲损害的典型临床症状，结合真菌镜检和培养的检查结果可以确诊。应与其他原因所致的甲病相鉴别，如银屑病、湿疹和扁平苔藓所致的甲损害，必要时通过甲病理协助诊断。

【治疗原则】

甲癣与甲真菌病的治疗方案应根据临床类型、病原菌种类的不同和损害面积的大小并结合患者的个体情况而选用治疗方法。

1. 局部治疗

不良反应轻微，适用于甲母质未受累的早期或轻型甲真菌感染，还可作为系统治疗的辅助用药。外用药物主要包括抗真菌制剂、防腐剂、消毒剂、角质剥脱剂等。目前疗效比较肯定的是5%阿莫罗芬甲搽剂和8%环吡酮胺甲涂剂。外用药物需要较长疗程，指甲真菌病至少需6个月，趾甲真菌病需9～12个月。

2. 系统治疗

适用于甲母质受累的较为严重甲真菌病。口服特比萘芬，剂量为每日250mg，指甲真菌病疗程8～12周，趾甲真菌病为12～16周。口服伊曲康唑可采用冲击疗法，每月第1周服药，每日服400mg(分两次)，指甲真菌病口服2～3个月，趾甲真菌病为3～4个月。对于年老体弱者和肝肾功能严重受损者应慎用。

3. 联合治疗

是提高甲真菌病治愈率的有效手段，主要包括口服药物和外用抗真菌药物联合，口服和除甲联合以及外用和除甲联合等。口服和外用联合治疗主要适用于受累面积超过50%、甲板厚度＞2mm的甲真菌病。常用的联合用药组合包括：伊曲康唑+阿莫罗芬，特比萘芬+阿莫罗芬等。

五、花斑糠疹

花斑糠疹是一种由马拉色菌属感染表皮角质层引起的慢性浅表真菌感染。该病热带地区多发，多见于青壮年男性，好发于胸背部，夏季加重。见图34。

【诊断标准】

1. 临床表现

皮损为绿豆至指甲大小的淡红或淡褐色斑疹，边缘清楚，可互相融合，表面有糠状鳞屑。偶有轻度痒感。

2. 实验室检查

损害镜检可见短棒状较粗的菌丝或成堆的圆形、卵圆形孢子。该菌属于嗜脂酵母，在含有油脂的培养基上才能生长。伍德灯检查患部可显示黄色荧光。

【治疗原则】

以外用药物治疗为主，可选择各种抗真菌外用制剂，早晚各外用1次，疗程2～4周。2%酮康唑洗剂每日1次，连续5天，涂于皮肤上，3～5分钟后冲洗。对于顽固泛发病例，也可口服伊曲康唑每日200mg，疗程1～2周，或氟康唑每周150mg，疗程4周。

六、念珠菌病

念珠菌病指由念珠菌属引起的感染，可引起皮肤黏膜及甲的损害及免疫功能低下患者急性或慢性侵袭性感染。易感因素有：广谱抗生素的广泛应用、糖皮质激素及免疫抑制剂的应用、留置导管等有创性操作、严重烧伤及先天性或获得性免疫缺陷等。本节重点解释皮肤黏膜念珠菌感染。见图35。

【诊断标准】

1. 临床表现

(1) 浅表皮肤念珠菌病　多发生在腹股沟、肛门、会阴、腋下及乳房下等褶皱部位，为境界清楚的红斑、糜烂、小丘疹、丘疱疹或脓疱。

(2) 念珠菌性甲真菌病　指（趾）甲变厚呈淡褐色，甲板增厚不明显，多伴发甲沟炎，出现肿胀及渗出。

(3) 慢性皮肤黏膜念珠菌病　可侵犯口腔黏膜、皮肤、指甲及深部组织。皮疹为角化增生性丘疹或结节，上覆黄棕色厚痂。同时伴有口腔及甲的损害，自幼发生，患者往往存在天然免疫缺陷。

(4) 口腔念珠菌病　为咽部、颊部或腭部黏膜上的白色膜状损害，境界清楚，擦去白膜，可见充血或出血性的创面，自觉症状不明显。

(5) 外生殖器念珠菌病　包括女性念珠菌外阴阴道炎及男性念珠菌龟头炎。念珠菌外阴阴道炎表现为白带呈白色如乳酪样或豆腐渣样，量多，略带臭味，阴道黏膜红肿，其上覆有白色假膜或凝块。念珠菌龟头炎表现为阴茎包皮及龟头弥漫潮红、干燥光滑，包皮内侧及冠状沟可附有白色奶酪样膜状物，阴囊受累可有鳞屑性红斑丘疹，伴瘙痒。

2. 实验室检查

刮取膜状物或分泌物、皮屑、甲屑等行直接镜检，找到假菌丝及芽孢即可确诊。取材接种于沙氏培养基培养可有念珠菌生长，进一步鉴定菌种，必要时做药物敏感性试验。

【治疗原则】

(1) 原则是尽可能去除或控制基础病，提高机体抵抗力。

(2) 浅表皮肤念珠菌病、口腔念珠菌病、念珠菌性甲真菌病和外生殖器念珠菌病以外用抗真菌药物为主，严重者服用抗真菌药物，首选伊曲康唑和氟康唑，也可尝试其他唑类药物。

(3) 慢性皮肤黏膜念珠菌病需系统性抗真菌药物治疗。一般选择唑类药物，但应注意防止耐药发生。

七、孢子丝菌病

孢子丝菌病是指由一种双相型真菌——孢子丝菌复合体（我国主要为球形孢子丝菌）所引起的皮肤及皮下组织及其邻近淋巴系统的慢性感染，偶可播散全身引起多系统损害。临床上主要有皮肤淋巴管型及局限皮肤型孢子丝菌病两型。患者多有外伤史。见图36、图37。

【诊断标准】

1. 临床表现

(1) 皮肤淋巴管型　皮损好发于前臂、手、小腿、踝部等暴露部位，为圆形、坚韧、无痛的皮下结节，中心可坏死、形成溃疡，溃疡表面有稀薄脓性分泌物，覆有厚痂。结节沿淋巴管向心性出现，排列成串。

(2) 局限皮肤型　多发生于面部，也发生于手腕、前臂及颈部等部位。儿童多见，可表现为结节型、肉芽肿型、斑块型、疣状增生型、溃疡型、囊肿型等。

(3) 皮肤外及播散型　较少见。可有骨、骨膜及滑膜孢子丝菌病、肺孢子丝菌病及系统性孢子丝菌病等。

2. 实验室检查

真菌镜检脓液中可见酵母细胞，真菌培养有孢子丝菌生长，我国多为球形孢子丝菌。组织病理学表现为化脓性肉芽肿并可见星状体和芽孢。

3. 鉴别诊断

应与皮肤结核、着色芽生菌病等慢性肉芽肿性疾病相鉴别。主要依据病原学检查特别是培养检查结果进行鉴别。

【治疗原则】

首选伊曲康唑，每日口服200～400mg，3～6个月，或特比萘芬每日250～500mg，3～6月，也可两者联合应用。还可选用10%碘化钾口服每次10～20ml，每日3次，连续3～6个月，皮疹消退后维持1～2月。

第四章　寄生虫、昆虫及其他动物性皮肤病

一、疥疮

疥疮是指由人型疥螨在皮肤引起的接触传染性皮肤病，易在家庭、医院、养老院等场所引起流行。见图 38、图 39。

【诊断标准】

1. 临床表现

(1) 皮疹好发于皮肤薄嫩或褶皱部位如手指缝、腕部屈侧、下腹部及阴股部，多对称发生。

(2) 基本损害为针头大小的淡红色丘疹、丘疱疹，其附近有时可见疥虫在表皮内穿掘形成的灰白色或浅黑色隧道。

(3) 男性患者的阴囊、阴茎等处可形成黄豆至花生米大小的红色或皮色的疥疮结节。

(4) 自觉剧痒，尤以夜间为甚。

(5) 常在同一家庭或集体生活的人群中有类似病例。

2. 实验室检查

刮取皮疹或皮肤隧道处灰白色物置于玻片上，显微镜下可见疥虫或虫卵，可以确诊。

【治疗原则】

(1) 集体生活人群中发现患者要隔离治疗，内衣、寝具应煮沸消毒。

(2) 外用药物用 10%硫黄软膏(婴儿用 5%)或 10%～20%苯甲酸苄酯乳剂自颈部以下全身涂药，每日 2 次，连续 3 日为 1 个疗程。擦药期间不洗澡、不更衣；第四日洗澡更衣，将污染的衣物煮沸消毒。不能煮烫的物品用塑料袋包扎，放置 1 周以上，待疥虫死亡后清洗。

(3) 疥疮结节可外用糖皮质激素制剂或采用液氮冷冻。

(4) 瘙痒严重者可口服抗组胺药，继发湿疹和感染者应予相应对症处理。

二、虱病

虱病是由寄生在人体上的虱子叮咬吸血时，其唾液内的毒性分泌物加上喙器的机械性刺激所引起的传染性皮肤病。可通过人与人之间的直接接触或通过被褥、衣、帽等间接接触而传播。常伴有瘙痒。根据虱子寄生部位不同和形态差异可分为头虱、体虱(衣虱)和阴虱三种，分别寄生在人的头发、内衣、阴毛上，多见于个人卫生不良者。

【诊断标准】

1. 临床表现

(1) 头虱病　好发于儿童、妇女，可见虱爬行及虱卵附着于发干，呈散在椭圆形白点。叮咬处皮肤有红斑、丘疹，瘙痒剧烈，搔抓后可有渗出、血痂，易继发感染。

(2) 体虱病　在内衣衣领、裤腰、裤裆、衣缝等处易发现体虱及虱卵。患者自觉全身瘙痒，叮咬处可见红斑、丘疹或风团，常伴有抓痕及血痂，久之可以苔藓化，可继发感染。

(3) 阴虱病阴虱主要通过性接触传播。虱体寄生在阴毛上，出现剧烈瘙痒，叮咬处皮肤有红斑丘疹，抓后出现抓痕及血痂，可继发感染。见图 40。

2. 实验室检查

肉眼或显微镜直接镜检可以查找到虱体或虱卵。

【治疗原则】

1. 头虱

外用 50%百部酊搽遍头发，每日 2 次。第三天用大量热水肥皂洗头，用密篦子将虱体及虱卵篦净，然后将用过的梳篦和帽子、头巾等同时进行消毒。男性可剃头。

2. 体虱

沐浴后换上清洁衣服，换下的衣被等物应煮沸灭虱，不能煮沸的可在日光下暴晒。

3. 阴虱

剃除阴毛，彻底清洗局部，换下的衣裤、被褥等煮沸灭虱。必要时可外用丁香罗勒膏、硫黄软膏或百部酊。

三、虫咬皮炎

虫咬皮炎指由昆虫叮咬引起皮肤发生反应的一类疾病。见图 41。

【诊断标准】

1. 刺毛虫皮炎

由刺毛虫的毒毛刺入皮肤引起的皮炎。皮损常见于面、颈、手、前臂等暴露部位，有接触刺毛虫病史。刺伤部位出现水肿性红斑，上有风团样损害或水疱，伴刺痒及疼痛感。

2. 蚊、蠓叮咬

叮咬处可出现针头大小的红色斑疹、丘疹或风团，伴刺痒感。

3. 臭虫、蚤叮咬

皮损好发于下肢及腹部，常排列成行或成群发生，损害为红斑、风团，偶有水疱。自觉奇痒难忍。

4. 蜂螫伤

蜂螫局部立即有明显的灼痛和瘙痒，刺螫处有小血点，很快红肿，甚至起疱。一般无全身症状。若同时被多数蜂螫，可引起大面积肿胀，偶可坏死，并可出现全身症状如发热、头痛等，严重者可休克甚至死亡。

【治疗原则】

1. 刺毛虫皮炎

治疗采用透明胶条或胶布反复多次粘去皮肤上的毒毛，外擦薄荷炉甘石洗剂。可口服抗组胺药或止痛剂及糖皮质激素。

2. 蚊、蠓叮咬

治疗以局部止痒为主。

3. 臭虫、蚤叮咬

局部对症止痒处理。

4. 蜂螫伤

治疗需设法拔除毒刺。如为蜜蜂螫伤，其毒液为酸性，可外涂 10%氨水或肥皂水；若为黄蜂螫伤，其毒液为碱性，可外涂 5%醋酸。如刺伤处红肿疼痛剧烈，可在损害周围注射 2%盐酸普鲁卡因，也可局部注射依米丁，还可内服抗组胺药和止痛药。必要时切开伤口，吸出毒液。全身症状重者可采用糖皮质激素，出现休克时应及时抢救。

四、皮肤黑热病

皮肤黑热病又名皮肤利什曼病，是由利什曼原虫(又名黑热病小体)引起的人畜共患病。可侵犯皮肤、黏膜及内脏。利什曼原虫寄生于白蛉体内，可通过白蛉叮咬进入人体造成感染。

【诊断标准】

1. 临床表现

(1) 红斑或斑块：好发于面部和躯干、四肢。散在的皮下结节，先后成批发生，黄豆至花生米大小，肤色，中等硬度或具有弹性，与皮肤无粘连。

(2) 结节：最常见。好发于头面、躯干、阴囊等处。为黄豆至核桃大小的淡红色或紫红色结节，不破溃。结节内可查到利什曼原虫。

(3) 色素减退斑：分布于面、颈、前臂伸侧、大腿内侧，类似花斑糠疹的浅褐色斑。呈大小不等、形状不规则的色素减退斑，

(4) 溃疡：面、颈和上肢单个丘疹，逐渐发展成结节和浅表溃疡，愈后遗留瘢痕。

2. 实验室检查

根据白蛉叮咬史，在皮损处刮去组织液涂片或皮肤病理检查找到利什曼原虫，可确定诊断。用黑热病抗原做补体结合试验或荧光结合试验，有助于诊断。本病应注意与其他慢性感染性疾病相鉴别。

【治疗原则】

治疗患者，消灭传染源。常用药物有葡萄糖酸锑钠，静脉或肌内注射，每日 1 次，每次 6ml，连用 8 天为一疗程，成人用 3～4 疗程，每疗程间隔 10～20 天。若锑剂治疗无效或效果不佳，可用喷他咪，剂量为 4mg/kg，加入 25%葡萄糖液中静脉注射，每日 1 次，15～20 天为一疗程。肝、肾疾病者慎用或忌用。还应注意消灭中间宿主白蛉。

五、蜱叮咬

蜱虫分为硬蜱与软蜱，分布广泛，种类繁多，可以寄生于人和动物的体表或体内直接造成危害，也是一些人兽共患病的传播媒介和贮存宿主。

【诊断标准】

1. 临床表现

蜱侵入人体后用喙器刺入皮肤吸取血液，可在体表停留一至数日，开始时不觉疼痛，24～48 小时后局部出现不同程度的炎症反应，可出现红斑，中央有瘀点或瘀斑，重者周围有明显的水肿性红斑水疱，可出现坚硬的结节及溃疡，结节可持续数月甚至一到两年不愈。

部分患者可出现毒素引起的“蜱瘫痪症”，可因呼吸中枢受侵而死亡，多见于儿童。

2. 诊断标准

蜱叮咬后临床症状轻重差异很大，有时与其他昆虫叮咬难以区分，必须在体表发现虫体才能确诊。

【治疗原则】

(1) 发现停留在皮肤上的蜱时，勿用力撕拉，以防撕伤组织或口器折断而产生的皮肤继发性损害。可用罗浮山百草油、三氯甲烷、乙醚、煤油、松节油或旱烟涂在蜱头部，待蜱

自然从皮肤上落下。

(2) 对伤口进行消毒处理，如口器断入皮肤内应行手术取出。

(3) 伤口周围用 0.5%普鲁卡因局部封闭注射。

(4) 出现全身中毒症状时可给予抗组胺药和皮质激素。

(5) 发现蜱咬热及蜱麻痹时除支持疗法外，做相应的对症处理，及时抢救。

六、隐翅虫皮炎

隐翅虫皮炎是人体皮肤接触隐翅虫的毒液而引起的一种皮炎。

【诊断标准】

(1) 好发于头、面、颈、四肢及胸背等外露部位。

(2) 皮肤局部有接触毒虫史。

(3) 皮损为点状、条索状水肿性红斑，上有小丘疹、水疱或脓疱。

(4) 患者自觉灼痛、微痒或不适感，严重者可出现发热等全身症状。

【治疗原则】

(1) 注意环境卫生，发现隐翅虫切不可用手拍打或挤捏，以免发生皮炎。

(2) 局部尽早用肥皂水清洗。

(3) 红肿明显或有糜烂面可选用 1∶5000 高锰酸钾溶液或 0.1%利凡诺溶液、5%碳酸氢钠液湿敷。

(4) 红斑无糜烂渗液者可搽炉甘石洗剂或糖皮质激素霜剂。中药外用制剂可选用南通蛇药片糊或新鲜马齿苋糊。

(5) 全身症状显著者可用抗组胺药，皮疹广泛的可短期口服小剂量糖皮质激素。 有继发感染者可选用抗生素。

第五章　物理性皮肤病

一、日光性皮炎

日光性皮炎是一种主要由 280～320nm 的中波紫外线(UVB)照射局部皮肤引起的急性光毒性皮肤反应。皮肤受到强烈日光暴晒后数小时内发病。见图 42。

【诊断标准】

(1) 好发生在暴露部位皮肤，如面、颈、耳、手臂等处。

(2) 表现为局部皮肤弥漫性红斑、水肿，严重时可发生水疱甚或大疱。

(3) 自觉患处灼热或刺痛。

(4) 日晒面积广泛且病情较重者可伴有全身不适、发热、恶心、心动过速等全身反应。

【治疗原则】

(1) 凉处避光休息。

(2) 急性期红斑水肿皮损用 3%硼酸溶液或生理盐水冷湿敷，外用炉甘石洗剂。

(3) 有全身症状者可口服抗组胺药、维生素 C、非甾体类抗炎药，严重者可系统应用糖皮质激素。

二、多形性日光疹

目前认为多形性日光疹是由日光诱发的迟发型超敏反应，UVA、UVB 和可见光均可诱发。见图 43、图 44。

【诊断标准】

1. 临床表现

(1) 多发生在中青年女性。

(2) 日晒后在面部、颈、胸前和前臂伸侧等暴露部位感觉刺痒，数日后发生水肿性红斑、丘疹、水疱、斑块等多种形态皮疹，伴明显瘙痒。对同一患者而言，皮损常以某种单一形态为主。全身症状轻微。

(3) 反复发作，春夏季节加重，秋冬季节减轻。

(4) 慢性皮肤损害可以出现苔藓样变，伴有紫癜或毛细血管扩张。

2. 实验室检查

皮肤紫外线红斑反应试验表现为红斑反应发生时间推迟、强度增加和持续时间延长，并且在红斑消退后出现皮疹等。光激发试验示 UVA 或 UVB 照射皮肤后诱发皮疹。

【治疗原则】

(1) 避免暴晒，外出时使用遮光剂。

(2) 外用强效或超强效糖皮质激素制剂。

(3) 可口服氯喹或羟氯喹，严重者可口服糖皮质激素或硫唑嘌呤。

三、痱

天气炎热、湿度大，出汗过多且不易蒸发，汗液使表皮角质层浸渍、汗腺导管口闭塞，汗液潴留后汗管破裂，汗液外溢渗入周围组织引起炎症反应所致。

【诊断标准】

临床上可分 4 型。

1. 红痱

为最常见的类型，好发于幼儿、家庭妇女及高温作业者，夏季多见，发病急，好发生在手背、肘窝、颈部、胸腹部和小儿头面部，为粟粒或针头大丘疹或丘疱疹，对称分布，密集成片，周围有红晕。可因搔抓湿疹化，自觉瘙痒、刺痛感。

2. 白痱

多发生在大量出汗、长期卧床的过度衰竭患者，在躯干和间擦部位出现散在或簇集，粟粒到针头大小，壁薄且晶莹透亮的小丘疱疹，无红晕，易破裂。一般无自觉症状，多于 1～2 日内吸收，留菲薄糠状鳞屑而愈。

3. 脓痱

好发于皮肤皱褶处及小儿头颈部，多由红痱发展而来，表现为孤立、表浅，与毛囊无关的粟粒大小脓疱。

4. 深痱

多发生在持续性高温、皮肤干燥和不出汗、反复发生红痱的患者，好发于颈部、躯干部位。皮疹为坚实性非炎性丘疱疹，肤色或颜色淡红，瘙痒剧烈。皮损泛发时可出现头晕、头痛、发热等中暑症状。

【治疗原则】

(1) 外用痱子粉或 1%～2%薄荷炉甘石洗剂。

(2) 瘙痒明显时可口服抗组胺药，脓痱感染严重时可口服抗生素。

(3) 加强通风、降温，保持皮肤清洁，避免搔抓，防止继发感染。

四、冻疮

冻疮为天气寒冷引起局部皮肤血管收缩、组织缺血所致。相关因素包括潮湿环境、局部血液循环不良、患者自主神经功能紊乱、鞋袜过紧和缺乏锻炼等，部分患者可能与遗传有关。

【诊断标准】

(1) 好发于初冬、早春季节。多见于儿童、妇女或周围血液循环不良者。

(2) 好发生在手足背面、足跟、手指、足趾及耳廓等处，常对称分布。

(3) 初起时表现为局限性红斑或青紫色肿块，触之冷凉，压之退色。可发生水疱，疱破后形成糜烂溃疡，有渗液或结黑色血痂，愈后遗留瘢痕或色素沉着。

(4) 气候转暖后可自愈，冬季易复发。

【治疗原则】

(1) 寒冷季节注意保暖保持干燥，鞋袜不可过紧。坚持户外身体锻炼，以改善肢体血液循环。

(2) 患处每日用温水清洗，未破溃时外用复方樟脑软膏或维生素 E 软膏，已出现溃疡时外用抗生素软膏，配合氦氖激光、红外线照射等理疗。

(3) 口服烟酸、硝苯地平等扩血管药物有一定疗效。

五、鸡眼与胼胝

鸡眼与胼胝的产生与行走姿势、生活习惯等使手、足固定部位长期受压或局部摩擦，从而导致角质层过度增生有关。

【诊断标准】

1. 鸡眼

好发于青壮年。足底或足趾受压部位形成圆锥形硬斑，中间有角质栓，尖端深入皮内，状如鸡眼。行走时感觉疼痛。见图 45。

2. 胼胝

好发于掌跖部位。表现为蜡黄色、扁平或隆起的斑块，质地坚硬，表面皮纹清晰可见，局部汗液分泌减少，感觉迟钝，可有轻度压痛。见图 46。

【治疗原则】

(1) 去除诱因，避免摩擦和挤压，足畸形应矫正。

(2) 外用各种角质剥脱剂，如高浓度水杨酸等。

(3) 可用冷冻、二氧化碳激光烧灼祛除病变，鸡眼可予手术切除。

六、手足皲裂

手足皲裂多因气候、接触物理(机械、干燥)和化学物品(如有机溶媒、洗涤用品)等造成皮肤干燥所致。

【诊断标准】

(1) 冬季易发病。

(2) 好发于手掌、指尖、指屈面及足跟、足外缘等处。

(3) 表现为皮肤干燥、角化增厚，皮纹明显，沿皮纹出现直线或微弯曲的裂口，重者裂口可深达皮下，可有出血。自觉干燥，可有疼痛。

(4) 根据裂隙深浅程度可分为三度：一度仅达表皮，无疼痛、出血；二度达真皮浅层，轻度疼痛，无出血；三度达真皮深层、皮下组织，伴出血、疼痛。

【治疗原则】

(1) 避免理化刺激，使用有滋润作用的保湿霜。

(2) 可外涂 5%水杨酸软膏或 10%～20%尿素软膏、0.025%～0.1%维 A 酸膏等。

七、擦烂

擦烂是由于局部皮肤与皮肤之间长时间摩擦刺激、湿热刺激引起的急性表浅性皮肤炎症。

【诊断标准】

(1) 多发生于湿热季节。

(2) 好发于小儿及肥胖成人。

(3) 皮损限于颈前、腋窝、乳房下、腹股沟、阴囊皱襞等处。

(4) 皮肤潮湿多汗，潮红肿胀，表皮浸渍，容易形成糜烂与浆液渗出，损害境界清楚。

(5) 自觉痒感及灼痛。

【治疗原则】

(1) 保持皱褶部位清洁干燥。

(2) 红斑期外用扑粉、炉甘石洗剂；渗出较多时用 3%硼酸溶液湿敷，糜烂皮损使用糊剂，若继发感染外用抗感染药物。

八、放射线皮炎

放射线皮炎指接触或应用放射线(α、β、γ、X 射线、电子、质子等)外照射达到一定剂量时，因电离辐射所致的皮肤黏膜损害。见图 47。

【诊断标准】

1. 急性放射性皮炎

一般是由于短期内接触大剂量放射线引起，潜伏期短，约 1～3 周。发病与否、病情的严重程度与射线性质、强度、照射面积、时间长短以及患者的敏感程度有关。根据皮肤损害程度，分为 3 度：Ⅰ度，出现界线清楚的水肿性红斑，自觉灼热与瘙痒；Ⅱ度，局部皮肤潮红、肿胀，出现水疱及大疱，破溃后出现糜烂渗液，自觉灼痛，可形成瘢痕或萎缩；Ⅲ度，皮肤红肿，剧烈疼痛，迅速出现蓝紫色坏死，形成溃疡，愈合后遗留萎缩性瘢痕。损害严重时，可引起大血管闭塞，深及肌肉、骨骼，致使肢体发生干性坏死。可伴有程度不等的全身症状，尤以大面积Ⅱ度、Ⅲ度者为著。患者出现头痛、头晕、精神萎靡、食欲不振、恶心呕吐、腹痛、腹泻、出血和白细胞计数下降较为常见。严重者可危及生命。

2. 慢性放射性皮炎

长期反复接触小剂量放射源引起，潜伏期数月到数年不等。临床表现为皮肤干燥、萎缩、毛细血管扩张或出现硬结性水肿、色素异常、毛发脱落、指甲变色变脆或脱落。放射性溃疡长期不愈有癌变的可能。

【治疗原则】

(1) 急性红斑期的治疗与接触性皮炎相类似，外用洗剂或粉剂，有渗出时可用硼酸溶液湿敷，无明显渗出可外用糖皮质激素软膏。

(2) 溃疡选用抗生素软膏、1%利凡诺软膏、30%蜂蜜鱼肝油软膏。

(3) 根据全身症状的严重程度采用系统性糖皮质激素或其他内科疗法。

(4) 长期不愈合的深溃疡或疑有恶变时应完善组织病理学检查或采用外科治疗。

第六章　变态反应性皮肤病

一、接触性皮炎

接触性皮炎是由外界物质接触皮肤造成的皮肤炎症。分为刺激性接触性皮炎、变应性接触性皮炎、速发型接触性反应、光接触性皮炎、非湿疹样接触性反应和系统性接触性皮炎。常见者为变应性接触性皮炎和刺激性接触性皮炎。见图 48。

【诊断标准】

(1) 有接触史，皮疹在接触某种物质后发生，一般与接触部位一致，但变应性接触性皮炎皮损可以超出原接触部位，甚至泛发。如果皮损边界清楚，形状特殊，提示为接触性皮炎，但病史长者往往不典型。

(2) 变应性接触性皮炎多数表现为湿疹样，轻者可以仅见红斑、丘疹，重者可以出现水疱、大疱及糜烂、渗液，慢性者出现肥厚、苔藓化。患者自觉瘙痒，也可有烧灼感或痛感。早期皮炎发生在变应原与皮肤接触部位，以后可以沿淋巴管向临近皮肤扩展，超出接触部位，也可以通过血源播散或通过内服等途径全身吸收造成系统性接触性皮炎。斑贴试验阳性。

(3) 刺激性接触性皮炎皮损表现多样，从轻微的红斑、干燥性脱屑到水疱、大疱、脓疱、溃疡、坏死及肥厚角化、皲裂性损害均可以发生。斑贴试验阴性。

(4) 需与其他皮炎湿疹类皮肤病，如特应性皮炎、乏脂性湿疹以及浅部真菌病、念珠菌病、间擦疹、银屑病、皮肤淋巴瘤等鉴别。

【治疗原则】

1. 去除病因

仔细查找并避免患者工作及生活环境中的接触致敏物质。怀疑由于食入接触过敏原引起的系统性接触性皮炎应该采取低过敏原饮食。

2. 局部治疗

急性皮损，包括水疱、渗出等应用湿敷，可用生理盐水、硼酸、呋喃西林或利凡诺液、Burow 液（次醋酸铝）或 1:10000 高锰酸钾液湿敷。轻度无水疱渗出者可外用糖皮质激素霜。亚急性接触性皮炎的治疗主要是外用中效糖皮质激素。慢性接触性皮炎治疗主要是外用强效糖皮质激素。

3. 全身治疗

对于泛发的（超过 30%体表面积）或严重水肿的变应性接触性皮炎、严重面部受累或多形红斑样皮疹等需要内服糖皮质激素，一般使用 2～3 周，症状明显消退后停用。

二、糖皮质激素依赖性皮炎

糖皮质激素依赖性皮炎系长期外用糖皮质激素，在原有皮肤疾患消失后，局部又出现炎症，需要不断地使用糖皮质激素以控制症状且炎症不断加重的皮炎。其发生可能与长期持续使用糖皮质激素破坏皮肤屏障有关。见图 49。

【诊断标准】

(1) 局部应用糖皮质激素 1 个月以上。

(2) 自觉症状明显，有烧灼感及痒痛感，皮肤对多种物质敏感。

(3) 女性好发部位多为面部，男性多为阴囊、股内侧、肛周或其他皮肤薄嫩部位，可见红斑、表皮萎缩、发亮，皮纹消失。可以出现毛细血管扩张、脱屑、丘疹、渗出、脓疱等表现。

(4) 需与激素依赖 – 反跳综合征、口周皮炎及玫瑰痤疮相鉴别。

【治疗原则】

(1) 停用局部糖皮质激素类药物。

(2) 保护并恢复皮肤屏障，包括使用保湿剂、适时抗感染等。

(3) 局部使用其他抗炎药物，如钙调神经磷酸酶抑制剂等。

三、湿疹

湿疹是由多种内外因素引起的一种具有明显渗出倾向的皮肤炎症反应。本病可能与免疫功能异常、系统性疾病以及遗传性或获得性皮肤屏障功能障碍等有关。见图 50。

【诊断标准】

(1) 急性期可表现为红斑、丘疹、丘疱疹及水疱等多形性皮肤损害，继而出现糜烂、渗出。

(2) 慢性期皮损常呈浸润、增厚、干燥及色素沉着等。

(3) 各时期均伴明显瘙痒。

(4) 特殊类型的湿疹根据临床特点进行诊断，如乏脂性湿疹、自身敏感性皮炎、钱币状湿疹等；非特异者可根据临床部位进行诊断，如手部湿疹、小腿湿疹、肛周湿疹、乳房湿疹、阴囊湿疹、耳湿疹、眼睑湿疹等；泛发性湿疹指多部位同时发生的湿疹。

【治疗原则】

治疗的主要目的是控制症状、减少复发、提高患者生活质量。治疗必须从整体考虑，重视长远医疗安全。

1. 基础治疗

包括患者教育、指导患者避免诱发或加重因素、保护皮肤屏障功能。

2. 局部治疗

对于小于 30%体表面积的皮损，以外用治疗为主。儿童患者、面部及皮肤皱褶部位皮损首选弱效或中效糖皮质激素，亦可外用钙调神经磷酸酶抑制剂治疗。

3. 系统治疗

(1) 抗组胺药。

(2) 抗生素　对于伴有广泛感染者建议系统应用抗生素 7～10 天。

(3) 维生素 C、葡萄糖酸钙等有一定抗过敏作用，可以用于急性发作或红斑瘙痒明显者。

(4) 糖皮质激素　一般不主张常规使用。对于严重水肿、泛发性湿疹、红皮病等患者，为迅速控制症状也可以短期应用，但必须慎重，以免发生全身不良反应及病情反跳。

(5) 免疫抑制剂　不主张常规使用，应严格掌握适应证。仅限于其他疗法无效、有糖皮质激素应用禁忌证的重症患者或短期系统应用糖皮质激素病情得到明显缓解后，需减用或停用激素时使用。

4. 物理治疗

紫外线疗法包括高剂量 UVA1（320～400nm）照射、UVA/UVB 照射及窄谱 UVB（311～313nm）照射，对慢性顽固性湿疹具有较好疗效。

四、特应性皮炎

特应性皮炎是一种慢性复发性瘙痒性皮肤病，多在婴幼儿时期发病，不同年龄阶段有特征性表现，容易合并其他特应性疾病，如过敏性鼻炎、过敏性哮喘或对多种食物过敏等。见图 51。

【诊断标准】

（1）英国特应性皮炎协作组 1994 年制订发表的 Williams 诊断标准是目前应用最广泛的特应性皮炎诊断标准，具体见表 1–6–1。具备必要条件，同时至少满足 3 个辅助条件即可诊断。

表 1–6–1　Williams 诊断标准

必要条件	具有皮肤瘙痒症状（或家长叙述患儿有搔抓、摩擦皮肤病史）
辅助条件	
1）	屈侧皮肤受累史，包括肘窝、腘窝、踝前或围绕颈周
2）	个人哮喘或枯草热史（或 4 岁以下儿童一级亲属中有特应性疾病史）
3）	全身皮肤干燥史
4）	屈侧可见湿疹（或 4 岁以下儿童面颊部/前额和四肢伸侧湿疹）
5）	2 岁前发病（4 岁以下不适用）

（2）我国张建中教授团队 2016 年提出了针对我国国情的特应性皮炎诊断标准，仅 3 条，简便易记。该标准在诊断时需除外一些其他疾病，如结缔组织病、高 IgE 综合征、药疹、恶性嗜酸性粒细胞增多、淋巴瘤等。具体见表 1–6–2。

表 1–6–2　特应性皮炎中国标准

病程＞6 个月的对称性湿疹患者如符合以下 2 条中的 1 条或 1 条以上即可诊断为 AD
1）特应性个人史和/或家族史
2）血清总 IgE 升高和/或外周血嗜酸性粒细胞升高和/或一种以上特异性 IgE 阳性
①特应性个人史是指曾经或现在患有过敏性鼻炎、哮喘或过敏性结膜炎等特应性疾病
②特应性家族史是指三级亲属中有湿疹/特应性皮炎、过敏性鼻炎、过敏性哮喘或过敏性结膜炎等病史

（3）鉴别诊断需排除疥疮、湿疹、脂溢性皮炎、变应性接触性皮炎、鱼鳞病、银屑病、淋巴瘤、免疫缺陷相关性湿疹等。

【治疗原则】

1. 患者教育

从衣、食、住、行等诸多方面对患者进行指导教育，避免诱发及加重因素，同时应向患者解释药物的使用方法，督促患者定期复诊。

2. 基础治疗

润肤是基础治疗的关键。每日外用润肤剂，有助于恢复皮肤屏障功能。

3. 局部治疗

(1) 糖皮质激素类药物。

(2) 钙调神经磷酸酶抑制剂。

(3) 疑有细菌感染时外用抗微生物制剂，如莫匹罗星。

4. 系统用药

(1) 抗组胺类药物。

(2) 系统抗感染药物　病情严重或已证实有感染时使用。

(3) 糖皮质激素　一般不系统应用。对应用其他药物治疗过程中急性加重的患者可以短期口服糖皮质激素治疗，并逐渐减量，减量同时加强局部治疗，以避免反跳。

(4) 免疫抑制剂　适用于病情严重且常规疗法不易控制的患者。

(5) 其他　一些生物制剂及 JAK 抑制剂等也被证实对特应性皮炎有一定治疗作用，目前仍在进一步研究中。

5. 物理治疗

窄谱中波紫外线(NB－UVB)和 UVA1 安全有效，12 岁以下儿童不推荐使用。

五、自身敏感性皮炎

自身敏感性皮炎指在局限性炎症或损伤的基础上突然出现的急性、泛发性、对称性湿疹。

【诊断标准】

(1) 患者多有局限性炎症、创伤或局部炎症突然加重史。皮损为急性泛发性湿疹，常见手、足部汗疱疹样皮损，也可以出现小腿丹毒样皮损或多形性红斑样皮损。

(2) 可有发热及淋巴结肿大。

(3) 剧烈瘙痒。

(4) 排除系统性接触性皮炎、癣菌疹等。

【治疗原则】

(1) 去除病因。

(2) 皮损的治疗同湿疹。

六、荨麻疹

荨麻疹是一种暂时性、瘙痒性、血管反应性皮肤病，以皮肤黏膜潮红和风团为特征。其发病与感染、过敏、自身免疫及药物等多种因素有关。见图 52。

【诊断标准】

1. 特征性临床症状

自觉症状为瘙痒，他觉症状为风团。根据风团是自发出现还是需要物理等因素诱发分为自发性荨麻疹和非自发性荨麻疹，后者包括物理性荨麻疹和其他类型荨麻疹。

2. 自发性荨麻疹

每周发病超过 2 天，病史在 6 周以内者为急性荨麻疹，6 周以上者为慢性荨麻疹。非每周发病，发作间隔较长者为间歇性荨麻疹。累及消化道者，可出现腹痛、里急后重、黏液稀便等类似急性胃肠炎症状；累及鼻黏膜可表现为卡他性鼻炎；累及喉头者，可有呼吸困难甚至窒息。病情严重者可伴心慌、恶心、呕吐、血压下降及过敏性休克等症状。

3. 物理性荨麻疹

(1) 人工性荨麻疹　表现为皮肤瘙痒，搔抓后起条索状风团，皮肤划痕症阳性。

(2) 寒冷性荨麻疹　分为获得性和遗传性两种。获得性表现为受冷后数分钟出现风团，可用冰块试验诊断，即将小冰块放置于前臂皮肤上 5 分钟，如局部诱发出风团可确诊。遗传性者为家族性常染色体显性遗传，女性多见，常于幼年开始发病，于受冷后数小时出现泛发性风团，可伴畏寒、发热、头痛、关节痛和白细胞计数升高等，被动转移试验阴性。

(3) 热性荨麻疹　由局部受热诱发。

(4) 压力性荨麻疹　皮肤受压数小时后受压部位出现风团，持续 8～12 小时消退，多见于臀部及足部。此型可能与激肽有关。

(5) 日光性荨麻疹　由日光照射引发的荨麻疹。

4. 其他类型荨麻疹

接触性荨麻疹、蛋白胨性荨麻疹、胆碱能性荨麻疹、肾上腺能荨麻疹、运动诱发的荨麻疹、水源性荨麻疹以及振动性荨麻疹等。

5. 排除荨麻疹性血管炎和伴有风团的其他疾病

荨麻疹性血管炎患者单个皮损常常持续时间超过 24 小时，可出现疼痛及紫癜，消退后遗留色素沉着，可以伴有关节痛。部分患者可伴全身中毒症状，如发热、寒战、脉速等。伴有风团的其他疾病包括多形性红斑、过敏性紫癜以及一些少见的综合征。

【治疗原则】

(1) 去除病因及加重因素。

(2) 药物治疗　以抗组胺治疗为主。急性荨麻疹可选用第二代非镇静 H1 受体拮抗剂治疗，如一种药效果不好，可联合应用两种药物。慢性荨麻疹根据发病规律可提前给药，待风团控制一段时间后(1 个月左右)撤药。较顽固者可合并应用 H2 受体拮抗剂，如雷尼替丁等。

(3) 皮损广泛者可予 10%葡萄糖酸钙 10ml 加维生素 C 1.0g 静脉滴注。如伴腹痛，可予解痉药如阿托品。如有低血压或呼吸困难，应吸氧，立即皮下注射 0.1%肾上腺素 0.3～0.5ml，必要时 15 分钟内可重复。支气管痉挛者可静脉滴注氨茶碱 200mg 及琥珀酸氢化可的松 200mg。

(4) 如有喉头水肿、呼吸困难窒息者应立即气管切开，观察血压及心电图变化。

七、血管性水肿

血管性水肿是一种发生于皮肤或黏膜的局限性暂时性水肿，可分为一般性血管性水肿、遗传性血管性水肿和获得性血管性水肿。见图 53。

【诊断标准】

(1) 根据突然发生的局部暂时性非凹陷性肿胀，在数小时至数天消失，常累及眼睑、唇、舌、外生殖器等部位，不难诊断。

(2) 一般多与荨麻疹伴发，也可以单独发生，无全身症状。2/3 遗传性者在 13 岁前发病，获得性者多在 40 岁后发病。典型三联征为腹部绞痛，皮肤明显局限性水肿及喉头水肿。获得性血管性水肿局部有发胀、瘙痒或灼热感。如发生于喉头可引起呼吸困难、声嘶，甚至导致窒息而死亡。

(3) 排除 ACEI 引起者，此型多在用药 1 周内出现在面部，也可在其他部位出现水肿。

此外，还要与虫咬、过敏症、蜂窝织炎等鉴别。

【治疗原则】

(1) 治疗同荨麻疹。

(2) 遗传性者用抗组胺类药物疗效不佳。如有窒息应立即气管切开，气管插管急救。

(3) 无论是遗传性还是获得性血管性水肿，浓缩 C1 酯酶抑制剂(C1INH)(推荐剂量：500～2000U，静脉滴注)均是急性发作的一线药物。也可以静脉应用新鲜冻血浆。抗纤溶药物如氨甲环酸也可使用。激肽抑制剂对本病有效。

(4) 获得性者应积极治疗原发病。

八、丘疹性荨麻疹

丘疹性荨麻疹多与虫咬有关，可能系对昆虫叮咬产生的毒素过敏所致。见图 54。

【诊断标准】

(1) 急性发病，自觉症状为瘙痒。

(2) 皮损为孤立、散在分布的纺锤形风团样丘疹，丘疹中央可以有小水疱或大疱。7～10 天后皮疹渐消退，留有色素沉着。皮疹可分批反复发生，数周后渐愈。有时红斑、水肿常于消退后遗留质地坚硬丘疹，剧痒。一般无全身症状，继发感染时可有淋巴结肿大或发热。

(3) 应与水痘和大疱性疾病相鉴别。水痘有流行性，发病前 1～2 天有前驱症状，皮疹数目较多，损害较小，疹型为红斑、丘疹、水疱同时出现，散发于头皮、面部、躯干、四肢，口腔黏膜亦可累及，伴轻到中度全身症状。丘疹性荨麻疹好发于外露部位，不累及黏膜，反复发作，水痘一般不复发。

【治疗原则】

1. 去除可能的病因 居住环境内消灭蚤、蚊、螨、蠓等昆虫。

2. 局部治疗

皮损可以外用止痒药如白色洗剂、炉甘石洗剂，症状重者可外用糖皮质激素；有感染时加用抗感染药物，如 0.1%利凡诺液及利凡诺糊剂。有大疱者可以抽疱液。对于新发皮损，可以马上局部涂布氨薄荷醑，有很好止痒作用。

3. 内用药物

首选抗组织胺药。瘙痒剧烈、皮损广泛者可以短期系统应用糖皮质激素。

九、药疹

药疹可由免疫性机制或非免疫性机制引起。药物变态反应指药物通过各种途径进入人体后所引起的变态反应，除累及皮肤黏膜外，严重者可累及机体其他系统。见图 55。

【诊断标准】

(1) 明确用药史，皮疹多在用药后 2 个月内发生。

(2) 瘙痒是药疹最常见的自觉症状，其他全身症状可有畏寒、发热、头痛、恶心、乏力等。

(3) 皮损表现多种多样，表现为发疹型、肢端红斑型、荨麻疹型、固定性药疹、急性泛发性发疹性脓疱病、多形红斑型药疹等。重症药疹包括重症多形红斑型药疹及中毒性表皮坏死松解型药疹、剥脱性皮炎型药疹、DRESS 等。

(4) 重症多形性红斑型药疹的皮损广泛，表皮剥脱占体表面积 10%以下，两处以上皮肤黏膜交界处发生大疱及糜烂，如睑缘、口周、阴部及肛周糜烂，疼痛剧烈，多伴高热、肺炎、肝肾功能异常等。

(5) 中毒性表皮坏死松解型药疹的皮损为弥漫性紫红色或暗红色斑片，触痛显著，有大小不等松弛性水疱，尼氏征阳性。黏膜糜烂明显，发生在眼角膜的损害，可导致角膜穿孔。

(6) 剥脱性皮炎型药疹表现为弥漫水肿性红斑，尤以面部、手足为重。两周后，全身皮肤呈鳞片状或落叶状脱屑。手足呈手套、袜套状脱屑，头发、指(趾)甲也可脱落。口腔可发生糜烂，影响进食、呼吸等。眼部可表现为结膜充血、畏光、分泌物增加，重症者可发生角膜溃疡。全身淋巴结可肿大。

(7) 可有血常规改变，如白细胞计数升高，嗜酸性粒细胞数升高或白细胞、红细胞、血小板数量下降，重症药疹可以出现蛋白尿、血尿以及肝、肾功能异常，也可出现心电图异常。

(8) 应与其他所有类似皮损的皮肤病鉴别，如发疹型药疹应与发疹性皮肤病，如麻疹、猩红热等鉴别。药疹的皮损更为鲜红和瘙痒，无发疹性疾病的前驱症状及卡他症状等，全身不适也较轻，也无发疹性疾病的伴随症状如麻疹的 Koplik 斑、猩红热的草莓样舌等。鉴别诊断有困难时也可做皮肤活检。

【治疗原则】

(1) 停用一切可疑致敏药物，包括一些和可疑致敏药物结构类似的药物。

(2) 多饮水，促进药物排泄。

(3) 早期足量抗过敏治疗　病情轻微者酌情选用抗组胺药。

(4) 病情较重且病因明确者，需要早期全身应用糖皮质激素治疗，以控制过敏反应造成的皮肤黏膜及其他脏器损伤。

(5) 注意及时纠正水和电解质紊乱情况。对重症患者做好床旁隔离，避免感染，保持室内适当温度和湿度，加强营养。

(6) 继发感染时选用抗生素。

(7) 局部治疗以消炎、止痒、安抚、保护皮肤黏膜和防止继发感染为原则。

十、嗜酸性粒细胞增多性皮炎

嗜酸性粒细胞增多性皮炎是嗜酸性粒细胞增多综合征的轻型，临床表现为顽固性、泛发性、复发性皮炎，伴外周血和皮损真皮血管周围嗜酸性粒细胞浸润。见图 56。

【诊断标准】

(1) 泛发性、复发性湿疹皮炎样损害，明显瘙痒。皮损形态多样，多为弥漫性浸润性红斑、丘疹、斑疹、斑丘疹及色素沉着，可有渗出。

(2) 外周血嗜酸性粒细胞持续增高，绝对计数大于 $1.5 \times 10^9/L$，病程大于 6 个月。

(3) 骨髓中嗜酸性粒细胞良性增生。

(4) 无其他内脏损害。

(5) 除外嗜酸性粒细胞增多的其他疾病，如过敏、寄生虫感染、肿瘤等。

【治疗原则】

1. 局部治疗

外用糖皮质激素。

2. 内用药物

(1) 具有抑制嗜酸性粒细胞的抗组胺药物。

(2) 糖皮质激素。

(3) 免疫抑制剂及免疫调节剂，如环孢素、雷公藤多苷、昆明山海棠片等。

(4) 其他：沙利度胺、复方甘草酸苷、维生素 C、钙剂等。

3. 光疗。

第七章　结缔组织病

一、红斑狼疮

(一) 盘状红斑狼疮

盘状红斑狼疮(DLE)是慢性皮肤型红斑狼疮的主要类型，多见于中年人，可分为局限型和播散型两型。见图 57。

【诊断标准】

1. 临床表现

(1) 多见于颧、颊、鼻、外耳、手背等曝光部位。

(2) 初发为小丘疹，渐扩大呈浸润性红斑，表面有黏着性鳞屑，剥下鳞屑见毛囊角栓形成的小棘。颧部和鼻梁部皮损可融合成蝶形。

(3) 慢性皮损中央萎缩形成瘢痕，伴有毛细血管扩张、色素沉着或色素减退。

2. 实验室检查

(1) 组织病理　角化过度，毛囊角栓，表皮萎缩，基底细胞液化变性，真皮血管及附属器周围淋巴细胞呈块状浸润。

(2) 皮损处直接免疫荧光检查(DIF)示：表皮真皮交界处有 IgG 和(或)IgM 和(或)C3 沉积。

【治疗原则】

(1) 羟氯喹 0.2～0.4g/d 或雷公藤多苷 10～20mg，每日 3 次。

(2) 局部外用糖皮质激素霜。

(3) 顽固性皮损可用糖皮质激素局部封闭。

(二) 亚急性皮肤型红斑狼疮

亚急性皮肤型红斑狼疮(SCLE)是一组以环形红斑或丘疹鳞屑性皮疹为皮损特征的红斑狼疮，常伴有轻度或中度全身症状。不侵犯肾脏和中枢神经系统。见图 58。

【诊断标准】

1. 临床表现

(1) 多发于中青年女性。

(2) 丘疹鳞屑型皮损表现斑块，覆有少许鳞屑，呈银屑病样。

(3) 环状红斑型皮疹表现为水肿性红斑，表面光滑或覆有少许鳞屑。

(4) 伴有不同程度全身症状，如关节酸痛、低热、乏力等，光敏感也较常见。

(5) 通常不引起严重的脏器侵犯。

2. 实验室检查

可有白细胞和血小板计数减少，红细胞沉降率增快，抗核抗体和抗 Ro、抗 La 抗体阳性，少数抗 dsDNA 及抗 Sm 抗体阳性。

【治疗原则】

(1) 皮损广泛者可服用羟氯喹，0.2～0.4g/d，分次口服。

(2) 全身症状明显者可口服糖皮质激素，如泼尼松 15～40mg/d。

(3) 外用保护性药物、遮光剂。

(4) 皮损急性期可外用弱效或中效糖皮质激素制剂。

(三) 系统性红斑狼疮

系统性红斑狼疮(SLE)是多发于中青年女性的一种自身免疫性疾病，可侵犯皮肤和全身多个内脏器官，为红斑狼疮中最严重的一型。见图 59。

【诊断标准】

1. 临床表现

(1) 好发于面部。

(2) 常见的皮疹表现面部蝶形红斑、盘状浸润性红斑、手足、指(趾)部紫癜及血管炎损害、甲周红斑等。

(3) 对光敏感。

(4) 可有发热、无力、关节痛和关节肿胀、肌痛、食欲不振、体重下降等。

(5) 肾脏、心血管、肺、中枢神经系统、骨髓及造血系统、肝脏、淋巴结等系统受累。

2. 实验室检查

可见全血细胞减少、红细胞沉降率增快、血清 γ 球蛋白增高、补体降低、血清中可查到多种自身抗体如 ANA、抗 dsDNA、抗 Sm、抗 RNP、抗 Ro、抗 La 抗体等。

【治疗原则】

1. 皮质类固醇激素

根据病情适量应用，可口服或静脉滴注。轻型患者泼尼松每日用量 0.5～1mg/kg；中等病情每日 1mg/kg 以上；重型患者可予更大剂量。个别患者发生中枢神经系统或肾脏等主要脏器严重损害，可能需要使用甲泼尼龙冲击治疗。病情稳定后逐渐减至维持量，至少需用药 1～2 年以上。

2. 免疫抑制剂

环磷酰胺 1～4mg/(kg·d)分次服用，也可静脉冲击 1g/d，共 3 天；硫唑嘌呤 2.5mg/(kg·d)分次服用。与糖皮质激素并用可减少其用量和副作用。吗替麦考酚酯联合糖皮质激素治疗适用于传统治疗无效的狼疮性肾炎，1.0～1.5g/d，分次口服。

二、皮肌炎

皮肌炎为主要累及皮肤与肌肉的弥漫性非感染性炎症性疾病，可伴有肺纤维化和心肌受累，10%～15%的成人患者可能合并内脏恶性肿瘤。见图 60。

【诊断标准】

1. 临床表现

(1) 典型的皮损为双上眼睑水肿性紫红斑，可延及额、颧、颊、耳前、颈部及上胸 V 字区。

(2) 手指关节及肘、膝关节伸侧可见散在扁平的紫红色鳞屑性丘疹。

(3) 肌肉损害常侵犯四肢近端横纹肌，表现为肌无力，自发痛或压痛或肌肉肿胀等。

2. 实验室检查

(1) 血清肌酶升高，如 CK、AST、ALT、LDH、ALD 等均可显著高于正常，其中以 CK 和 ALD 特异性最高，并与肌炎病变呈平行关系。

(2) 肌电图示肌源性损害。

(3) 组织病理：病变肌肉示局灶性或弥漫性肌纤维变性、坏死和纤维化，纤维间淋巴细胞浸润。皮损组织病理可出现表皮萎缩，基底细胞液化变性，真皮上层水肿，黏蛋白沉着，胶原纤维肿胀，血管扩张及周围淋巴细胞浸润等改变。

【治疗原则】

1. 糖皮质激素

急性期以泼尼松为主，每日 1mg/kg(儿童每日 1.5～2.5mg/kg)，分 3 次口服，以临床表现、肌力恢复及血清肌酶下降程度来判定疗效，待病情控制后逐渐减量。

2. 免疫抑制剂

必要时糖皮质激素合用免疫抑制剂，如甲氨蝶呤每周静脉滴注 1 次，每次 10～15mg，可逐渐加量至每周 25mg；或口服环磷酰胺每日 100～150mg，分 3 次口服；也可将环磷酰胺 200mg，溶于 20ml 生理盐水中，静脉滴注，隔日 1 次，注意监测不良反应。

三、硬皮病

本病是以局限性或弥漫性皮肤及内脏器官结缔组织的纤维化或硬化，最后发生萎缩为主要表现的结缔组织病，可分为局限性和系统性两型，系统性硬皮病常伴内脏损害，均以女性发病率为高。

【诊断标准】

1. 临床表现

(1) 局限性硬皮病初起为大小不一的淡红色略呈水肿的斑片，稍高出皮面，可渐扩大，数月后硬化呈淡黄色或象牙白色，表面光滑发亮；皮损形状不一，可呈点状、片状或带状；好发部位为额部、颊部、胸腹部、臀部及四肢。病程缓慢。一般无明显自觉症状。见图 61。

(2) 系统性硬皮病分为肢端硬化型及弥漫型两型。临床上以前者多见，后者内脏受损较重，发展快。此外尚有特殊类型，即 CREST 综合征。见图 62。

①肢端硬化型硬皮病常有 Raynaud 现象，手指呈非凹陷性肿胀，皮纹消失，皮肤渐变硬，呈蜡样，不能用手捏起。手指变细，指骨吸收缩短。皮损由指端渐向上发展，可累及颈部及躯干上部，而躯干下部及下肢病情一般较轻。严重时皮下组织和肌肉均可发生硬化及萎缩，皮肤紧贴于骨骼，形成木板样质硬改变，因而影响肢体活动。皮损区可出现色素增加，杂有色素减退，也可有毛细血管扩张。面部皮肤也因绷紧变薄而缺乏表情，鼻变尖，口唇变薄。

②弥漫型硬皮病 Raynaud 现象较为少见，常以关节疼痛、食欲减退、体重下降等为前驱症状。皮肤症状可自躯干开始，渐向四肢、面部发展，亦有起自四肢渐向躯干发展者。皮肤坚实光亮，与皮下组织粘连，不易捏起。胸部皮肤硬化紧缩时可影响呼吸运动，四肢皮肤硬化严重时可影响关节活动。面部缺乏表情，张口困难。内脏受累常以食管多见，表现为吞咽困难，可有胸骨后疼痛或上腹饱胀。X 线钡餐检查可见食管下 1/2 蠕动减弱，胸片可显示肺部广泛的肺间质纤维化，肺活动量减少，呼吸短促，心脏受累时可发生心肌炎、

心包炎、心内膜炎、心律失常、心脏扩大及心力衰竭。肾脏受累可发生硬化性肾小球肾炎，严重者预后不佳。

③CREST 综合征是系统性硬皮病的一种特殊类型，表现为皮肤钙质沉着、雷诺现象、食管受累、指端硬化症和毛细血管扩张，预后较好。

2. 其他检查

(1) 红细胞沉降率增快，血清免疫球蛋白增高，RF 多阴性。肾脏受累时可有蛋白尿等。ANA 阳性率达 70%以上，抗 Scl－70 抗体 30%～40%阳性，抗着丝点抗体为 CREST 综合征的标志抗体。

(2) 食管、肺组织受累时，X 线检查可有异常。

(3) 组织病理：早期为真皮中、下层的胶原纤维束肿胀和均质化。晚期表皮萎缩，真皮胶原纤维束肥厚硬化，附属器减少或消失。

【治疗原则】

1. 基础治疗

注意保暖，预防外伤，戒烟，避免精神创伤。

2. 局限性硬皮病的治疗

(1) 糖皮质激素制剂外用。

(2) 早期局限性小片炎症浮肿阶段可用利多卡因加糖皮质激素制剂（如曲安奈德 5～10mg/ml）局部封闭。

(3) 维生素 E 大剂量口服，对肌力恢复有益。

(4) 中药以温肾壮阳、活血散结为主。

3. 系统性硬皮病

(1) 中药　以活血化瘀为主，可改善微循环及结缔组织代谢。如脉管炎片，每次 5 片，每日 3 次。

(2) 丹参制剂口服或注射。

(3) 血管扩张剂　如硝苯地平 5～10mg，每日 3 次，口服；胍乙啶 10mg，每日 3 次，口服；哌唑嗪 1mg，每日 3 次，口服。

(4) 体疗、理疗　如局部推拿、按摩、音频电疗及医疗体育等对改善症状有一定帮助。

(5) 静脉封闭　盐酸普鲁卡因按 4～8mg/kg 体重计量，维生素 C 1～3g，加入生理盐水 300～500ml，每日 1 次，10 次为一疗程。

(6) 青霉胺可试用于弥漫性硬皮病或迅速发展的肢端型硬皮病，方法为 100mg，每日 3 次，口服，每隔 2～4 周，日剂量增加 125mg，最高每日不超 1000mg。经 6 个月治疗后皮肤明显变软，维持量为每日 300～600mg。治疗中应注意药物副作用。

(7) 秋水仙碱　可试用于 Raynaud 现象与皮肤硬化者，方法为口服 0.5～1.5mg/d，2～3 个月为一疗程，应注意药物的副作用。

(8) 糖皮质激素　仅适用早期炎症反应明显、皮损肿胀的病例，初始剂量泼尼松 40mg/d，连服数周，渐减量为 10～15mg/d。对间质性肺炎及心肌炎症状亦有效。

四、混合结缔组织病

混合结缔组织病（MCTD）好发于女性，具有类似系统性红斑狼疮、硬皮病及多发性肌炎的症状，但尚不能构成独立诊断，血清中有高滴度的抗核糖核蛋白(RNP)抗体，对糖皮质激素反应较佳。一般预后良好。

【诊断标准】

1. 临床表现

(1) 皮损特点　有 Raynaud 现象，手指皮肤肿胀、硬化、呈腊肠样。面部可有蝶形红斑或眼睑有类似皮肌炎样的浮肿性红斑。

(2) 可有多发性关节痛或关节炎，但少有关节变形。

(3) 四肢近端肌肉轻度肌痛和肌无力。

(4) 其他表现　食管受累时蠕动减弱、间质性肺炎、浆膜炎、心肌炎等，但肾脏损害罕见。

2. 实验室检查

(1) 血清中高滴度抗 RNP 抗体；血清 ANA 呈斑点型阳性；高丙种球蛋白血症。

(2) 直接免疫荧光检查示：表皮棘细胞核有斑点状 IgG 沉积。

【治疗原则】

(1) 糖皮质激素对本病疗效较好，一般可用小剂量泼尼松(15～30mg/d)口服。

(2) 雷公藤多苷对发热、皮疹、关节痛等症状疗效尚可，每次 20mg，每日 3 次。

(3) 还可根据具体情况选用非甾体类抗炎药、氯喹、免疫抑制剂等。

(4) 注意保温，防止受寒。

五、嗜酸性筋膜炎

嗜酸性筋膜炎为一种累及皮肤深筋膜而有硬皮病样临床症状的结缔组织病。病因不明，好发于男性，可能与剧烈体育锻炼、血液异常(再生障碍性贫血、骨髓异常增生综合征、淋巴瘤等)、接触毒物和药物有关。

【诊断标准】

1. 临床表现

(1) 全身症状　表现为发热，乏力及体重下降。

(2) 皮损主要累及筋膜，造成皮下组织纤维化，牵扯皮肤使其表现橘皮样外观，仍可有皱纹，表面皮肤无或轻度受累，色泽及质地正常，可移动或捏起，触之有凹凸不平感。

(3) 病变多侵犯四肢远端(前臂、小腿)，部分患者可扩展至四肢近端及躯干。

(4) 少数患者可累及关节、肌肉，引起多关节炎及肌痛，但内脏受累极少见。

2. 实验室检查

(1) 部分患者血常规示外周血嗜酸性粒细胞明显增多，红细胞沉降率增快，高 γ 球蛋白血症。

(2) ANA 等自身抗体多数阴性。

(3) 组织病理　皮下组织、筋膜及肌肉胶原纤维增生、纤维化，多种炎症细胞浸润，其中有大量嗜酸性粒细胞。

【治疗原则】

(1) 糖皮质激素　泼尼松 30～60mg/d，可消除早期炎症，但对已出现纤维化的损害无效。

(2) 改善微循环的药物　如丹参，对本病有一定疗效。

(3) 中药　以活血化瘀为主，如脉管炎片，每次 5 片，每日 3 次。

第八章　神经功能障碍性皮肤病

一、慢性单纯性苔藓

慢性单纯性苔藓又名神经性皮炎，其发病原因尚不清楚，可能与神经精神因素有关。其他常见的诱因有过度疲劳、消化不良、便秘、饮酒、辛辣刺激性食物、局部受毛织品、粗硬衣料或化学物质的摩擦等。长久搔抓和摩擦刺激是造成本病迁延不愈和发展加重的重要因素。见图 63。

【诊断标准】

1. 临床表现

根据皮损分布广泛程度可以分为两种类型。

(1) 局限性神经性皮炎

①常见于患者项后部和颈部两侧，亦可发生于四肢伸侧，特别是肘膝部，也可以发生在腰骶尾部、股内外侧、外阴、肛周、眼睑等处。

②起病隐匿，初期为患处皮肤瘙痒，经过搔抓出现成片苔藓化扁平丘疹，表面覆以少量鳞屑、结痂。

③皮肤肥厚严重者状如皮革样，发生于头皮的损害可以形成多发性瘙痒性丘疹或结节，可见抓痕、渗出、结痂和鳞屑。

(2) 播散性神经性皮炎

①皮肤损害与局限性神经性皮炎基本相同，但分布较为广泛。

②除局限性神经性皮炎好发部位外，常累及头皮、眼睑、躯干和四肢。

③瘙痒呈阵发性，比局限性者更著。

④病程慢性。

2. 组织病理

角化过度，棘层肥厚，表皮突增宽并延长，偶见轻度海绵形成。真皮乳头延长，乳头内可见多数与表皮呈垂直走向的粗厚红染的胶原纤维；真皮浅层血管周围单一核细胞浸润。

【治疗原则】

(1) 口服抗组胺药。

(2) 瘙痒严重影响睡眠或有神经衰弱和焦虑症状者可口服镇静催眠抗焦虑药，如硝西泮、艾司唑仑等，以及谷维素、复合维生素 B 等调节自主神经药物。

(3) 外用不同类型的皮质类固醇激素软膏或止痒剂，如丁酸氢化可的松霜、去炎松尿素霜、倍他米松霜、肤疾宁、酚软膏、5%～10%煤焦油或黑豆馏油软膏等。

(4) 局部苔藓化明显的肥厚皮损可用醋酸去炎松混悬液局部封闭注射，每次剂量不超过 40mg，每 10～15 天注射 1 次，连续 2～3 次。

(5) 局部肥厚结节可以使用液氮冷冻、二氧化碳激光治疗或浅层 X 线照射等。

(6) 泛发性神经性皮炎瘙痒剧烈时，可用普鲁卡因静脉封闭。

二、瘙痒症

瘙痒症的病因和发生机制不清，可能的发病因素有潜在的内分泌、代谢性疾病，恶性肿瘤，以及神经精神疾病等。其他原因有药物、食物以及使用毒品、存在感染等。此外，精神紧张、焦虑忧郁以及食用辛辣刺激性食物亦可能有关。慢性病程，反复发作。见图 64。

【诊断标准】

1. 临床表现

根据范围和部位不同，分为全身性和局限性两类。

(1) 全身性瘙痒症

①好发生于中老年人，多在秋末及冬季天气寒冷和干燥时发病。

②无原发皮损。表现为皮肤干燥，表皮剥脱、脱屑等；病程较久者出现色素沉着、苔藓化或湿疹样变以及皲裂等。

③瘙痒轻重程度不一，常为阵发性，尤以夜间安静时为重，瘙痒剧烈者影响睡眠。

④瘙痒部位可相对较为固定，常见于四肢伸侧、后背等处，亦可痒无定处，此起彼伏。

⑤可以开始即为全身泛发性，也可以最初仅局限于身体某处，继而扩展至多处或全身。

(2) 局限性瘙痒症

①肛门瘙痒　常局限于肛门及其周围皮肤，有时亦可累及会阴、阴囊皮肤及女性外阴。肛门皱襞及肛周皮肤继发浸渍、点状糜烂、放射状皲裂，长期搔抓而继发浸润肥厚、苔藓样改变。

②阴囊瘙痒　局限于阴囊，偶可扩展至阴茎根部及会阴皮肤，多为阵发性剧痒。长期剧烈搔抓致阴囊皮肤浸润肥厚、苔藓样变。

③女阴瘙痒　多见于成年女性，绝大多数为更年期和老年妇女，主要发生在阴蒂及小阴唇区，严重者可累及大阴唇及整个阴道前庭、会阴部和肛门。瘙痒为阵发性。外阴皮肤黏膜可继发浸润肥厚及苔藓样变。

2. 实验室检查

血常规、尿常规、尿糖、肝功能、肾功能以及胸片、肝脾肾 B 超等检查除外系统性疾病。肛门与外阴局限性瘙痒要进行真菌、细菌、寄生虫学检查。

【治疗原则】

(1) 抗组胺药　经典抗组胺药物具有中枢镇静作用达到止痒效果，可选用安泰乐、扑尔敏、克敏嗪、赛庚啶等。

(2) 抗焦虑药　瘙痒严重、睡眠差引起的焦虑情绪者可以服用安定、多虑平等。

(3) 外用含有薄荷酚甘油洗剂、滋润与止痒性霜剂或软膏等，如 2%苯海拉明霜、硅霜等。

(4) 瘙痒严重、病损局限者可外用皮质类固醇霜剂或软膏，如丁酸氢化可的松软膏、氯氟舒松软膏等。

(5) 全身性瘙痒常规治疗效果不佳时，可试用盐酸普鲁卡因静脉封闭，0.25%的普鲁卡因 10～20ml，静脉注射，每日 1 次，7～10 次为一疗程。用药前需做普鲁卡因皮试。

(6) 全身性瘙痒可行淀粉浴或糠浴治疗。

(7) 氦氖激光、光疗可用于治疗顽固性的女阴瘙痒与肛门瘙痒。

三、结节性痒疹

结节性痒疹的常见发病原因是蚊虫、臭虫或其他虫类叮咬，部分患者与精神因素、胃肠功能紊乱、内分泌失调有关。这类患者也可能具有遗传素质。见图 65。

【诊断标准】

1. 临床表现

(1) 常见于成年女性。

(2) 好发于四肢，尤以小腿伸侧多见。

(3) 初起为淡红色丘疹或风团样丘疹，很快演变为半球形结节，质坚实。表面粗糙呈疣状，棕褐色或暗褐色，剧烈搔抓可造成结节表面剥蚀面、色素沉着及苔藓样改变结节数目不等，多散在孤立。

(4) 瘙痒剧烈。

2. 组织病理

表皮明显角化过度，棘层肥厚，表皮突增宽且不规则下延。真皮浅层血管周围淋巴、组织细胞浸润。

【治疗原则】

(1) 口服抗组胺药、镇静安眠药和抗焦虑药。白天工作时服用无镇静作用的抗组胺药物，如氯雷他定、西替利嗪等。晚上口服经典抗组胺药物，如苯海拉明 25～50mg 或异丙嗪 25～50mg。

(2) 外用强效皮质类固醇激素制剂，如倍氯米松软膏、去炎松二甲亚砜溶液、曲安奈德新霉素贴膏等。为加强疗效，可采取封包疗法。

(3) 沙利度胺(反应停)每日 200mg，分 2 次口服。此药有明确的致畸作用，且可引起周围神经炎，应慎用之。孕妇禁用。

(4) 损害数目不多者可用醋酸去炎松局部注射。

(5) 个别顽固性皮损可用液氮冷冻和二氧化碳激光治疗。

四、人工皮炎

本病与精神因素有关。见图 66。

【诊断标准】

(1) 患者自身使用“指甲”、剪刀或其他锐器损伤皮肤。

(2) 好发生于容易触及的部位，如头面部、颈部、手臂、上胸部等处。

(3) 皮肤损伤后出现红斑、表皮剥脱、溃疡、色素沉着、皮肤浸润增厚等。

(4) 损伤后皮肤有烧灼感、疼痛等症状。

(5) 患者可能隐瞒自伤历史，经常由患者家属发现自伤史。

(6) 部分患者有癔病性格或其他心理异常，容易受暗示。

【治疗原则】

(1) 纠正心理与精神异常。

(2) 避免损伤皮肤。

(3) 外用药物，减轻皮肤炎症。

五、寄生虫病妄想

本病与精神因素有关。患者可能具有强迫性格或癔病性格；部分患者由于服用违禁药物所致。

【诊断标准】

(1) 多发生在中、老年人。药物诱导者发病，多发生在年轻人。

(2) 患者坚信自己皮肤受到某种寄生虫感染，并认为危及生命。反复要求医生做皮肤化验查找寄生虫或者自己挖取部分皮屑送到医院要求查找寄生虫。个别患者顽固坚持自己的错误信念，不听取医务人员的解释，也不相信化验结果。

(3) 皮损无原发损害，由于患者搔抓、损伤而出现红斑、表皮剥脱、溃疡、色素沉着、反应性增生等。

(4) 除寄生虫妄想外，一般无其他精神异常。

【治疗原则】

(1) 纠正心理与精神异常。

(2) 外用保护性药物，减轻皮肤炎症。

(3) 氯丙嗪、匹莫齐特口服。

六、股外侧皮神经炎

本病机制尚不清楚，可能外伤、受压、感染等造成第 2～3 腰神经损伤。

【诊断标准】

(1) 多发生在中年男性。

(2) 症状包括股前外侧麻木、蚁走感、烧灼感、沉重感等。体力劳动、站立或行路过久后加重，休息后减轻。

(3) 浅感觉减退，痛、温、触觉减退，压觉存在。皮肤可见色素改变，皮肤干燥与毳毛减少。

(4) 慢性病程。

【治疗原则】

(1) 物理疗法，包括按摩、电疗、热疗等。

(2) 口服维生素 B_{12}、维生素 B_1 等。

(3) 疼痛严重者采取神经封闭疗法。

第九章　角化与萎缩性皮肤病

一、掌跖角化症

掌跖角化症的部分患者与遗传有关，多在 20 岁以前发病。部分患者为获得性，包括绝经期角皮病，水源性掌跖角化症或药物引起的掌跖角化症等。某些疾病，如毛发红糠疹、汗孔角化症等可出现掌跖角化过度。见图 67、图 68。

【诊断标准】

(1) 掌跖和指、趾屈侧角化过度，对称分布；可蔓延至掌跖侧缘及指趾关节伸面。少数患者肘、膝、胫和踝前亦可累及。

(2) 损害处皮肤角质层增厚、变硬，表面干燥粗糙。

(3) 常无自觉症状，但偶可有瘙痒，发生裂隙时有触痛或疼痛。

(4) 症状在寒冷干燥季节加重。

(5) 病程慢性。

【治疗原则】

(1) 外用 5%～10%水杨酸软膏、0.1%维 A 酸软膏、煤焦油或黑豆馏油软膏、15% 尿素软膏或他扎罗汀软膏等。可采取封包治疗。

(2) 避免摩擦、干燥。

(3) 口服维生素 A　2.5 万～3 万 U，每日 3 次。严重病例可服用阿维 A。

二、毛发角化病

毛发角化病也叫毛周角化病，本病为常染色体显性遗传病，伴有可变的外显率。见图 69。

【诊断标准】

(1) 多见于青年。

(2) 皮损为针头大小、尖顶的毛囊性丘疹，肤色或淡红色，外观如“鸡皮”，去掉中心角质可见中央有毳毛穿出或卷曲在内。

(3) 皮损分布于上臂和股部外侧双侧对称分布。损害多时可累及到臀部及前臂及小腿。部分亚型可累及面、眉等处，可引起毛发脱落。

(4) 皮疹在冬季干燥时显著。

(5) 无自觉症状，偶有微痒。

【治疗原则】

(1) 本病预后好，无有效治疗方法。

(2) 可外用 0.025%～0.1%维 A 酸软膏。

(3) 皮损干燥可外涂脂性护肤剂。

(4) 可口服维生素 A　2.5 万～3 万 U，每日 3 次，口服。

三、萎缩纹

萎缩纹又叫“膨胀纹”，因肥胖、妊娠等原因使皮肤弹性纤维断裂而形成条索状皮肤萎缩。见图 70。

【诊断标准】

(1) 发生于任何年龄，多见于青春期，青年人体重增加过快，妊娠妇女或库欣病等。

(2) 好发于大腿内侧、腰腹部等部位。

(3) 早期皮损为条状淡红色纹，稍隆起。

(4) 陈旧者呈白色萎缩纹。无自觉症状。

【治疗原则】

本病对健康一般无大的影响，所以无须特殊治疗。

四、Mibelli 汗孔角化症

Mibelli 汗孔角化症属于常染色体显性遗传性疾病，家族中几代、多个成员患病。除经典斑块型汗孔角化症外，其他类型包括浅表播散型、单侧线状型、角化过度型、掌跖型、点状型等。见图 71。

【诊断标准】

1. 临床表现

(1) 儿童期发病多见。

(2) 好发于四肢、面部、颈部等暴露部位，也可累及黏膜、甲、毛发。

(3) 皮损初为角化性丘疹，渐向周围扩大，形成环形、地图形的斑片或斑块，边界清楚，边缘堤状隆起，有沟槽状角化物质，灰色或棕色。皮损数个至上百个，大小不一，由数毫米至数厘米大小。

(4) 多数无症状，部分患者皮损瘙痒。

2. 实验室检查

组织病理示皮损周边活检，在充满角蛋白的凹窝部中央有角化不全柱是其特征。

【治疗原则】

(1) 外用 5%～10%水杨酸软膏，0.025%～0.1%维 A 酸软膏或他扎罗汀软膏。

(2) 皮疹泛发，可口服阿维 A、阿维 A 酯或异维 A 酸。

(3) 日晒病情加重的患者可口服氯喹或羟氯喹。

(4) 皮损孤立、较小者，行二氧化碳激光、电灼、液氮冷冻或手术切除。

(5) 定期随访，有恶变倾向应手术切除。

五、播散浅表性光线性汗孔角化症

播散浅表性光线性汗孔角化症是一种常染色体显性遗传性疾病。

【诊断标准】

1. 临床表现

(1) 发病年龄较晚，主要在 20～40 岁。

(2) 主要发生在下肢、前臂、上胸背部等日光暴露部位。

(3) 皮损为 0.5～1cm 大小的褐红色斑，边缘隆起。中央有毛囊性的角化丘疹，脱落后留下小凹陷。皮损数个到上百个不等。

(4) 无自觉症状。

2. 实验室检查

组织病理示在充满角蛋白的凹窝部中央有角化不全柱是其特征。

【治疗原则】

(1) 外用 5%～10%水杨酸软膏或 0.025%～0.1%维 A 酸软膏等。

(2) 液氮冷冻治疗。皮损数目较少者可二氧化碳激光治疗。

(3) 皮疹泛发患者可口服阿维 A。

(4) 皮损日光敏感显著且广泛者，可口服氯喹或羟氯喹。

六、硬化萎缩性苔藓

本病病因不清楚，发病可能与感染、免疫、遗传等有关。见图 72。

【诊断标准】

1. 临床表现

(1) 女性多见，绝经期后易发病。

(2) 好发于外生殖器、肛门、躯干上部。

(3) 皮损为多角形平顶丘疹，象牙色或瓷白色，表面光滑发亮，质地坚实，有毛囊角质栓，周围绕以红晕。偶有大疱、毛细血管扩张、紫癜、溃疡或肥厚性损害。自觉瘙痒、烧灼感及疼痛。

(4) 女性外阴部皮损呈象牙色萎缩性丘疹，可呈现潮红、浸渍、糜烂或出现水疱、大疱，甚至出血。晚期出现萎缩性白斑，可呈大面积萎缩，阴道口变狭窄，并可癌变。常感剧痒或疼痛。

(5) 男性外阴部者称闭塞性干燥性龟头炎，较少见。包皮内侧和龟头见角化性白色丘疹，可发生萎缩；重者尿道口常狭窄。

(6) 口腔黏膜受累见于颊、腭黏膜及舌，表现为白色斑块，有时呈网状或有浅表溃疡。

2. 实验室检查

组织病理示表皮角化过度伴灶状角化不全，毛囊角栓形成，棘层萎缩，基底层液化变性。真皮浅层纯一化变性，其下淋巴细胞及组织细胞浸润。

【治疗原则】

(1) 瘙痒剧烈者，可服抗组胺剂。

(2) 外用他克莫司或吡美莫司效果好，也可外用皮质类固醇、维 A 酸等。

(3) 雌激素霜用于治疗女性外阴部硬化萎缩性苔藓；2.5%丙酸睾酮软膏用于治疗闭塞性干燥性龟头炎有效。

(4) 严重者口服阿维 A，可取得良好疗效。

七、Pasini-Pierini 进行性特发性皮肤萎缩

Pasini-Pierini 进行性特发性皮肤萎缩为一种特殊类型皮肤萎缩，病因尚不明了，手术、失血、感染可能为诱发因素。见图 73。

【诊断标准】

1. 临床表现

(1) 多见于青年女性。

(2) 发病部位主要见于躯干，偶尔可发于四肢近端。

(3) 初起皮损为淡红斑、微肿，以后变为石板灰色或青灰色的圆形、卵圆形或不规则形的光滑萎缩性斑片，稍凹陷，单发或多发不定，其大小可由数厘米至 10cm 以上。有时损害颇似硬斑病萎缩，但无硬化改变。

(4) 一般无自觉症状。

(5) 发展缓慢，经过良性，往往数月或数年后自然停止发展。

2. 实验室检查

组织病理示表皮萎缩，真皮内胶原纤维束增粗，散在淋巴组织细胞浸润；有时可见均质化改变。皮下脂肪组织无改变。

【鉴别诊断】

1. 硬斑病

硬斑病为似象牙白的硬化斑块，周围绕以水肿性淡紫色晕，先有硬化水肿，继以萎缩，组织病理为硬化而无萎缩。

2. 斑状萎缩

斑状萎缩为淡白色扁平隆起或轻微凹陷性萎缩斑，指压有嵌入疝孔感。

3. 皮下脂肪萎缩

皮下脂肪萎缩是以皮下脂肪减少或缺乏为特点，皮肤色泽正常。

【治疗原则】

(1) 良性经过，部分最终可自然缓解。

(2) 无特殊疗法。可试用维生素 E。

(3) 可试用中药治疗。

(4) 采用物理疗法(理疗、按摩等)治疗。

八、斑状萎缩

斑状萎缩又名“皮肤松弛症”，是一种局灶性皮肤弹力纤维减少或缺失的疾病。发生原因不明，可能与博氏螺旋体或疱疹病毒感染等因素有关。见图 74。

【诊断标准】

(1) 好发于背部上方、肩部、大腿近端等处。

(2) 皮损为圆形或卵圆形、边界清楚的斑，直径数厘米大小。局部皮肤外观呈砂纸样，可见细微皱纹和皮下血管。皮损处触之有下陷空虚感，如同疝样。

(3) 皮损单发，也可多发，对称分布。

(4) 无自觉症状。

【治疗原则】

(1) 无特殊治疗。

(2) 可试用中药治疗。

第十章　红斑鳞屑性皮肤病

一、多形红斑

多形红斑是一种急性、免疫介导性疾病，以特征性靶形皮损为特点，常伴口、眼、外生殖器黏膜损害。发病机制涉及多种因素，最常由感染诱发，尤其是单纯疱疹病毒。目前认为，重症多形红斑与 Stevens-Johnson 综合征是两种独立的疾病。多形红斑发病率不详，但相对少见，最常见于 20～40 岁年轻成人，男性稍多。

【诊断标准】

1. 临床表现

最常表现为皮损伴黏膜病变，也可能只有皮损。轻症多形红斑是指无或仅有轻度黏膜受累、无全身症状患者；重症多形红斑是指重度黏膜受累，常伴全身症状者。

(1) 皮损：靶形皮损是多形红斑的标志，典型靶形皮损包括 3 个部分：中央的暗色区域或水疱、苍白水肿环包绕的深红色炎症区域及外围的红晕，见图 75。皮损好发于肢端伸侧，对称分布，随后向心性蔓延，皮损广泛者也可累及面颈部、掌跖、躯干和四肢屈侧。可见同形反应。通常无自觉症状，部分患者有瘙痒和烧灼感。

(2) 黏膜：表现为弥漫分布的红斑、水疱、糜烂伴疼痛，可累及口、眼、外生殖器黏膜，以口腔受累最常见。严重的眼部黏膜病变可能导致瘢痕形成和视力受损。

(3) 全身症状：发热、全身不适、肌痛等见于重症多形红斑患者。肺炎支原体感染相关多形红斑患者可出现咳嗽等呼吸系统症状。

(4) 病程：自限性，多于 2 周内缓解。少数患者可能频繁复发。

(5) 重症多形红斑：损害广泛，除上述部位外，躯干、龟头、包皮、尿道口、阴道口和肛门等处亦可累及。黏膜损害重，口唇、舌、颊黏膜起水疱和糜烂，上覆血痂或形成灰白色假膜，可有出血和溃疡。眼部有结膜炎和假膜，重者累及角膜形成溃疡，甚至穿孔或引起全眼球炎。中毒症状显著，有高热、寒战、气促、腹泻甚至昏迷等。如肾脏累及，可出现蛋白尿、血尿等，还可并发支气管肺炎、败血症等。严重者可导致死亡。

2. 组织病理

基底细胞液化变性、散在的坏死角质形成细胞、血管周围和真表皮交界处淋巴细胞、组织细胞浸润、真皮乳头水肿和红细胞外渗。部分患者可出现表皮下裂隙和水疱形成。直接免疫荧光检查阴性。

诊断主要依靠病史和临床表现，尤其是典型靶形皮损。鉴别诊断需除外 Stevens- Johnson 综合征、自身免疫性疱病、Sweet 综合征、皮肤小血管炎等。Stevens-Johnson 综合征通常表现为非典型靶形皮损，不突出皮面，最常见的诱因是药物；而多形红斑为典型靶形皮损，突出皮面，最常见诱因为感染。

【治疗原则】

(1) 去除诱因：HSV 感染平均 8 日后诱发多形红斑，此时无须再抗病毒治疗。病例系列研究结果表明，口服抗病毒治疗不能改变多形红斑的临床病程。肺炎支原体感染诱发者应酌情治疗，控制活动性感染。药物诱发者应停药。

(2) 轻症多形红斑：对症治疗、缓解症状为主。包括皮损局部外用糖皮质激素、口服抗组胺药、使用含麻醉剂的漱口水漱口等。

(3) 重症多形红斑：皮损广泛、黏膜病变重并影响日常生活者，可短期系统应用糖皮质激素，如泼尼松 40～60mg/d，2～4 周内逐渐减量停药。无法经口进食者需营养支持和对症止痛。眼部受累患者立即转诊眼科进一步评估并治疗，常用糖皮质激素滴眼液及润滑剂，注意预防远期后遗症。

(4) 复发性多形红斑的预防：每年复发≥6 次或<6 次但严重影响日常生活者，适合全身性预防治疗。抗病毒疗法是 HSV 相关或病因不明复发性多形红斑的一线治疗。首选阿昔洛韦 0.4g，2 次/日，或伐昔洛韦 0.5g，2 次/日，或泛昔洛韦 0.5g，2 次/日连续口服 6 个月。

二、离心性环状红斑

离心性环状红斑是一种慢性、反应性疾病，以离心性扩大的弓形或环状红色斑片或薄斑块为主要表现。本病病因不明，已报道与多种疾病或因素相关，包括感染、药物、特定食物、自身免疫性疾病和恶性肿瘤。有假说认为离心性环状红斑可能是对多种抗原的一种迟发型超敏反应。

【诊断标准】

1. 临床表现

分为浅表型和深在型。初发皮损均为坚实的红色丘疹，数日至数周内离心性扩大，中央消退，形成环状或弓形的斑片或薄斑块，皮损可相互融合呈匐形性或旋涡状外观。皮损可发生于身体任何部位，但最常见于躯干和下肢。浅表型边缘略隆起，内侧附着鳞屑，深在型边缘明显隆起，常无鳞屑附着。皮损消退后不遗留瘢痕，但可出现色素沉着。见图 76。

2. 组织病理

浅表型表现为真皮浅层血管周围致密淋巴细胞、组织细胞呈袖套状浸润，表皮改变包括角化过度、角化不全、表皮水肿、海绵形成、基底细胞液化变性。深在型表现为真皮浅层和深层血管周围淋巴细胞浸润，表皮改变不明显，通常没有血管炎表现。

诊断主要依靠病史、典型皮损表现并除外其他疾病，尤其是体癣。

【治疗原则】

(1) 去除诱因：如药物、感染等。

(2) 对症治疗：口服抗组胺药物、外用糖皮质激素、含薄荷或樟脑的止痒剂等。

(3) 其他：有报道口服阿奇霉素、红霉素等抗生素对部分患者有效。

【预后】

病程呈复发与缓解交替，可长达数月、数年，但多数患者最终会自发缓解。

三、游走性红斑

游走性红斑是莱姆病早期皮肤表现。莱姆病是一种由于感染疏螺旋体引起的传染性疾病。

【诊断标准】

1. 临床表现

(1) 一般在叮咬后 7～15 天发病，表现为离心性扩大的环形红斑块，中心区域颜色较淡，如牛眼状外观，最终直径常达 5cm 以上。见图 77。

(2) 好发于躯干、腋窝、腹股沟、腘窝和腰线。

(3) 自觉患处灼热和瘙痒感。皮损经数周至数月可自然消退。

(4) 多发性皮损可能继发于螺旋体血症和淋巴管播散，一般较小，且肿胀不明显，通常发生在游走性红斑后数天至数周后。

(5) 部分患者可有心脏、神经系统和骨关节等受累。

2. 实验室检查

Lyme 抗体检测方法包括免疫荧光法、ELISA 法、Western 印迹。部分患者检测 Lyme 抗体(IgM、IgG)阳性，需结合临床进行判断。

皮损组织病理无特异性，多表现为嗜酸性粒细胞和浆细胞浸润，银染可检测到螺旋体菌属。

【治疗原则】

(1) 早期局限性疾病：成人和 8 岁以上儿童首选多西环素，口服，0.1g（2mg/kg），每 12 小时一次，14～21 天；小于 8 岁儿童及孕妇首选阿莫西林，口服，0.5g(50mg/kg)，每 8 小时一次，14～21 天。

(2) 早期播散性疾病或慢性疾病，轻型：成人和 8 岁以上儿童首选多西环素，口服，0.1g(2mg/kg)，每 12 小时一次，14～28 天；小于 8 岁儿童及孕妇首选阿莫西林，口服，0.5g(50mg/kg)，每 8 小时一次，14～28 天。

(3) 早期播散性疾病或慢性疾病，重型：首选头孢曲松，静脉注射，2g(75～100mg/kg)，每天一次，14～28 天。

四、银屑病

银屑病是一种常见的慢性、炎症性、系统性疾病。欧美国家患病率为 1%～3%，我国 2008 年调查 6 个城市患病率为 0.47%，据此推测国内约有 650 万银屑病患者。银屑病可发生于各年龄段，无性别差异。

银屑病的病因尚未完全阐明，涉及遗传、环境等多种因素。约 30%的患者有家族史，目前已确定银屑病的多个易感基因位点。其中 PSORS1 是主要遗传决定因素。其他危险因素包括吸烟、肥胖、药物、感染、酒精、应激等。

银屑病的发病机制由免疫介导，涉及固有和适应性免疫功能紊乱，其中 T 淋巴细胞尤其是 Th17 细胞发挥了核心作用。TNF－α、IL－17A、IL－23 是其中最关键的细胞因子和炎症介质。

【诊断标准】

银屑病的诊断主要依靠临床表现，包括典型皮损、分布部位、Auspitz 征、阳性家族史、典型甲病变等。皮肤镜可辅助诊断。偶尔需要皮肤活检病理排除其他疾病。

1. 临床表现及分型

(1) 寻常型银屑病

①点滴状银屑病：见图 78。起病急，皮损为 0.3～0.5cm 大小形态单一的红色丘疹、斑丘疹、覆以鳞屑，广泛分布；发疹前常有咽喉部链球菌感染史；外周血白细胞计数及中性粒细胞比例升高，抗链 O 升高；治疗后皮损常在数周内消退，少数转为慢性病程。

②斑块状银屑病：见图 79。最常见。典型皮损为境界清楚的红色斑块，上覆银白色鳞屑，鳞屑刮除后可见发亮薄膜(称为薄膜现象)，再刮除薄膜可见点状出血(称为点状出血现象、即 Auspitz 征)；皮损好发于头皮、背部、臀部和四肢伸侧，头皮可见束状发；进行期可见同形反应；皮损反复发作，多数患者冬重夏轻。

③反向型银屑病：见图 80。累及间擦部位，包括腹股沟、腋窝、乳房下、外生殖器、臀沟等，表现为境界清楚的红色斑片，常无脱屑，易误诊为真菌感染。

④甲银屑病：见图 81。在关节病型银屑病患者中更常见，可能为同时存在关节病型银屑病的最强预测因素之一。分为甲母质和甲床改变。甲母质病变表现为凹点、白甲；甲床病变表现为油滴征、甲剥离、甲下角化过度和裂片样出血。其中甲凹点和油滴征为银屑病相对特异的甲改变。

(2) 脓疱型银屑病

①局限性脓疱型银屑病：Hallopeau 连续性肢端皮炎是一种累及远端指趾的局限性脓疱型银屑病，在指(趾)尖或甲床下反复起脓疱，可造成甲脱落、萎缩，见图 82；掌跖脓疱病表现为掌跖部位红斑基础上发生脓疱，伴或不伴其他部位银屑病皮损，与吸烟强烈相关，该病属于局限性脓疱型银屑病还是一种独立疾病目前尚有争议。见图 83。

②泛发性脓疱型银屑病：见图 84。表现为急性发生的弥漫红斑、脱屑及成片浅表脓疱，可伴有发热、全身不适、白细胞升高等。诱因包括妊娠、感染、突然停用糖皮质激素。

(3) 红皮病型银屑病：见图 85。表现为全身泛发的融合性红斑、脱屑，累及 90%以上体表面积，继发感染、电解质紊乱、心力衰竭等并发症的风险较高。

(4) 关节病型银屑病：见图 86。银屑病患者中约 30%存在关节病型银屑病。常合并甲银屑病。分为远端指(趾)间关节炎、非对称性寡关节炎、对称性多关节炎、残毁性关节炎、脊柱关节病。其他表现包括附着点炎、腱鞘炎和指趾炎。类风湿因子阴性，中轴关节受累者 HLA－B27 阳性。

2. 皮肤镜检查

斑块型银屑病皮肤镜下典型表现为：亮红色背景、弥漫分布的白色鳞屑，均匀分布的点状、小球状、发夹样和环状血管，其中发夹样和环状血管对诊断有很高特异性。

3. 组织病理

典型改变包括规则的表皮增生、角化不全、角质层和表皮内有中性粒细胞聚集、表皮颗粒层变薄或消失、真皮乳头上延、真皮浅层毛细血管迂曲扩张。

【治疗原则】

1. 一般治疗原则

选择治疗方法要考虑的因素包括疾病类型、严重程度、共患病、患者偏好、有效性和安全性等。斑块型银屑病根据皮损面积大小分为轻、中、重度，＜3%BSA 为轻度，3%～10%BSA 为中度，≥10%BSA 为重度。皮损累及面部、掌跖可严重影响患者生活质量，视为中重度。轻度患者治疗以外用药物联合保湿剂为主，中重度斑块型银屑病、泛发性脓疱型银屑病、红皮病型银屑病和关节病型银屑病常需要系统治疗。

2. 外用药物

包括糖皮质激素、维生素 D 类似物、钙调磷酸酶抑制剂、维 A 酸类、复方制剂等。外用糖皮质激素联合卡泊三醇或他扎罗汀、糖皮质激素/维生素 D 或维 A 酸类复方制剂对于短期快速控制病情非常有效。随后可持续单用维生素 D 类似物或间断联合外用糖皮质激素周末使用以维持疗效。面部或间擦部位皮损可选择外用钙调磷酸酶抑制剂、他卡西醇或弱效糖皮质激素。

3. 光疗

临床应用最广泛的是窄谱中波紫外线（NB－UVB，波长 311nm），初始剂量以 0.5～0.7MED 照射，每周 3 次，根据患者照射后反应，逐渐递增前次剂量的 10%～20%，直到出现轻度红斑并维持该剂量照射。待皮损消退超过 80%时，可逐渐减少照射频率维持治疗。总疗程需 4 个月或更长。光化学疗法（PUVA）可用于顽固的、皮损广泛的寻常型银屑病。308nm 准分子激光可用于局限性顽固皮损。

4. 系统治疗

包括传统药物、小分子化合物和生物制剂等。

(1) 阿维 A：适应证包括中重度斑块型银屑病、脓疱型和红皮病型银屑病。常用剂量 30～60mg/d。可与 UVB 或 PUVA 联合提高疗效。需监测三酰甘油、尿酸和肝功。常见不良反应包括唇炎、脱发。有致畸性，育龄期女性停药后 3 年内禁忌妊娠。

(2) 甲氨蝶呤（MTX）：适应证包括中重度斑块型银屑病、关节病型银屑病、脓疱型和红皮病型银屑病。常用剂量每周 7.5～25mg，通常起始剂量 7.5～10mg，每周 1 次口服，根据耐受情况和疗效每 2～4 周加量 1 次。主要不良反应为肝毒性和骨髓抑制。对于存在以下肝毒性危险因素的患者，尽量避免应用 MTX，包括：过度饮酒史、肝功能持续异常、慢性肝病史、肝毒性药物暴露史、遗传性肝病家族史、糖尿病、肥胖、高脂血症等。美国皮肤病学会（AAD）指南建议有肝毒性危险因素患者 MTX 累积使用 1～1.5g 应考虑肝活检或换用其他治疗，没有肝毒性危险因素的患者累积剂量达 3.5～4g 也应考虑肝活检或换用其他治疗。

(3) 环孢素：适应证包括中重度斑块型银屑病、泛发性脓疱型银屑病和红皮病型银屑病。常用剂量 3～5mg/（kg·d）。通常 4 周内起效。主要不良反应为肾毒性和升高血压。疗程通常不超过 1 年。

(4) 阿普斯特：小分子化合物，4 型磷酸二酯酶抑制剂。作用机制为抑制多种细胞因子的生成。16 周 PASI75 应答率为 30%～40%。标准给药方案为 30mg 2 次/日，需从 10mg 1 次/日开始逐渐递增。主要不良反应为恶心、腹泻、上呼吸道感染等。

(5) 生物制剂：包括 TNF－α 拮抗剂（依那西普、英夫利西单抗、阿达木单抗）、抗 IL－12/23 单抗（乌司奴单抗）、抗 IL－17 单抗（司库奇尤单抗、艾克司单抗、布罗达单抗）、抗 IL－23 单抗（古塞库单抗）等。

①依那西普：适应证为银屑病关节炎和 4 岁以上中重度斑块型银屑病患者。国内成人推荐给药方案为 50mg 每周 1 次皮下注射。12 周 PASI75 应答率约 50%。

②英夫利西单抗：标准给药方案为 5mg/kg 第 0、2、6 周，此后每 8 周 1 次静脉输注。16 周 PASI75 应答率约 78%。

③阿达木单抗：80mg 第 0 周、40mg 第 1 周、此后 40mg 每 2 周 1 次皮下注射。16 周 PASI75 应答率约 80%。

④乌司奴单抗：≤100kg 成人，45mg 第 0、4 周，此后每 12 周 1 次皮下注射；>100kg，每次剂量 90mg，给药频率同上。12 周 PASI75 应答率 66%～76%。

⑤司库奇尤单抗：300mg 第 0、1、2、3、4 周，此后每 4 周 1 次皮下注射。12 周 PASI75 应答率约 82%。

(6) 其他：扁桃体切除术仅适用于病情复发或加重与扁桃体炎发作明确相关的特定顽固性银屑病患者。

五、副银屑病

副银屑病包括小斑块型副银屑病、大斑块型副银屑病、急性痘疮样苔藓样糠疹和慢性苔藓样糠疹四种类型。本病病因不明，属于皮肤 T 淋巴细胞增殖性疾病。

【诊断标准】

1. 小斑块型副银屑病

(1) 临床表现：慢性病程，通常无症状或轻微瘙痒。典型皮损为直径 2～5cm 的圆形或椭圆形红色斑片，比银屑病皮损颜色淡，上覆细小鳞屑。好发于躯干、胁肋部、四肢近端。皮损夏季减轻或消退，冬季复发。见图 87。

(2) 组织病理：缺乏特异性，表现为局灶性角化不全、轻度海绵水肿、稀疏的血管周围淋巴细胞浸润。

2. 大斑块型副银屑病

(1) 临床表现：慢性病程，典型皮损为直径大于 5cm 的圆形或不规则形鳞屑性红色斑片，也可呈皮肤异色症样改变，即表皮萎缩、毛细血管扩张、色素沉着或色素减退。好发于非曝光部位，如臀部、大腿、躯干下部、四肢屈侧、女性乳房下。常无自觉症状或轻微瘙痒。大斑块型副银屑病约有 10%进展为淋巴瘤。

(2) 组织病理：表皮银屑病样增生或萎缩，基底细胞液化变性，真皮浅层淋巴细胞带状浸润，局灶的淋巴细胞亲表皮现象，但没有 Pautrier 微脓肿。约 50%的病例 TCR 基因重排阳性。

3. 急性痘疮样苔藓样糠疹

(1) 临床表现：常见于儿童和年轻成人，急性起病，皮损表现为分批出现的红斑、丘疹、水疱、脓疱、坏死、溃疡、结痂，好发于躯干、四肢近端和皮肤皱褶部位，皮损可自然消退，但反复发作，愈后遗留瘢痕。见图 88。

(2) 组织病理：表现为真皮浅层血管周围炎伴界面皮炎。急性期可见真皮浅层致密淋巴细胞浸润，从上至下呈楔形分布，表皮灶性角化不全、水肿至广泛表皮坏死、红细胞外溢，有时可有淋巴细胞性血管炎，但没有纤维素样坏死。

4. 慢性苔藓样糠疹

(1) 临床表现：常见于年轻成人和儿童，皮损表现为躯干、四肢广泛分布的红色或红褐色丘疹，上覆鳞屑，常无自觉症状，数周至数月内消退，遗留色素减退斑。但反复发作，持续数月至数年，呈复发缓解交替的病程。见图 89。

(2) 皮肤病理：角化不全、轻度界面皮炎、局灶角质形成细胞坏死和红细胞外溢。

【治疗原则】

(1) 小斑块型副银屑病和大斑块型副银屑病：包括局部外用糖皮质激素或钙调磷酸酶抑制剂、UVB 或 PUVA、口服抗组胺药等。大斑块型副银屑病进展为蕈样肉芽肿的风险较大，需密切随访，必要时重复皮肤活检病理检查。

(2) 急性痘疮样苔藓样糠疹和慢性苔藓样糠疹：包括外用糖皮质激素、煤焦油、口服红霉素或四环素、UVB 或 PUVA、口服甲氨蝶呤等。

六、玫瑰糠疹

本病病因不明，可能与病毒或细菌感染后产生的自身免疫反应有关。

【诊断标准】

(1) 皮疹始发于“前驱斑”或“母斑”，表现为单个圆形或椭圆形、边界清楚、粉红色或玫瑰色斑片，位于胸部、颈部或背部，直径 2～5cm，皮损从中央开始消退，遗留边缘领圈样脱屑。见图 90。

(2) 数日或 1～2 周后，在躯干和四肢近端分批出现类似母斑但更小的椭圆形皮损，皮损长轴与皮纹平行，在背部呈圣诞树样分布。通常无明显自觉症状或伴轻微瘙痒。少数病例可表现为水疱、脓疱、风团、紫癜样皮损及严重瘙痒。

(3) 病程呈自限性，一般 4～8 周自愈。

(4) 通常不复发。

【治疗原则】

(1) 抗组胺类以及维生素类药物口服。

(2) 外用炉甘石洗剂或皮质类固醇霜。

(3) 可用红斑量或亚红斑量紫外线照射。

(4) 皮损伴有紫癜、瘙痒显著或皮损泛发者可短期应用泼尼松，20～30mg/d，逐渐减量。

(5) 中药内服。

七、单纯糠疹

本病病因不明，可能与皮肤干燥、日晒等有关。见图 91。

【诊断标准】

(1) 儿童及青少年多见。

(2) 好发于面部，少数患者可在颈、躯干及肢体部位出现。

(3) 皮损表现为圆形、卵圆形不规则的斑疹或斑片，表面附有少量糠秕状鳞屑。早期皮损为淡红色，后期为色素减退斑，皮损数目多少不一。

(4) 皮损常在春季加重，深肤色个体中更明显，常无自觉症状，部分患者可有轻度的痒感。

(5) 病程慢性，色素减退可持续数月至数年，但最终会自愈。

【治疗原则】

无须治疗，或局部外用润肤剂。

八、毛发红糠疹

本病病因不明，可能与遗传、代谢、感染、内分泌功能障碍、神经功能失调等有关。

近期的研究显示 TNF－α、IL－23/Th17 轴可能在发病机制中起一定作用。

【诊断标准】

1. 临床表现

本病主要特征为角化过度的毛囊性丘疹、鳞屑性橘红色斑块和掌跖角化过度，分为 6 种亚型。

(1) 1 型(经典成人型)：见图 92。最常见，占 55%。皮损始于头面部，自上而下进展，数周至数月内播散至躯干、四肢。典型皮损为红色至橘红色角化过度的毛囊性丘疹和斑块，疹间可见正常皮岛，伴橘色掌跖角化过度。鳞屑细小呈糠状，可能继发红皮病。可伴有甲板粗糙、增厚、呈黄棕色、远端变脆易碎及甲下碎屑积聚。常合并浅表淋巴结肿大。约 80% 患者在 3 年内自行缓解。

(2) 2 型(非典型成人型)：无自上而下进展特点，突出特征为鱼鳞病样皮炎，以下肢为著。掌跖角化过度伴有粗糙的板层状鳞屑。预后较 1 型差，病情迁延不愈。

(3) 3 型(典型幼年型)：约占 10%。临床表现与 1 型类似，通常在 5～10 岁发病。也可继发红皮病。预后极好，多数患者 1 年后自行缓解。

(4) 4 型(幼年局限型)：占 25%。好发于青春期前儿童，表现为肘膝部边界清楚的红斑和毛囊角化过度，可能出现掌跖角化过度。病程呈复发－缓解交替。约 1/3 患者 3 年内自行缓解。

(5) 5 型(非典型幼年型)：占 5%。有家族遗传性，出生后几年内发病，表现为毛囊角化过度和全身性鱼鳞病样皮炎。

(6) 6 型(HIV 相关型)：见于 HIV 感染患者。皮损表现为广泛分布的红色毛囊性丘疹，伴明显角栓，甲和掌跖改变表现各异。常继发红皮病。可能合并聚合性痤疮、化脓性汗腺炎或小棘苔藓。

2. 组织病理

表皮银屑病样增生，在垂直和水平方向上交替出现角化过度和角化不全，称为棋盘征，毛囊角栓，毛囊肩部角化不全，棘层肥厚，真皮内轻度血管周围炎。

【治疗原则】

(1) 外用润肤剂、0.025%～0.1%维 A 酸软膏、10%尿素软膏等。

(2) 口服维 A 酸类，异维 A 酸 1mg/(kg·d)，或阿维 A 0.5mg/(kg·d)，3～6 个月内显效。

(3) 甲氨蝶呤，10～25mg 每周 1 次口服。

(4) 其他：生物制剂包括依那西普、英夫利西单抗、阿达木单抗、乌司奴单抗、司库奇尤单抗，均有文献报道可成功治疗毛发红糠疹，平均起效时间为 5 周，5 个月达最大改善。光疗包括 NB－UVB、PUVA 可单用或与阿维 A 联合。免疫抑制剂如环孢素、硫唑嘌呤等病例报告有效。

九、扁平苔藓

本病病因不明，可能与遗传、免疫、感染、药物等因素有关。其发病机制与细胞因子介导的 T 细胞免疫反应有关。

【诊断标准】

1. 临床表现

(1) 好发于腕、前臂、股内侧、踝部和股臀部，也可侵及躯干或泛发。见图 93。

(2) 皮损为针头至高粱米大，多角形或三角形扁平丘疹，紫色或紫红色，有蜡样光泽，边缘清楚，表面有细小白线组成的网状结构，称为 Wickham 纹。丘疹可散在或密集或融合成较大斑块；可见同形反应。消退后留色素沉着。

(3) 皮损有阵发性剧痒，但亦有无症状者。

(4) 口腔黏膜累及常见，多见于臼齿对面的颊黏膜，表现为针头大小、聚集或分散、环状或网状乳白色丘疹组成的斑片。唇损害可见糜烂、渗液、鳞屑。

(5) 甲常见纵嵴和表面粗糙不平，甲板变薄、分裂，匙形甲。严重时出现甲胬肉、甲床萎缩、甲板脱落等。

(6) 多数患者皮损常在 1～2 年内自发缓解，但黏膜、甲、毛发扁平苔藓病程更持久。

2. 组织病理

表皮角化过度，颗粒层增厚，基底细胞液化变性，真皮浅层淋巴细胞带状浸润，可见嗜酸性胶样小体(Civatte 小体)，色素失禁。直接免疫荧光检查提示真表皮交界处免疫球蛋白和补体染色阳性的胶样小体，以 IgM 为主。

诊断主要依靠皮损临床特点结合组织病理检查，需除外苔藓样药疹、慢性 GVHD 和其他丘疹鳞屑性疾病。

【治疗原则】

(1) 皮质类固醇外用；肥厚性斑块可做损害内注射。外用 0.025%～0.1%维 A 酸软膏、煤焦油制剂、水杨酸软膏。

(2) UVB 和光化学疗法治疗。

(3) 系统应用糖皮质激素、口服阿维 A。

(4) 其他：甲氨蝶呤、沙利度胺、羟氯喹、吗替麦考酚酯、环孢素等。

十、线状苔藓

本病为获得性、炎症性、自限性皮肤病，病因不明，可能与病毒感染、创伤、超敏反应等因素有关。

【诊断标准】

1. 临床表现

(1) 多见于儿童，也见于成人。

(2) 四肢最常受累，其次是躯干、臀部、面部和甲。

(3) 典型皮损为突发的红色、粉红色或肤色的扁平小丘疹，表面光滑或有鳞屑，沿 Blaschko 线呈线状或带状排列，通常单侧分布，双侧或多个病变带也有报道。见图 94。

(4) 通常无自觉症状。

(5) 炎症期平均持续 6 个月，随后自行消退，遗留色素减退或色素沉着，可持续数年。

2. 组织病理

活动期皮损组织病理提示真皮浅层淋巴细胞带状、苔藓样浸润，基底层局灶性液化变性。

诊断主要依靠典型临床表现，必要时完善皮肤活检病理进一步明确。鉴别诊断包括炎性线状疣状表皮痣、线状皮肤型红斑狼疮、线状硬斑病、线状扁平苔藓等。

【治疗原则】

通常无须治疗，也可外用糖皮质激素、钙调磷酸酶抑制剂等对症治疗。

十一、光泽苔藓

本病病因不明，是否属于扁平苔藓的一种变异型仍有争议。典型皮损表现为多个细小、孤立的肤色丘疹，常大面积群集分布，组织学改变具有特征性。

【诊断标准】

1. 临床表现

(1) 多见于儿童或年轻人，好发于上肢屈侧、手背、阴茎、龟头、下腹部、胸部、大腿内侧和肩胛部等。

(2) 皮损大小一致，针头至粟粒大小的丘疹，圆形或多角形，肤色或淡红色，顶部扁平，表面有光泽。个别皮疹顶部有脐样小凹。见图 95。

(3) 皮疹密集成片，相互之间不发生融合，也可以排列成线状。常不对称分布。

(4) 无自觉症状。

(5) 可自然消退，但可复发。

2. 组织病理

真皮乳头部局限性浸润灶，以淋巴细胞和上皮样细胞为主，偶见朗格汉斯巨细胞，两侧表皮突延伸环抱浸润灶呈“抱球状”，上方表皮萎缩，颗粒层变薄，基底层液化变性。

诊断主要依靠典型皮损结合特征性组织病理改变。鉴别诊断包括扁平苔藓、线状苔藓、小棘苔藓、扁平疣、摩擦性苔藓样皮炎等。

【治疗原则】

(1) 病程自限，多无需治疗。

(2) 瘙痒明显时可外用糖皮质激素、口服抗组胺药。

(3) 文献报道皮损泛发者采用 NB－UVB、PUVA 或口服阿维 A 有效。

十二、小棘苔藓

本病病因不明，可能与特应性体质、感染和遗传等因素有关。

【诊断标准】

(1) 最常见于儿童和青少年，好发于颈部、四肢伸侧、腹部和臀部。

(2) 皮损常成批突然出现，一周内增大并稳定。表现为针头大小毛囊性丘疹，肤色或淡红色，顶部有一根丝状干燥的角质小棘突起，质地坚硬。皮疹密集成片，但不融合。

(3) 无自觉症状。

(4) 可自然消退，可复发。

【治疗原则】

维生素 A、维生素 E 口服或维 A 酸软膏、水杨酸软膏、尿素霜外用。有报道果酸换肤有效。

十三、红皮病

红皮病又称“剥脱性皮炎”，表现为≥90%体表面积的弥漫性红斑和脱屑。引起红皮病的原因很复杂，常见原因包括以下四类。

(1) 既往的炎症性皮肤病加重　最常见为银屑病和特应性皮炎。银屑病患者诱发红皮病的因素包括突然停用系统糖皮质激素或免疫抑制剂、感染等。

(2) 药物过敏　为引起红皮病的第二常见原因，占20%。常见药物包括青霉素类、磺胺类、卡马西平、苯妥英和别嘌醇。

(3) 特发性　约30%的病例不能明确病因，称为特发性红皮病。

(4) 其他少见原因　包括皮肤T细胞淋巴瘤、血液系统肿瘤或其他恶性肿瘤、自身免疫性大疱病、结缔组织病及感染等。

【诊断标准】

(1) 皮肤弥漫性潮红、浸润、肿胀、脱屑，累及90%以上体表面积。见图96。急性期颜色鲜红、水肿渗出较为明显；慢性期颜色暗红，以浸润为主，脱屑较著。掌、跖部位的鳞屑大片脱落，如手套、袜子状。

(2) 指(趾)甲可有萎缩、浑浊、凹陷、纵嵴和反翘等，亦可引起甲脱落。掌跖角化最常与毛发红糠疹相关，也可见于Sézary综合征。可能出现休止期脱发、睑缘炎、睑外翻。

(3) 皮肤外表现　红皮病患者常伴畏寒、乏力、不适、发热或低体温，常伴浅表淋巴结和/或肝脾肿大。淋巴结活检通常提示良性反应性增生，但皮肤T细胞淋巴瘤患者可能据此确诊淋巴瘤。红皮病患者可能继发感染，水、电解质紊乱，高输出量心力衰竭等并发症而导致死亡。

(4) 实验室检查　包括白细胞增多、贫血、血沉增快等非特异性改变，DRESS患者常有显著的嗜酸性粒细胞增多，Sézary综合征患者外周血涂片可见具有脑形核的异型淋巴细胞。

【治疗原则】

(1) 一般治疗原则　包括对症止痒，维持水、电解质平衡，营养支持，预防和治疗感染等。

(2) 针对病因的治疗　药物所致红皮病需立即停用可疑致敏药物，同时系统应用中/高剂量糖皮质激素治疗；红皮病型银屑病视病情轻重可应用阿维A、甲氨蝶呤、环孢素或生物制剂治疗；皮炎湿疹所致红皮病在强化局部治疗的基础上可酌情联合系统糖皮质激素或免疫抑制剂治疗；皮肤T细胞淋巴瘤可采用PUVA、口服阿维A和/或干扰素治疗。

第十一章　大疱与疱疹性皮病

一、天疱疮

本病是一组累及皮肤及黏膜的自身免疫性大疱性皮肤病，病因不明，可能与药物、感染和遗传因素有关。患者体内形成的自身抗体主要是 IgG，特异性沉积在表皮棘细胞间，通过直接作用、纤溶酶原活化、补体参与等作用，破坏棘细胞之间的连接蛋白，特别是桥粒芯蛋白(主要为 Dsg1 和 Dsg3)，从而使细胞间的黏附丧失，引起水疱。见图 97。

【诊断标准】

1. 临床表现

(1) 多发生在中年。

(2) 在正常皮肤或黏膜红斑基础上出现糜烂或大疱，疱壁松弛，容易破溃结痂，尼氏征(Nikolsky sign)阳性，皮损愈合后不留瘢痕。

(3) 可累及全身各部位，以躯干、头面部与四肢近端为突出，也可以累及口、鼻、眼、外生殖器、肛门等部位。

(4) 自觉皮损部位瘙痒、灼痛，可伴有发热、不适等全身症状。

(5) 病情迁延。

2. 辅助检查

(1) 组织病理学检查　表皮棘细胞间形成裂隙与大疱，大疱内见棘层松解细胞及少量嗜酸性粒细胞。

(2) 直接免疫荧光检查　早期皮损棘细胞间可见补体和免疫球蛋白沉积，主要是 IgG，少数为 IgM 和 IgA。

(3) 间接免疫荧光检查　大部分活动期患者血液循环中可检测到免疫球蛋白，主要是 IgG，抗体的滴度与病情活动的严重程度常成比例。

(4) 血清抗体检查　血清中检测到 Dsg 抗体，包括 Dsg－1 和 Dsg－3。

【治疗原则】

(1) 糖皮质激素　根据病情的严重程度选择剂量，泼尼松口服或注射，分为初始阶段和维持阶段。病情轻者泼尼松初始剂量为 0.5mg/(kg·d)；中度者为 1.0mg/(kg·d)；重度者为 1.5mg/(kg·d)。病情重、口服泼尼松不能获得满意控制者，可用甲泼尼龙 500 或 1000mg 静脉冲击疗法，连续 3 天；如疗效不佳，可再次冲击，病情控制后过渡到维持剂量。维持阶段是指病情控制后开始减量并最终低剂量维持治疗，减量速度需先快后慢，泼尼松初始剂量为 60～90mg/d 时，建议每 1～2 周减少 20%；初始剂量为 40～60mg/d 时，每 1～2 周减少 10mg；初始为 20～40mg/d 者，每月减少 5mg；达 20mg/d 后，每 3 个月减 5mg，直至减至 0.2mg/(kg·d)或 10mg/d 长期维持。减量过程中若有新发水疱，首先外用强效激素，如 1 周内不能控制，将剂量返回至减量前剂量。常用的药物包括泼尼松、泼尼松龙、氢化可的松等口服或静脉注射制剂。

(2) 局部治疗　清洁皮肤创面，可使用 1:8000 高锰酸钾溶液浸泡，外涂新霉素软膏等，防止皮肤继发感染。保护口腔、眼睛、外阴等黏膜，防治感染。同时，可局部应用外用糖皮质激素、钙调磷酸酶抑制剂等。

(3) 并发症的治疗　主要为使用大剂量激素引起的并发症，包括感染、糖尿病、高血压等。

(4) 必要时联合应用免疫抑制药物包括霉酚酸酯、环磷酰胺、甲氨蝶呤、硫唑嘌呤、雷公藤多苷。应用免疫抑制药物期间特别注意各种药物的不良反应。

使用免疫抑制剂的指征如下。

①单独使用较大剂量的糖皮质激素不能够控制病情，增加剂量受限。

②存在长时间应用大剂量使用激素的禁忌证，如无法控制的严重感染、严重的糖尿病、高血压等。

③使用激素病情得到控制，但是需要维持很高剂量方可以控制病情，减量困难。

(5) 其他治疗　足量的激素或激素联合疗法治疗失败的天疱疮，可给予静脉注射免疫球蛋白。对于难治性天疱疮还可以选择利妥昔单抗、血浆置换、免疫吸附和造血干细胞移植。

(6) 支持治疗　包括补充钙、钾等电解质，纠正水、电解质紊乱。补充蛋白、维生素及热量，必要时静脉补充白蛋白。

(7) 病情控制后定期随诊，调整药物剂量，及时控制合并症与并发症。

二、大疱性类天疱疮

本病是一种获得性自身免疫性表皮下大疱性皮肤病，病因不明，可能与药物、感染和遗传等因素有关。机体免疫细胞激活产生抗皮肤或黏膜半桥粒蛋白(主要为BP180及BP230两种)的自身抗体，形成抗原抗体复合物激活补体，由此产生介质释放、细胞趋化、细胞溶酶体酶释放等一系列炎症反应，破坏基底膜中连接表皮与真皮的结构，继而引起表皮下水疱形成。见图98。

【诊断标准】

1. 临床表现

(1) 多发生在老年患者。

(2) 皮损主要分布在四肢、腋下、腰部、下腹部等处，严重时可以泛发全身，并累及口、鼻部位黏膜。

(3) 在正常皮肤黏膜或红斑基础上出现大疱，疱壁紧张，尼氏征阴性。也有患者仅表现为皮肤水肿性红斑。

(4) 部分患者自觉皮损部位瘙痒，个别人伴有发热、不适等全身症状。

(5) 病情迁延。

2. 辅助检查

(1) 组织病理学检查　表皮下大疱形成，疱内以嗜酸性粒细胞为主炎症细胞浸润，部分以中性粒细胞为主。

(2) 直接免疫荧光检查　IgG或C3沿皮肤基底膜带沉积。个别患者有IgM、IgA、IgE和IgD线状沉积。

(3) 间接免疫荧光检查　部分患者循环中检测到抗基底膜IgG抗体，少数患者为IgA。

(4) 血清抗体检查　血清中检测到BP180及BP230抗体，且与疾病严重程度具有相关性。

【治疗原则】

(1) 糖皮质激素　对于泛发性大疱性类天疱疮，泼尼松初始剂量为 0.5mg/(kg·d)，治疗 7 天后，如病情未得到明显控制，可加量至 0.75mg/(kg·d)，如 1～3 周后，病情仍得不到控制，继续加量至 1mg/(kg·d)。不建议继续增加激素剂量，因为会增加不良反应而不增加疗效。一旦水疱大疱得到控制，持续治疗 2 周后开始减量。激素为 1mg/(kg·d)时，按每周减 5mg，至每天 30mg 时，4 周减 5mg，至每天 10mg 时，3 个月减 2.5mg，至每天 2.5mg 时，采用隔日服 5mg，3 个月后减为每周服 5mg，3 个月后停药，总疗程 2 年左右。

(2) 免疫抑制药物　若病情较重，糖皮质激素疗效不满意或存在应用禁忌，可早期联合免疫抑制药物治疗。参见“天疱疮”节。

(3) 局部治疗　参见“天疱疮”节。

(4) 并发症的治疗　参见“天疱疮”节。

(5) 其他治疗　参见“天疱疮”节。

三、瘢痕性类天疱疮

本病病因不明，黏膜受累为主，有形成瘢痕的倾向。

【诊断标准】

1. 临床表现

(1) 鼻腔、眼结膜、咽喉、尿道口、阴道与肛门等处黏膜受累。

(2) 黏膜出现红斑、糜烂，继而形成瘢痕。

(3) 发生在眼结膜的损害可以引起失明，其他部位的损害可以引起阴道、尿道口狭窄等。

(4) 部分患者发生的皮肤损害类似类天疱疮。

(5) 多年迁延不愈。

2. 实验室检查

组织病理学检查与直接免疫荧光检查：类似类天疱疮。

【治疗原则】

(1) 氨苯砜　是控制口腔和黏膜损害的一线治疗，100～150mg/d，分 2～3 次口服。

(2) 联合治疗　对氨苯砜不敏感的患者仅使用糖皮质激素是不够的。对于严重的复发性和顽固性病例可能需要多种药物联合治疗，如免疫抑制剂(环磷酰胺、硫唑嘌呤、甲氨蝶呤等)、抗生素(米诺环素)、生物制剂(依那西普、利妥昔单抗)、静脉输注丙种球蛋白、血浆置换等。

(3) 局部治疗　可选择激素外用或黏膜下注射等。

(4) 稳定期手术解除狭窄。

四、疱疹样皮炎

本病病因不明，可能与谷胶过敏、遗传、病毒感染、口服避孕药等因素有关。

【诊断标准】

1. 临床表现

(1) 多发生于青年男性。

(2) 好发于肩背部、臀部、四肢近端伸侧，对称分布，严重时发展到全身。很少发生黏膜累及。

(3) 皮损表现为红斑、风团、丘疹、丘疱疹或水疱，呈环状、半环状等排列，尼氏征阴性。

(4) 搔抓使水疱破裂、水疱感染使疱液呈脓性、结痂或苔藓化等“湿疹”样外观。皮损消退后常留色素沉着。

(5) 皮肤瘙痒严重，可伴有全身不适、发热等症状。

(6) 部分患者对碘剂、谷胶过敏，停谷胶食物后病情缓解。

(7) 病情呈反复发作和缓解交替出现。

2. 实验室检查

(1) 组织病理　表皮下水疱，真皮乳头顶部可见中性粒细胞聚集呈小脓疡。

(2) 直接免疫荧光检查　皮损周围正常皮肤真皮乳头内基底膜带 IgA 颗粒状沉积、C3 沉积，偶见 IgM 或 IgG 的沉积。

(3) 部分患者血清中存在抗表皮基底膜带 IgA 抗体。

【治疗原则】

(1) 氨苯砜　100～150mg/d，分 2～3 次口服。儿童为 0.5mg/(kg·d)。

(2) 磺胺吡啶　不能耐受氨苯砜的患者可选用磺胺吡啶。初始剂量为 500mg，每日 3 次。逐渐增量至 2g，每日 3 次。

(3) 皮质类固醇激素　对氨苯砜不敏感者也可用较小剂量激素治疗，每日 20～40mg。

(4) 抗组胺药物　有止痒、抗炎症等作用，采取联合给药方法。

(5) 外用皮质类固醇激素制剂、1%酚炉甘石洗剂或抗生素药膏等。

(6) 避免食用含谷胶的谷类食品以及含有碘和溴剂的食品。

五、线状 IgA 大疱性皮病

线状 IgA 大疱性皮病(LABD)是一种免疫介导的表皮下疱病。

【诊断标准】

1. 临床表现

(1) 儿童和成人均可发病。

(2) 皮损特点为在正常皮肤或红斑上出现水疱，呈环状或弧形排列，多发于躯干及四肢，皮疹可有多形性。自觉瘙痒。

(3) 可累及黏膜。

(4) 大部分患者经过数年病情可自然缓解。

2. 实验室检查

(1) 组织病理　表皮下水疱，真皮乳头内中性粒细胞浸润，可见少量嗜酸性粒细胞。

(2) 免疫荧光　直接免疫荧光示基底膜带线状 IgA 沉积以及 C3 沉积。少数患者存在循环 IgA 自身抗体。

【治疗原则】

(1) 氨苯砜 50mg，每天 3 次，病情控制后减量维持。

(2) 磺胺吡啶　1.5～2g/d。

(3) 必要时可用皮质类固醇激素。一般不超过 40mg/d。

六、疱疹样脓疱病

疱疹样脓疱病可能是发生在妊娠期的脓疱型银屑病的一种类型。病因尚不清楚，可能因素有感染、妊娠毒素以及内分泌紊乱等。

【诊断标准】

1. 临床表现

(1) 多见于妊娠中期，中年怀孕妇女多见。

(2) 好发于腹股沟、腋下、乳房下、脐周等处。可累及黏膜。

(3) 皮损为红斑基础上出现群集的脓疱，针头或绿豆大小，周边出现新的皮损，向外周扩展形成环状；脓疱融合形成脓湖；数日后干燥结痂；成批反复发生；自觉瘙痒、烧灼感。

(4) 伴有高热、呕吐等症状，严重者发生昏迷、谵妄等中毒症状。

(5) 孕妇易发生流产、死胎。

2. 实验室检查

(1) 血液、脓疱液培养无菌生长。可有低血钙。

(2) 组织病理　表皮内形成海绵状脓疱(Kogoj 脓疡)。

【治疗原则】

(1) 皮质类固醇激素　病情严重者每日泼尼松 30～60mg/d 静脉滴注，病情控制后减量。

(2) 其他治疗　IVIG、依那西普、环孢素 A 也可应用。

(3) 必要时终止妊娠。

(4) 对症支持治疗　营养支持，维持水、电解质平衡，外用保湿霜等。

七、角层下脓疱病

本病病因尚不明确，可能因素有感染、精神创伤、代谢紊乱、内分泌异常等。见图 99。

【诊断标准】

1. 临床表现

(1) 多见于中年妇女。

(2) 皮损为针头大小或绿豆大小的脓疱，周围有红晕，向外周环状扩大。数日后水疱吸收干燥，形成浅表结痂与鳞屑，消退后遗留色素沉着。反复成批发生。

(3) 好发于腹股沟、腋下、躯干与四肢屈侧面处。

(4) 一般无全身症状或体征，皮损部位有瘙痒或灼热感。

(5) 病程长，反复迁延反复发作，但是对全身健康无严重影响。

2. 实验室检查

(1) 血液、脓疱液细菌培养无菌生长。

(2) 组织病理　角层下脓疱形成，疱内主要为中性粒细胞。

【治疗原则】

(1) 氨苯砜　100～150mg/d，分 2～3 次口服。

(2) 磺胺类药物　长效磺胺或磺胺吡啶口服。

(3) 皮质类固醇激素　对上述治疗无效且病情复发频繁者，每日 30～60mg，病情控制后减量。

(4) 也可口服阿维 A、雷公藤多苷。

(5) NB-UVB 治疗。

第十二章　血管性皮肤病

一、变应性皮肤血管炎

本病是一种由Ⅲ型变态反应引起的皮肤小血管炎，又称“白细胞碎裂性血管炎”。病因复杂，与细菌感染(主要是链球菌、金黄色葡萄球菌、结核杆菌)、病毒感染(如肝炎病毒、单纯疱疹病毒、流感病毒等)、药物或化学物品、食物等有关。见图 100。

【诊断标准】

1. 临床表现

(1) 好发于青、中年。

(2) 多为急性发病，发病前经常有上呼吸道感染、劳累等诱发因素。

(3) 皮损多见于下肢和足踝部，也可以发生在其他部位。

(4) 皮损表现多形，出现红斑、丘疹、风团、紫癜、结节、坏死、结痂、溃疡等。溃疡愈合后遗留萎缩性瘢痕与色素沉着。可反复成批发生，多种损害同时存在。以可触及性紫癜为其特征。

(5) 皮肤损害症状不明显，自觉瘙痒、烧灼感等，可伴有发热、不适、关节痛等症状。

(6) 病情严重时可累及各脏器，如关节、肾脏、胃肠、神经系统等，出现腰痛、关节痛、腹痛、便血、胸腔积液等。

(7) 可单独发生，也可合并其他自身免疫性疾病，如系统性红斑狼疮、类风湿关节炎、干燥综合征等。

2. 实验室检查

(1) 红细胞沉降率加快，外周血中性粒细胞升高；可出现蛋白尿、血尿与管型尿；血小板计数一般正常，急性期可以暂时下降等。

(2) 组织病理　真皮浅层的毛细血管炎和后小静脉炎，管壁纤维素样变性，周围有中性粒细胞浸润，有核碎裂、红细胞外溢等现象。

【治疗原则】

(1) 注意休息。查找并避免各种诱发因素。

(2) 皮疹广泛且发作频繁的患者可予非激素治疗，包括抗组胺药物、氨苯砜 50～150mg/d。也可口服雷公藤多苷每次 20mg，每日 3 次。

(3) 具有系统损害的患者或者皮肤损害发生广泛者使用皮质类固醇治疗，如泼尼松口服或静脉滴注 40～60mg/d。

(4) 可合并使用免疫抑制药物，包括环磷酰胺、甲氨蝶呤、硫唑嘌呤等。

(5) 病情控制后定期随诊，调整药物剂量。

二、过敏性紫癜

本病又名“Henoch-Schonlein 紫癜”，是系统性 IgA 免疫复合物介导的白细胞破碎性血管炎，临床特征主要为皮肤非血小板减少性紫癜、关节炎或关节痛、腹痛、胃肠道出血及肾炎，可能是由于细菌（溶血性链球菌）、病毒感染或食物、药物等引起的Ⅲ型变态反应。见图 101。

【诊断标准】

1. 临床表现

(1) 好发于儿童和青少年。

(2) 多数患者起病前有上呼吸道感染、咽痛与全身不适等症状或者有服用药物、特殊食物等病史。

(3) 皮损多见于下肢和足踝部的伸侧，个别患者可发展到全身。

(4) 皮损表现为出血性瘀点、瘀斑，可相互融合。皮疹在 5～7 天颜色变淡、逐渐消退，但可以反复发生。儿童患者亦可出现紫癜、水疱、坏死或风团等损害。

(5) 少数患者伴有发热、头痛、关节痛等症状或者出现肘、膝等关节肿痛。

(6) 少数患者出现程度不等腹痛、腹泻、呕吐等症状，甚至出现便血等消化道出血症状。严重腹痛可能被误诊为急腹症。

(7) 少数患者出现血尿、蛋白尿或管型尿，个别病情严重者可发展成肾衰竭。

2. 实验室检查

(1) 组织病理　真皮浅层毛细血管和细小血管出现白细胞碎裂性血管炎改变。

(2) 直接免疫荧光　血管壁 IgA、C3 或纤维素沉积。

【治疗原则】

(1) 支持治疗　查找和去除病因，如感染、药物、食物，避免过度劳累等。

(2) 服用抗组胺药、维生素 C、安络血、芦丁等。

(3) 糖皮质激素可抑制发热及关节炎。

(4) 若有肾脏病变，需加用泼尼松 1～2mg/(kg·d)。测 24 小时尿蛋白定量、肌酐等，必要时行肾脏活检明确肾脏病变类型。发生肾型、腹型等病情严重的病例，激素联合雷公藤多苷、环磷酰胺等免疫抑制剂治疗。

(5) 大便有潜血、腹部症状明显时，口服云南白药或 1g 止血敏加入 5%葡萄糖氯化钠注射液静脉滴注；同时加用 H2 抗组胺药，如西米替丁、雷尼替丁。必要时行胃镜检查，以明确胃部出血情况。若病变严重，早期需禁食或给予流食，同时给予止血及静脉营养等治疗。

(6) IVIG　用于糖皮质激素治疗不佳或重症的患者。

(7) 外用炉甘石洗剂等。

(8) 中医中药治疗　血热者宜凉血止血，血气不足者以益血摄血为主。

三、急性发热性嗜中性皮病

本病又称“Sweet 综合征”。发病原因不明，可能与感染、药物有关。少数患者可能合并系统性疾病及恶性肿瘤。临床上分为四种类型：经典型、肿瘤相关型、药物相关型以及妊娠相关型。见图 102。

【诊断标准】

1. 临床表现

(1) 中年女性多见。

(2) 好发生于面颊部、颈侧、项部、上胸背部、手背部以及四肢伸侧等处。

（3）多为急性发病。皮损为水肿性隆起的斑块与结节，颜色鲜红或紫红，边界清楚。皮损很快增大，周边形成假性水疱或脓疱。较陈旧的皮损出现结痂与鳞屑，外观环形或半环形。

（4）皮损部位自觉疼痛、灼热感。患者多伴有发热、不适、关节痛、肌肉痛等症状。少数患者有眼结合膜炎、浅表巩膜炎、口腔溃疡等。

（5）皮损持续3～6周可自行消退。

（6）可合并上呼吸道感染、结肠炎症性疾病、肺炎、白塞病、血液系统肿瘤、实体瘤等。

2. 实验室检查

（1）外周血白细胞计数增高，中性粒细胞数升高，可有红细胞沉降率加快。

（2）组织病理　真皮乳头层水肿，中性粒细胞浸润，可有核碎裂。血管炎改变不明显。

【治疗原则】

（1）患者对皮质类固醇反应敏感，口服泼尼松30～60mg/d，控制病情后逐渐减少剂量至停药。

（2）氨苯砜　每次50mg，每日2～3次。

（3）雷公藤多苷　每次20mg，每日3次。

（4）10%碘化钾　每次5～10ml，每日3次。

（5）皮损的局部治疗　主要在于防止皮损发生继发性感染。

（6）其他治疗　可加用IVIG治疗。非甾体类抗炎药可缓解关节及肌肉疼痛症状。

（7）治疗合并症。

四、荨麻疹性血管炎

荨麻疹性血管炎可分为伴有低补体血症和不伴低补体血症两型。病因不明，可能与病毒、细菌或真菌感染以及碘过敏有关。见图103。

【诊断标准】

1. 临床表现

（1）好发于中年女性。

（2）起病前常有发热等症状。

（3）皮损为水肿性红斑及风团，持续时间超过24小时，甚至数天不消退。消退后可遗留一过性色素沉着。

（4）自觉瘙痒、灼热感或刺痛。

（5）可伴关节痛、血管性水肿、腹痛或胸痛等症状。

（6）部分患者合并内脏疾病，包括γ球蛋白血症、系统性红斑狼疮、干燥综合征、肝炎等。

2. 实验室检查

组织病理表现为皮肤白细胞碎裂性血管炎或淋巴细胞为主性血管炎。

【治疗原则】

（1）病情轻者可予抗组胺药物、钙剂、维生素等。

（2）具有全身症状者可使用小剂量皮质类固醇治疗，口服泼尼松30mg/d，控制病情后减量；也可口服氨苯砜，每次50mg，每日2～3次。

(3) 合并其他自身免疫性疾病或其他疾病者，治疗原发病。

五、持久性隆起性红斑

本病是一种纤维化性白细胞碎裂性血管炎。病因不清，目前认为本病与免疫复合物沉积在血管管壁，激活补体，导致中性粒细胞的趋化和血管的损伤有关。

【诊断标准】

1. 临床表现

(1) 皮损好发生于肘、膝、手、足等关节部位，常对称分布。

(2) 初发的皮损为小丘疹与结节，逐渐扩大、融合，形成紫红色或褐红色的斑块，边界清楚，质地坚实，表面光滑。个别患者皮损可发生水疱与破溃。

(3) 皮损有疼痛、灼热感或瘙痒。一般无全身症状。

(4) 皮损持续数月、数年不消退。

(5) 少数患者合并慢性上呼吸道感染、高球蛋白血症等疾病。

2. 实验室检查

组织病理示真皮内血管周围混合性细胞浸润，包括中性粒细胞、嗜酸性粒细胞、组织细胞、浆细胞、淋巴细胞等。

【治疗原则】

(1) 氨苯砜　每次 50mg，每日 2～3 次。

(2) 雷公藤多苷有效。

(3) 外用皮质类固醇制剂。

六、白塞病

白塞病又称“眼口生殖器综合征”，可能与中性粒细胞功能亢进、遗传(眼型、关节型、皮肤黏膜型白塞病分别与 HLA－B5、HLA－B27、HLA－B12 正相关)、自身免疫等相关。见图 104、图 105。

【诊断标准】

1. 临床表现

(1) 外生殖器溃疡单发或多发，伴疼痛，易反复发作。其他常见的皮损有结节性红斑、痤疮、毛囊炎。

(2) 口腔溃疡主要发生在颊黏膜、舌部，亦可累及咽、硬腭、扁桃体、喉、鼻腔和食管。

(3) 眼部病变常见为虹膜炎、视网膜血管炎。

(4) 可有骨关节或内脏受累表现，如胃肠道、心血管、肺、神经系统等。

(5) 40%～70%的患者皮肤针刺同形反应阳性。

2. 实验室检查

组织病理示大小血管均可受累。不同部位和病期的皮肤活检显示白细胞碎裂性血管炎、淋巴细胞血管炎、肉芽肿性血管炎。

【治疗原则】

(1) 沙利度胺　对生殖器及口腔溃疡效果较好，要注意其副作用。

(2) 免疫调节剂　如转移因子、左旋咪唑等。

(3) 皮质类固醇　适用于严重病例或有内脏损害者。

(4) 对症治疗　局部外用糖皮质激素及预防感染。

七、淤积性皮炎

淤积性皮炎是由静脉壁退化、静脉瓣膜功能不全、长期站立和深静脉内血栓形成等，导致静脉压增高、静脉的回流障碍与淤积，从而引起静脉炎，进而发生静脉周围炎和皮炎。见图 106。

【诊断标准】

(1) 好发于足踝部、下肢。

(2) 皮损为暗紫红色斑片、苔藓化。因为搔抓等刺激使皮损激化，出现丘疹和丘疱疹以及渗出、结痂等急性损害，并迅速向外扩大。反复急性发作与缓解交替出现。

(3) 色素沉着明显。

(4) 可见小腿浅静脉曲张与功能不全，部分患者发生淤积性皮肤溃疡。

【治疗原则】

(1) 避免长期采取站立位或坐位，白天使用弹力绷带。必要时卧床休息，抬高患肢。

(2) 急性期用 3%硼酸溶液湿敷，亦可用生理盐水或 0.5%醋酸铝溶液加压湿敷。湿敷间歇外用含有抗生素与激素的乳剂促进皮炎消退。

(3) 慢性期使用保护性乳膏与止痒药物，防止水肿发生与皮炎复发。

(4) 应用改善微循环药物如迈之灵及多磺酸黏多糖乳膏。

(5) 血管外科会诊积极治疗静脉疾病。

八、色素性紫癜性皮肤病

色素性紫癜性皮肤病是一组以紫癜、色素沉着为特点的皮肤病。临床上包括 3 种类型：进行性色素性紫癜样皮肤病(Schamberg 病)(图 107)、色素性紫癜性苔藓样皮炎(Gougerot 病)、毛细血管扩张性环状紫癜(Majocchi 病)。

【诊断标准】

(1) 共同临床特点　好发于下肢尤以小腿多见，对称发生。皮疹为针尖到米粒大小出血点，密集成片。棕色到褐色色素沉着。一般无自觉症状，病程慢性。

(2) 色素性紫癜样皮炎除有紫癜及色素沉着外，还有苔藓样斑片损害，表面有鳞屑，自觉瘙痒。

(3) 毛细血管扩张性环状紫癜损害呈环形，有毛细血管扩张。

【治疗原则】

(1) 维生素 C、维生素 K、芦丁口服有效。局部瘙痒可外用皮质类固醇霜。

(2) 维生素 C、复合维生素 B、维生素 E、维生素 P 等口服。

(3) 合并感染根据细菌培养和药物敏感实验结果选用相应的抗生素。

(4) 中医中药治疗　根据下肢静脉淤积综合征在不同时期的征象，分别采取活血化瘀、清热利湿、活血通络等辨证施治。复方丹参口服或静脉滴注。

九、硬红斑

硬红斑又称 Bazin 病、硬结性皮肤结核，是一种机体对结核杆菌产生免疫反应的结核疹，本质可能是一种结核性血管炎。见图 108。

【诊断标准】

1. 临床表现

(1) 好发于小腿屈侧。

(2) 多见于中年女性。

(3) 皮损为 1～2cm 直径大小的暗红色硬结，压痛明显。结节可自行消退，也可破溃形成边缘不整的深溃疡，排出淡黄色带有干酪样物质的稀脓液，愈后留萎缩性瘢痕。

(4) 病程呈慢性经过，反复发作。

(5) 患者可有肺结核或其他结核病灶。

2. 实验室检查

组织病理示血管炎改变以及小叶性脂膜炎，常可见结核性肉芽肿改变，真皮深层和皮下组织有明显的血管炎改变，血管内皮细胞肿胀、变性或增生，血栓形成，管腔闭塞，浸润灶内有明显的干酪样坏死。

【治疗原则】

寻找及处理体内结核病灶。单用抗结核药对皮损效果不明显，可同时口服或外用皮质类固醇制剂。

十、结节性红斑

本病可能与链球菌感染有关，其他有关因素有结核杆菌、病毒、真菌感染，药物，自身免疫因素等。见图 109、图 110。

【诊断标准】

1. 临床表现

(1) 好发于中青年女性。

(2) 多数患者起病前有轻度发热、全身不适、关节痛等症状。

(3) 皮损多见于小腿伸侧，为对称性红斑、结节，表面红色，数日后逐渐转暗红色、消退，不发生破溃。

(4) 自觉疼痛。

(5) 易反复发生。

(6) 慢性结节性红斑，是指发生于妇女小腿伸侧的损害，为孤立或多个真皮深部或皮下结节，一般无症状。病程可持续数年。

2. 实验室检查

组织病理：急性期，脂肪小叶纤维间隔散在淋巴细胞和数量不等的中性粒细胞浸润，真皮中下部也可受累；陈旧损害中，淋巴细胞、组织细胞浸润占优势。

【治疗原则】

(1) 查找和去除病因，如感染、药物、食物，避免过度劳累等。

(2) 5%碘化钾每次 10～20ml，每日 3 次。

(3) 抗生素治疗。

(4) 可给予阿司匹林、消炎痛、维生素 C、钙剂、复方甘草酸苷等。

(5) 病情严重者可口服皮质类固醇，如泼尼松 20～40mg/d，控制病情逐渐减量。

(6) 中医中药治疗。

十一、坏疽性脓皮病

本病的发病原因不清楚，可能与外伤、感染等因素有关，也可能是全身疾病的一种皮肤表现。见图 111。

【诊断标准】

1. 临床表现

(1) 可发生在任何年龄，以 30～50 岁多见，女性较多。

(2) 好发于四肢伸侧、臀部、躯干。

(3) 正常皮肤或红斑上出现炎症性丘疹、水疱或脓疱，皮损中央很快破溃形成溃疡，向周围扩大，溃疡与正常皮肤的境界清楚，形成堤状隆起、紫红的水肿边缘。周围可有多发性的卫星病灶，相互融合成更大的溃疡灶。溃疡愈合后可遗留筛状瘢痕。

(4) 病情活动期，皮损有明显的疼痛症状。部分患者可因外伤或摄入碘诱发病情加重。

(5) 可合并溃疡性结肠炎、白血病、多发性骨髓瘤、病毒性肝炎等系统性疾病。

2. 实验室检查

组织病理：通常表现为非特异性溃疡伴脓肿形成，邻近的真皮有急性和慢性炎症。部分表现为急性坏死性血管炎。浅表性肉芽肿性脓皮病特征性地表现为真皮浅层的炎症细胞浸润带。

【治疗原则】

(1) 病情较轻微的患者可使用柳氮磺胺吡啶、氨苯砜(50～150mg/d)或雷公藤多苷(每次 20mg，每日 3 次)等。

(2) 皮质类固醇　初始剂量泼尼松 1mg/(kg·d)口服。如果病情进展迅速，可给予大剂量静脉滴注或冲击治疗。病情得到控制后减量，维持数月后逐渐减量至停药。

(3) 可合并应用免疫抑制药物，常用环磷酰胺(每次 200mg 静脉滴注，每周 3 次)，也可选用硫唑嘌呤、环孢素 A。

(4) 对糖皮质激素和环孢素治疗抵抗的患者可给予生物制剂如英夫利昔单抗、依那西普、阿达木单抗治疗。此外，可以联用 IVIG 治疗。

(5) 抗生素如四环素，每次 0.5mg，每日 4 次。

(6) 清洁创面，治疗与防止继发感染。清除坏死组织需谨慎，避免造成溃疡扩大。

(7) 合并症的对症治疗。

第十三章　非感染性肉芽肿病

一、皮肤结节病

结节病是一种可累及多系统的无干酪样坏死的上皮样细胞肉芽肿性疾病，临床表现呈多样性，以肺、淋巴结和皮肤侵犯最常见。见图 112。

结节病的病因及发病机制尚未完全阐明，基因易感性、感染、免疫等多种因素可能参与本病的发生可，病变组织中 T 细胞和单核巨噬细胞增多。

【诊断标准】

1. 临床表现

(1) 本病可发生于任何年龄，常发生于 25～45 岁，女性略多于男性。

(2) 多起病隐匿，病程缓慢，无自觉症状。

(3) 好发于面部和四肢伸侧。

(4) 皮疹表现多样，最常表现为半球形小结节，针尖到豌豆大小，数目多少不等，常融合成片状或环状，中间皮疹消退形成萎缩瘢痕；亦可见结节、斑块、溃疡、疤痕等。可分为丘疹型、结节性红斑型、环状型、色素减退型、冻疮样狼疮型、溃疡型、皮下结节型、瘢痕型、斑块型、红皮病型、鱼鳞病样型、脱发型、硬斑病样型、黏膜型。

(5) 伴有其他系统损害时出现相应症状与体征，包括淋巴结、肺、肝、心、肾、骨关节、眼、神经系统等均可受累及。

2. 实验室检查

(1) 组织病理：真皮内可见上皮样细胞团块，结节中心无干酪样坏死，周围常有纤维组织包绕，而无或仅有散在少量淋巴细胞浸润，又称“裸结节”。

(2) 部分患者血管紧张素转换酶(ACE)活性升高，可有高血钙、高尿钙、轻度贫血，以及血碱性磷酸酶和免疫球蛋白升高，急性期血沉增快。

(3) 大部分患者皮肤 Kveim 试验阳性。

(4) T 细胞亚群检测：部分患者外周血中 $CD4^+/CD8^+$淋巴细胞比值降低。

(5) 胸部 X 线检查常见肺门淋巴结肿大。

【治疗原则】

(1) 合并系统损害者、病情处于活动状态、累及重要脏器并呈现进行性加重情况下可以系统应用糖皮质激素治疗，一般用泼尼松 30～40mg/d，分次口服。

(2) 病情较严重的患者可加用免疫抑制药物，如甲氨蝶呤、环磷酰胺、沙利度胺、环孢素 A 等，注意不良反应。

(3) 可试用羟氯喹，0.2g/d，口服，1～3 个月后减量。

(4) 米诺环素或多西环素 100mg/d，每日 2 次，3 月后可达到疗效最佳。

(5) 对于愈合期纤维化比较明显阶段，可加用曲尼司特 100mg，每日 3 次。

(6) 对于轻薄或较浅表的皮损可给予强效糖皮质激素外用和 UVA 光疗。

(7) TNFα 拮抗剂如依那西普、英夫利昔单抗、阿达木单抗等可用于治疗慢性结节病、难治性皮肤结节病、顽固的眼部病变、中枢神经系统病变等有较好的疗效，且不良反应较轻，但需考虑潜在的感染风险。

(8) 合并系统损害者对症治疗。

二、环状肉芽肿

环状肉芽肿发生在皮肤的肉芽肿样免疫反应，以肢端环状丘疹或结节性损害为特征的慢性良性自限性皮肤病。病因尚不明确，可能与免疫因素、结核分枝杆菌感染、病毒感染、紫外线照射、代谢性疾病、纹身、疫苗接种等因素有关。见图 113。

【诊断标准】

1. 临床表现

(1) 皮损可发生在任何部位，好发于手背、前臂和下肢的伸侧。

(2) 多发生在儿童和年轻女性。

(3) 皮疹单发或多发。

(4) 皮疹可表现为局限性环状、线状、匐行状、弓形、播散性、巨环型、穿通型及皮下结节等。多数初起为小丘疹，逐渐融合排列呈环状，正常肤色或淡红色。

(5) 一般无自觉症状。

(6) 病程慢性，可自然消退，一般不留痕迹。

2. 实验室检查

组织病理：真皮内可见局灶性胶原纤维变性，病变周围组织细胞及淋巴细胞呈栅栏状或放射状排列。

【治疗原则】

(1) 羟氯喹 0.2～0.4g/d，口服，1～3 个月后减量。

(2) 皮损泛发的患者可口服皮质类固醇激素，如泼尼松 30～40mg/d。

(3) 氨苯砜 100mg/d，4～12 周病情明显改善，需注意头痛、疲劳、粒细胞减少、再生障碍性贫血等不良反应。

(4) 弥漫性或难治者，可试用异维 A 酸 20mg/d，治疗期间注意药物肝损、血脂及致畸作用。

(5) 糖皮质激素皮损内注射，如曲安奈德、复方倍他米松。

(6) 外用强效糖皮质激素、钙调磷酸酶抑制剂。

(7) 液氮冷冻、皮肤活检、针刺、划切可使皮损改善。

(8) 米诺环素、多西环素、烟酰胺、雷公藤多苷。

三、类脂质渐进性坏死

类脂质渐进性坏死病因尚不明确，是少见的慢性肉芽肿性疾病，部分患者与糖尿病有关。见图 114。

【诊断标准】

1. 临床表现

(1) 常见于青中年女性，女性患者是男性的 3 倍。

(2) 皮损好发于小腿胫前、外侧面。

(3) 初起为隆起皮面的暗红色丘疹或斑丘疹，边缘清楚，逐渐扩大呈不规则形黄红色扁平斑块，中央毛细血管扩张、萎缩低陷，边缘棕红色或紫色堤状隆起，皮损融合可形成较大的斑片。表面呈蜡样光泽，偶有破溃。

(4) 常无不适感，溃疡处自觉疼痛。

(5) 可伴发糖尿病。

(6) 病程慢性。

2. 实验室检查

组织病理：表现为真皮内不同程度的境界不清楚的肉芽肿性炎症、胶原变性(渐进性坏死)和硬化，组织细胞在胶原变性区边缘呈水平和(或)层样模式排列成栅状，周围可见纤维化，间有上皮样细胞、组织细胞、浆细胞及多核巨细胞浸润，可见小血管病变。

【治疗原则】

(1) 治疗伴发的糖尿病。

(2) 外用或皮损内注射糖皮质类固醇激素。

(3) 可选用环孢素 2.5mg/(kg·d)，12～16 周疗效最佳；羟氯喹 400mg/d，分两次口服，10 周后皮损明显改善；沙利度胺 100mg/d，6 周后皮损明显减轻；秋水仙碱 500μg，每日 2 次，8 周后皮损明显好转；延胡索酸酯对溃疡性效果较好，6 周后皮损明显好转；霉酚酸酯 500mg，每日 2 次。

(4) PUVA、光动力治疗、CO_2 激光等治疗有效。

(5) 对于顽固性复发性患者，可选择生物制剂，如英夫利昔单抗、阿达木单抗、依那西普等，治疗持续时间需根据病情调整，但需考虑潜在的感染风险。

(6) 顽固复发性溃疡可以手术切除坏死组织并植皮。

第十四章　皮肤附属器疾病

一、痤疮

痤疮为雄激素增多导致皮脂腺毛囊管壁角化并堵塞毛孔造成皮脂排出不畅，引起毛囊皮脂腺的炎症，常与痤疮丙酸杆菌感染有关。见图 115。

【诊断标准】

(1) 以青年男女多见，好发于 15～30 岁。

(2) 好发于额部、颊部、下颌部以及胸背部等皮脂腺发达部位。

(3) 可见白头粉刺、黑头粉刺、红色丘疹、脓疱、结节等，严重者可形成脓肿、囊肿及瘢痕。白头粉刺为灰白色针头大小的丘疹；黑头粉刺为阻塞于毛囊管内的脂栓末端，在扩大的毛孔中形成黑点，加压可挤出脂栓。

(4) 临床可按 Pillsbury 分类法，把痤疮分为三度Ⅳ级。Ⅰ级(轻度)主要表现为脸部散发的黑头粉刺和炎症性丘疹；Ⅱ级(中度)为Ⅰ级基础上炎症皮疹增多和伴有脓疱；Ⅲ级(中度)为Ⅱ级基础上伴有结节等深在性炎症性皮损，且皮损分布扩展至颈部、胸背部；Ⅳ级(重度)为在Ⅲ级的基础上皮损进一步加重，伴有囊肿和形成瘢痕。

【治疗原则】

(1) 忌用手挤压，常用温水、硫磺肥皂洗脸以去除油腻和黑头。少食脂肪和糖类，避免饮酒及其他刺激性食物(咖啡、可可、辣椒等)，生活规律。

(2) 局部治疗可根据中国痤疮治疗共识的治疗原则。轻、中度包括Ⅰ、Ⅱ级可应用局部治疗药物，如溶解粉刺药和抗微生物药物。

①维 A 酸。如 0.1%阿达帕林凝胶，0.05%异维 A 酸凝胶或霜剂，0.01%～0.1%的全反式维 A 酸霜和凝胶。

②抗微生物药物。非抗生素类：过氧化苯甲酰，硫化硒；抗生素：红霉素、克林霉素、氯霉素、氧氟沙星、莫匹罗星、夫西地酸、新霉素及四环素等，可将外用抗生素、维 A 酸和过氧化苯甲酰交替或联合使用。注意药物的局部刺激作用。

(3) 系统治疗。Ⅲ、Ⅳ级中到重度的痤疮、外用药治疗失败或不能耐受者、皮损广泛或患者皮损为Ⅰ、Ⅱ级但有潜在瘢痕体质者可以选用：米诺环素 50～100mg，口服，每日 2 次，6～12 周；多西环素 100mg，口服，每日 2 次；阿奇霉素 250mg，口服，每日 1 次，治疗 3 周。此外，四环素、红霉素等亦可选用。

(4) 发生结节、囊肿等重型皮肤损害者，可分次口服异维 A 酸 20～30mg/d；也可服用氨苯砜 100mg，每周 3 次，连服 3 个月，以后减为每周 200mg，待疗效巩固后每周 100mg。

(5) 女性患者病情严重者以及合并多囊卵巢综合征者可口服含雌、孕激素类药物，可采用抗雄激素治疗，如达英－35。

(6) 对于暴发性痤疮或聚合性痤疮可选用口服糖皮质激素，一般泼尼松 20mg/d 以下。

(7) 久治不愈的脓肿和窦道可考虑整形手术。

(8) 可用面膜和导入药物治疗

(9) 中医中药治疗，丹参酮治疗具有一定的疗效，每次4片，每日3次，疗程为6周。

(10) 对于痤疮愈后留有的瘢痕，其中萎缩性瘢痕可于痤疮得到控制后行点阵激光治疗（根据瘢痕的程度可选择非剥脱点阵或点阵激光），增生性瘢痕可用皮脂类固醇激素局部注射；对于局部毛细血管扩张染料激光效果较好。

(11) 红光（660nm）、蓝光（415nm）、光动力治疗等物理治疗。

二、脂溢性皮炎

脂溢性皮炎病因不明确，可能与遗传、糠秕孢子菌感染、饮食习惯不良等有关。见图116。

【诊断标准】

(1) 好发于青春期后成年人，也可以发生于婴儿。

(2) 头皮、面部、背部、腋窝、会阴等皮脂腺分布较多的部位易发，也可累及其他部位。

(3) 临床表现为红斑，表面有油脂性鳞屑或结痂；乳房下、两腋、腹股沟等皱褶处红斑边缘可呈环形。头部皮损可见片状灰白色糠秕样鳞屑，可蔓延整个头部，重者表面有油腻性鳞屑，其下见红斑，头发干燥、细软、稀疏或脱落。

(4) 患儿可见油腻性黏着性黄色结痂，间有渗液。

(5) 病程慢性，伴不同程度瘙痒。

【治疗原则】

(1) 内服维生素B_6、维生素B_2或复合维生素B等。

(2) 头部外用二硫化硒、水合氯醛洗剂等外搽，其他部位可用复方硫磺洗剂。

(3) 渗出糜烂时，可选用3%硼酸溶液湿敷。

(4) 皮疹和瘙痒明显者外用皮质类固醇制剂，但不建议长期使用，注意激素依赖性皮炎的风险。

(5) 可选用抗真菌药物如咪康唑、酮康唑、舍他康唑的外用制剂。

(6) 强脉冲光（IPL）、NB－UVB、光动力疗法（PDT）等有一定治疗效果。

三、酒渣鼻

酒渣鼻，又称玫瑰痤疮，是一种发生于面部中央的，累及面部皮肤血管及毛囊皮脂腺的慢性炎症性皮肤病。病因尚不明确，胃肠道功能障碍、精神因素、感染、嗜酒、辛辣食物、冷热刺激、螨虫寄生、化妆品不良反应等均可能是其诱发因素。见图117。

【诊断标准】

(1) 中年人易发，女性多于男性。

(2) 皮损多位于面部中央，特别是鼻部、两颊、眉间及下颌部。

(3) 临床常分为三期。

①红斑与毛细血管扩张期：皮损为暂时性阵发性红斑，以后红斑持续不退伴毛细血管扩张，鼻部毛孔扩大，皮脂分泌增多。

②丘疹脓疱期：数月或数年后出现针尖至黄豆大小丘疹和丘脓疱，深在的炎症性结节、疖肿或囊肿。

③鼻赘期：病情长期充血、反复感染，鼻部结缔组织增生、皮脂腺异常增大，形成鼻

赘，呈紫红色结节状，表面凹凸不平，毛细血管扩张显著，毛囊口明显扩大，皮脂分泌旺盛，挤压时有条状白色黏稠皮脂溢出。

(4) 美国国家玫瑰痤疮协会专家委员会(NRSEC)提出分 4 型：红斑毛细血管扩张型、丘疹脓疱型、鼻赘型、眼型，表现为眼睑及结膜红肿伴畏光、流泪、眼异物感及视力下降，还可累及巩膜和角膜，常合并其他类型。

(5) 一般无自觉症状。

【治疗原则】

(1) 日常护理包括禁酒及禁食刺激性饮食，纠正胃肠功能障碍和内分泌失调，保持大便通畅；避免局部过热过冷的局部刺激、剧烈的情绪波动等可能引起面部潮红的因素；生活作息规律，劳逸结合；避免长时间的日晒。

(2) 局部治疗可选复方硫磺洗剂、2.5%～10%过氧苯甲酰制剂、1%林可霉素制剂、2%氯霉素水杨酸酊、1%～3%甲硝唑硫磺洗剂、1%甲硝唑霜、15%壬二酸凝胶外用。避免外用糖皮质激素制剂。

(3) α－肾上腺素能受体激动剂如溴莫尼定、羟甲唑啉及赛洛唑啉，可通过特异性结合血管壁上平滑肌的 α－受体，达到收缩血管的作用；0.5%酒石酸溴莫尼定凝胶为美国 FDA 唯一一个用于非炎症性红斑血管扩张型玫瑰痤疮的外用制剂，但由于毛细血管管壁无平滑肌包绕，因此不能收缩毛细血管。

(4) 对炎症较重的患者可服红霉素、多西环素、米诺环素、阿奇霉素或甲硝唑，多西环素 0.1g，每日 2 次；米诺环素每次 50～100mg，每日 2 次；阿奇霉素 250mg，每周三次；甲硝唑片 0.2g，每日 2 次，6 周为一疗程可持续 3 个月。无效者可选用氯喹或维 A 酸。

(5) 对于难治性的阵发性潮红和持久性红斑的患者，可给予卡维地洛 3.125～6.25mg，每天 2～3 次，治疗 3 周，通过抑制血管周围平滑肌上的 β－肾上腺素能受体而起到收缩血管的作用，同时具有强大的抗氧化应激及抗炎作用。

(6) 有幽门螺杆菌感染者按幽门螺杆菌感染规范联合治疗。

(7) 对镜检有多条螨虫的患者，加服甲硝唑。

(8) 毛细血管扩张明显者，可用脉冲染料激光、强脉冲光、ND:YAG 激光、595nmPDL、光动力等治疗。

(9) 鼻赘期损害可选用超脉冲 CO_2 激光、激光消融、微晶磨削、外科切除整形等。

(10) 对于眼型患者，需加强卫生并按压局部以促进血液循环，眼干燥者可尝试使用人工泪液，病情较轻可外用激素联合抗生素眼膏，睑缘炎较重或合并红斑患者可口服抗生素，必要时眼科协助诊治。

(11) 钙调磷酸酶抑制剂，如 1%吡美莫司乳膏，0.03%或 0.1%他克莫司软膏，可改善红斑，但要注意局部烧灼感、痒感的发生，建议病情好转后逐渐减量。

四、口周皮炎

口周皮炎是一种发生于上唇、颏、鼻唇沟和鼻等部位的炎症性皮肤病，病因尚不清楚，临床表现为不同程度瘙痒及灼热感，部分患者可能与局部长期使用含氟强效皮质类固醇激素有关，其他相关因素有幽门螺杆菌感染、日光敏感、皮脂溢出、鼻炎、鼻窦炎、辛辣刺激性食物、精神因素及情绪、过敏性疾病、感染等。

【诊断标准】

(1) 好发于20～35岁女性。

(2) 上唇、鼻唇沟、下颏、双侧颧部是好发部位。

(3) 皮损为丘疹、丘疱疹、脓疱、红斑及鳞屑及毛细血管扩张，伴有不同程度瘙痒、烧灼感。

(4) 日光、饮酒、进热食、寒冷刺激后皮损加重。

【治疗原则】

(1) 祛除诱因，包括停止使用含氟强效皮质类固醇激素；避免刺激性食物，如酒、咖啡等；保持大便通畅。

(2) 口服米诺环素每次50mg，每日2次；或多西环素0.1g，每日2次；或四环素每日1g，连服3周，然后减为每日0.5g，再连服3周；对于不宜使用四环素的患者，可选择红霉素250mg，每日2～3次口服，共4～6周。

(3) 外用5%过氧化苯甲酰、1.5%～2.0%红霉素溶液、0.75%甲硝唑凝胶、1%甲硝唑霜、硫磺制剂、铝锌糊、氟芬那酸丁酯等。

(4) 中医中药治疗。

五、多汗症

多汗症按病因可分为疾病性和功能性失调两种，前者多见于内分泌失调和激素紊乱如甲状腺功能亢进、垂体功能亢进、妊娠、糖尿病、神经系统疾患、绝经期、帕金森病、嗜铬细胞瘤、肢端肥大症、发热性疾病等；后者多见于精神性因素如精神紧张、恐惧、兴奋、恐怖及焦虑等。按临床表现可分为局限性多汗和全身性多汗。

【诊断标准】

(1) 多发生在手掌、足跖、腋下、腹股沟和会阴部。其次为前额、鼻尖和前胸。

(2) 轻微多汗表现为皮肤湿润、黏腻，严重者可见滴滴汗珠。

(3) 足跖部多汗因挥发不畅可造成局部浸渍、糜烂或角化过度，且汗液分解可以产生特殊臭味。还可诱发真菌感染引起足癣。

(4) 情绪激动时发病或病情加重。

【治疗原则】

(1) 去除诱因，单纯的味觉性多汗应避免饮食辛辣和刺激性食物及饮料；精神因素所致的多汗症，应积极自我调整心态，避免精神紧张、情绪激动、愤怒、恐怖及焦虑等。

(2) 注意皮肤清洁，腋部可扑粉，保持干燥。

(3) 局部多汗用0.5%醋酸铝溶液，5%明矾溶液；手足多汗可选用15%三氯化铝溶液或乙醛局部涂擦或浸泡。

(4) 病情严重者可服用镇静剂如溴剂、谷维素；或抗胆碱能药物，如颠茄、奥昔布宁、格隆溴铵、苯扎托品等，但应注意抗胆碱能药物的不良反应包括口干、眼干、视物模糊、心动过速、尿潴留、便秘等。

(5) 腋部多汗症可局部注射肉毒素(肉毒素分为肉毒菌素A和肉毒菌素B，其转换比率为1:30，两种疗效相当)，且重复注射可增加有效的持续时间；对于其他治疗无效而期待持久疗效的患者可采用手术治疗，包括汗腺的刮除术、吸脂术、交感神经切除术、内镜下胸部交感神经切除术等；手足多汗症还可用离子电渗透疗法；腋下多汗可选择激光、微波、超声刀、微针射频等治疗。

(6) 中医中药治疗。

六、无汗症

无汗症分为全身性无汗和局限性无汗，前者多为先天性因素、全身性疾病或药物因素所致，如鱼鳞病、汗腺发育不良性疾病、干燥综合征、系统性硬皮病、糖尿病性神经损害、尿毒症、尿崩症、黏液性水肿、网状细胞增多症、多发性骨髓瘤、大剂量抗胆碱囊药物使用等；后者通常是继发性或症状性的，常见于某些皮肤病及神经系统疾病，如特应性皮炎、硬皮病、脊髓空洞症、横贯性脊髓炎、小儿麻痹症、交感神经节切除、ROSS 综合征等。

【诊断标准】

(1) 无汗症是指少许或完全无汗，分为局限性和全身性两类。

(2) 全身无汗者不能调节体温，往往感觉身体不适，轻微受热即烦躁不安，尤在炎热时体温可以升高。

【治疗原则】

(1) 对于先天性或遗传性因素所致的无汗症，尚无明确的治疗方法，可建议患者避免高温环境和避免剧烈运动，局部外用保湿剂和润肤剂，如硅油乳膏、尿囊素霜、维生素 E 霜、甘油、羊毛脂等。

(2) 其他疾病之继发症状，积极治疗原发疾病。

(3) 口服或注射毛果云香碱，可以刺激汗腺的分泌。

(4) 夏季人工湿润皮肤，可以帮助调节体温。

七、汗疱疹

汗疱疹是一种发生于掌跖部位皮肤的因出汗障碍导致的皮肤病，多与精神因素以及汗液代谢相关联。见图 118。

【诊断标准】

(1) 好发于夏、秋季节。

(2) 对称发生于手掌、足跖。

(3) 表现为深在小水疱，疱壁紧张，粟粒至米粒大小，呈半球形略高出皮面，无炎症反应，干涸后脱屑。

(4) 每年定期反复发作。

【治疗原则】

(1) 手足多汗患者，可使用抗胆碱能药物，如阿托品、颠茄等。

(2) 重症患者用皮质激素治疗，如口服泼尼松每次 10mg，每日 3 次，症状好转后，逐渐减量以至停药。

(3) 有水疱性损害时，用 0.5%醋酸铝溶液或 5%明矾溶液湿敷或浸泡患部。

(4) 脱屑时，可外用 3%水杨酸软膏、鱼肝油软膏、皮质激素软膏或霜剂。

(5) 对于常规治疗无效的重症汗疱疹者，小剂量外线束超高压放射可明显改善；还可选择肿瘤坏死因子抑制剂如依那西普。

(6) 对于伴有多汗症状的汗疱疹患者，皮内注射肉毒杆菌毒素 A 有效，治疗同多汗症部分。

(7) 此外，中医中药、PUVA、甲氨蝶呤、硫唑嘌呤、麦考酚酯等治疗有效。

八、臭汗症

臭汗症是由于顶泌汗腺的分泌物受局部细菌分解而产生，可能与遗传有关，多于青春期发生或加重，老年可减轻或消失。

【诊断标准】

臭汗症可分为全身性臭汗症和局部性臭汗症。

(1) 臭汗气味轻重不同，轻者在不出汗的时候几乎没有气味发生。

(2) 局部性臭汗症主要发生于腋下、足部等大汗腺分布部位，出汗多且有臭味。

(3) 足部臭汗症与足部多汗症有关。

(4) 腋臭以青春发育期臭味最浓，随年龄增长而减轻。

(5) 夏季时加重。

(6) 全身性臭汗症为一种与种族有关的生理现象，也可见于卫生习惯不良者。

【治疗原则】

(1) 病情较轻者可不需治疗，注意局部干燥清洁，经常沐浴，勤换衣物，同时治疗多汗症。

(2) 局部外用 15%三氯化铝溶液、10%福尔马林溶液、1%聚维碘酮溶液、1:8000 高锰酸钾溶液、0.5%新霉素溶液等。

(3) 可局部注射 A 型肉毒素。

(4) 此外，激光治疗、电离子治疗机等治疗有效，必要时可做手术切除患处顶泌汗腺组织。

九、斑秃

本病病因不明，可能与遗传素质、精神因素有关见图 119。

【诊断标准】

1. 临床表现

(1) 可发生于任何年龄，无性别差异，发病较急，无自觉症状。

(2) 皮损为局限性大小不等的圆形或椭圆形斑片状秃发，单片或多片。

(3) 病变处头皮外观正常，无炎症，也无自觉症状。

(4) 分为活动期、静止期和恢复期，活动期脱发数量继续增加或面积扩大，脱发区边缘拉发试验阳性；静止期脱发基本停止，大多数在脱发 3～4 个月后进入恢复期；恢复期脱发区出现纤细、柔软的淡色毳毛，可随长随脱，继之长出黑色终毛，渐变粗变黑，逐渐恢复正常。

(5) 病程较慢，可自行缓解和复发。

(6) 整个头皮头发全部脱落为全秃，眉毛、腋毛、阴毛和全身毳毛等全部脱落为普秃。此两型治疗困难。

【治疗原则】

(1) 应注意消除相关因素。

(2) 局部可用 2%～5%米诺地尔，每日 2 次，疗程 4 个月。外用强效糖皮质激素如卤米松乳膏、倍他米松乳膏或二甲基亚砜溶液断面涂擦。

(3) 局部外搽 8－甲氧补骨脂素，1 小时后照射长波紫外线，每周 2～3 次。

(4) 局部多点皮内注射曲安西龙或得宝松，注意长期使用的不良反应。

(5) 口服维生素 B_6、胱氨酸、辅酶 Q 等。

(6) 对于迅速而广泛的脱发包括全秃或普秃，可口服泼尼松，15～30mg/d，病情稳定后逐渐减量，维持数月，长期使用注意糖皮质激素的不良反应；还可口服免疫抑制剂。

(7) 肿瘤坏死因子抑制剂如阿达木单抗，冷冻治疗、308nm 激光等有效。

(8) 中医中药治疗。

十、假性斑秃

本病病因不明，可能是一种局限性自身免疫，可能与扁平苔藓、盘状红斑狼疮等有关。

【诊断标准】

(1) 主要发生于 30～55 岁的男女。

(2) 起病隐袭，发展缓慢。

(3) 多发性圆形、椭圆形或不规则形脱发区，逐渐扩展、增多，散在分布，类似“雪中足迹”，脱发区可见萎缩，略凹陷，肤色正常或带浅红色，表面光滑发亮，逐渐进行性导致毛囊萎缩和永久性脱发。

【治疗原则】

(1) 查找和治疗原发病。

(2) 外用皮质类固醇制剂。

十一、雄激素性脱发

雄激素性脱发，又称男性型脱发，表现为头发密度进行性减少，为雄激素依赖的常染色体显性遗传性疾病。与毛囊周围炎症、生活压力增大、紧张和焦虑、不良生活和饮食习惯等因素有关。见图 120。

【诊断标准】

(1) 多见于 20～30 岁男性。

(2) 一般无自觉症状，发病初期可有轻度瘙痒。

(3) 前额两侧始脱发，逐渐扩大；累及颅顶部头发；重者额部和顶部头发可完全脱去。

(4) 秃发区毛发稀疏、细软，皮肤光滑、无鳞屑，可伴有头皮油脂分泌增加。

(5) 根据发际线形态、额部与顶部头发密度进行分级，包括 4 种基本型(L、M、C、U)和 2 种特殊型(额部 F 和顶部 V)，即 BASP 分型，每种类型再根据脱发的严重程度进行分级(表 1－14－1)。

【治疗原则】

(1) 2%～5%米诺地尔外用，可减少头发的脱落及刺激新发生长，一般男性推荐 5%浓度，女性推荐 2%浓度，每天 2 次外涂。

(2) 若伴有皮脂溢出，可给予相应对症治疗。

表 1-14-1　AGA 的 BASP 分型法

基本型	特殊型
L 型：前额发际线无后移	顶枕部头发密度分级
M 型：两鬓角区发际线后退较前中央发际线退后明显，对称	V 型：头顶部头发明显稀疏，且超过前额区（与 F 区别点在于脱发主要在头顶部）
M0：前额发际线保留，无脱发	V1：轻度，头顶部头发密度可见降低
M1：两侧发际线后退未超过原处至头顶前 1/3	V2：中度，头顶部头发密度显著降低
M2：两侧发际线后退未超过原处至头顶中 1/3	V3：重度，头顶部头发非常稀少或缺失
M3：两侧发际线后退达到原处至头顶后 1/3	头顶部（头冠部）头发密度分级
C 型：前额中部发际线后退较两侧显著，类似"C"	F 型：头发密度弥漫性降低，前额区尤为显著，常见于女性型脱发
C0：前额发际线保留，无脱发	F1：轻度，前额区头发密度可见降低
C1：前额发际线中部后退前 1/3 范围内	F2：中度，前额区头发密度显著降低
C2：前额发际线中部后退前中 1/3 范围内	F3：重度，前额区头发非常稀少或缺失
C3：前额发际线中部后退前后 1/3 范围内	
U 型：前额发际线退至头顶后，马蹄形，类似"U"，是最严重的类型	
U1：发际线后退头顶至枕突前 1/3 范围内	
U2：发际线后退头顶至枕突中 1/3 范围内	
U3：发际线后退头顶至枕突后 1/3 范围内	

（3）男性患者可口服非那雄胺 1mg/d，疗效约半年或更长，有助于毛发的生长，主要副作用为可逆性的性欲减退，发生率为 1.8%。

（4）女性患者抗雄激素可口服螺内酯、氟他胺、环丙孕酮等，注意月经紊乱等不良反应。

（5）毛发移植、低能量激光治疗、局部注射自体富血小板血浆等。

（6）中医中药。

十二、多毛症

多毛症包括先天性和后天性多毛症；局部多毛症和全身多毛症。见图 121。

【诊断标准】

1. 先天性全身多毛症

患儿生下即多毛头，眉浓而长，两眉常可连接起来，额、面、颈部毛均密而长，有的躯干和四肢均多毛。可伴齿发育不良，恒齿少或缺如，但甲无异常。通常分为狗脸型和猴脸型。

2. 后天性全身多毛症

多起始于青春期。表现为无硬毛部位有显著毛发生长及硬毛部位毛发异常增多。一般发生在内分泌疾病，如肾上腺功能异常、库欣综合征等。

3. 先天性局部多毛症

常有家族史，出生时或幼年硬毛部位较早出现毛发，如胡须、阴毛等部位或女性在男性长硬毛部位也长硬毛，常与患者年龄不相称。部分患者系遗传性疾病的表现，如 De Lange 综合征在面部、额部、背部多毛；Hurler 综合征有肩胛部多毛现象。有脊柱裂伴多毛、耳廓多毛、肘部多毛、中节指骨多毛几种特殊类型。

4. 后天性局部多毛症

局部部位的多毛。常见于内分泌功能异常疾病，也可见于长期应用睾酮、皮质类固醇激素类药物的患者。

【治疗原则】

(1) 先天性多毛症可使用长脉冲翠绿宝石激光机进行脱毛治疗。

(2) 后天性多毛症需针对病因治疗，治疗原发病则多毛症状可得到改善。

十三、白发

白发与毛球中黑素细胞的酪氨酸酶功能减退或丧失有关，导致毛干中缺乏黑色素，可分为老年性白发和少年白发两种，老年性白发在老年人是一种生理现象。

【诊断标准】

1. 少年白发

开始于 20 岁前，可有家族史。

2. 老年性白发

(1) 常从两鬓开始，慢慢向头顶发展，数年后胡须、鼻毛也变灰白。胸毛、阴毛和腋毛则不变。

(2) 为常染色体显性遗传。可伴自身免疫性疾病，如恶性贫血、甲状腺功能亢进；严重的情绪影响可使头发迅速灰白；某些遗传性疾病，如早老病等可伴发白发。

【治疗原则】

目前无有效疗法。染发剂是白发者常用的化妆品，应注意不良反应。

十四、二十甲营养不良

二十甲营养不良，分为先天性和获得性，前者常为常染色体显性遗传，后者病因不清，部分病例可能是斑秃、银屑病或扁平苔藓的甲改变。见图 122、图 123。

【诊断标准】

(1) 甲板变薄，浑浊失去光泽，表面有纵嵴，表面粗糙，游离缘有甲分离、甲易碎裂。

(2) 无甲下及甲周病变。

【治疗原则】

本病无特殊治疗，部分病例随年龄增长可逐渐好转。服用维生素可能有效。

十五、反甲

反甲又称匙状甲，先天性反甲者常见于 1～2 岁以内，也有少数持续至成人而不消失者，见于缺铁性贫血、湿疹、冻疮、扁平苔藓、斑秃、梅毒及甲状腺功能亢进症、冠心病，风湿热、伤寒等也可发生反甲。常接触强碱性肥皂或石油产品者可诱发。

【诊断标准】

甲板变薄，中央凹陷而四周隆起呈匙形。

【治疗原则】

尚无有效疗法。

十六、甲胬肉

甲胬肉可见于外周循环障碍、瘢痕性类天疱疮、系统性硬化症、X 线损伤和扁平苔藓，部分病例病因不明。

【诊断标准】

(1) 甲下的表皮非正常地向前生长，覆盖萎缩或缺如的甲板，与甲床融合，病甲分成两部分，逐渐缩小，以至完全消失，最后代之以瘢痕组织。

(2) 指甲较趾甲为常见，常始于一个指甲，以后扩展至其他指甲。

【治疗原则】

尚无有效疗法。

第十五章　内分泌、营养和代谢性疾病

一、胫前黏液性水肿

胫前黏液性水肿见于弥漫性甲状腺功能亢进患者，常伴有高代谢综合征、甲状腺肿大等病变，也可见于甲状腺手术后或甲状腺功能减退症的患者。见图124。

【诊断标准】

1. 临床表现

(1) 好发于双侧小腿的伸侧，可扩大到足背、大腿等处。也见于头皮，两肩及手背，常对称分布。

(2) 皮损为高起皮面的坚实结节或斑块，压之无凹陷，呈肤色、淡红色或棕色，表面毛孔扩大如橘皮状，并有一些粗大毳毛生长。结节损害发展严重者可使腿、足变形。

(3) 一般无自觉症状。有时可伴瘙痒及针刺感。

(4) 部分患者甲状腺功能检查可见异常。

2. 实验室病理

表皮角化过度，毛囊口扩大有角栓形成，真皮有大量黏蛋白沉积，呈线状或颗粒状，真皮增厚，胶原束被分离。

【治疗原则】

(1) 治疗原发病。

(2) 局部外用糖皮质激素。

二、黏液水肿性苔藓

本病病因不清，部分患者与肝功能异常、骨髓瘤等疾病合并发生。见图125。

【诊断标准】

1. 临床表现

(1) 多见于30～50岁成人，无性别差异。

(2) 好发于面、四肢伸侧、手指背、足背及上胸部等处。

(3) 皮疹为肤色、淡红色或黄色的苔藓样丘疹与结节，表面有蜡样光泽。皮疹多少不定，可以密集成群，排列呈环状或盘状，也可呈线条状、带状或串珠状。

(4) 硬化性黏液水肿是本病的亚型，皮损密集形成浸润斑块者类似硬皮病样外观，发生在颜面部形成狮面状。引起张口受限、指(趾)弯屈困难等功能障碍。

(5) 可伴有瘙痒。

(6) 病程慢性。

2. 实验室检查

(1) 组织病理　真皮有大量黏蛋白沉积，阿新蓝染色阳性。

(2) 90%患者血中出现副球蛋白，多为IgGα型，部分患者有高α、β、γ球蛋白血症，有异常α_2球蛋白，尿中酪氨酸排出增多。骨髓中见异常浆细胞增生。

【治疗原则】

(1) 查找原发疾病并进行治疗。

(2) 损害内曲安西龙封闭注射或皮质激素制剂封包外用。

(3) 对各种治疗抵抗者可试用免疫抑制剂。

三、黑棘皮病

本病可能与刺激角质形成细胞和真皮成纤维细胞的因子水平升高有关。见图 126、图 127。

【诊断标准】

1. 临床表现

(1) 好发生于颈、腋窝、腹股沟、外生殖器、肘、膝、脐、乳房及肛周等皱褶部位，个别患者皮损可波及全身。

(2) 初为灰褐色至黑色弥漫性色素沉着，皮损逐渐增生，产生多数密集的乳头样增殖；常平行排列，触之柔软，呈天鹅绒样外观。

(3) 可伴掌跖角化过度，黏膜亦可累及，出现乳头瘤样损害或色素沉着斑。

(4) 本病分为多型，皮损基本相同，但严重程度、范围有所区别。临床上常见类型有肥胖型、良性型、恶性型和症状型。

①肥胖型：本病最常见的一型，男女均可发病，肥胖者好发，多见于 25～60 岁，皱褶处可伴发皮赘。随着体重下降，皮损可消退，但色素持续存在。

②良性型：可能为不规则的显性遗传病，见于肾上腺功能减退、结核病、婴幼儿畸胎瘤、体型肥胖的儿童等，青春期症状可加重，以后可长期处于静止状态；也可见于大剂量服用烟酸或皮质激素类药物的儿童或成人。

③恶性型：好发于中老年，约 80%病例伴发恶性肿瘤，以腺癌居多，大多数是胃肠道、肺或乳房腺癌。

④症状型：见于某些综合征患者，如 Bloom 综合征、Rud 综合征及先天性脂肪代谢障碍等。

2. 实验室检查

组织病理：表皮角化过度、棘层肥厚和乳头状增生，基底层显著色素增加，真皮浅层可见黑素细胞。

【治疗原则】

(1) 包括查找恶性肿瘤、内分泌疾病并加以积极治疗。儿童患者控制体重，停服特殊药物等。

(2) 局部外用 0.025%～0.1%维 A 酸软膏可改善皮损。

(3) 病情严重影响美观者可以电灼或手术去除皮损。

四、黄瘤病

黄瘤病是含脂质的组织细胞（泡沫细胞）局限性聚集于真皮或肌腱等处形成的黄色、橘黄色或棕红色的丘疹、结节或斑块。患者常伴有全身性脂质代谢紊乱和其他系统的异常而出现一系列临床症状。

【诊断标准】临床表现，主要有以下几种类型。

1. 扁平黄瘤（图 128）

（1）多见于颈、肩、躯干、腋、股内侧及肘和腘窝等处。

（2）扁平稍隆起界线清楚的黄褐色或橘黄色斑片，无明显自觉症状。

（3）常伴有脂蛋白血症。

2. 睑黄瘤（图 129）

（1）睑黄瘤是黄瘤病中最常见的，发生在上下眼睑及内眦部，多对称分布。

（2）多见于中年以上妇女。

（3）皮损为扁平、柔软表面黄色小斑片，缓慢增大，须经数年或更久可达 10～20mm，并可数小片融合。

（4）部分患者可有高胆固醇血症，有些患者可并发扁平黄瘤、淋巴网状组织细胞瘤、糖尿病。

3. 结节性黄瘤（图 130）

（1）多发于肘、膝、指关节伸侧、足跟及臀部，亦见于肩胛、足背、腋下、腹股沟、颜面等部。

（2）皮损为米粒大、黄豆大或杏核大球形或半球形结节，呈黄色至橙黄色，结节较硬、微有弹性，可单个、孤立或数个聚集。

（3）伴发多型高脂蛋白血症，最常见家族性脂蛋白血症Ⅲ型。

（4）可伴有血浆中等密度及极低密度脂蛋白（VLDL）以及乳糜微粒增高，也可伴有血管粥样硬化及冠状动脉和（或）周围血管循环障碍，高脂蛋白血症Ⅱ型或Ⅲ型，也可伴有其他黄瘤病。

4. 腱黄瘤

（1）常见于手背、手指、肘、膝、足跟等部，尤以跟腱多见。

（2）皮损为直径约 1cm 大小的无痛性坚实结节，好发于肌腱上，与皮肤不粘连。

（3）发展缓慢。

（4）见于Ⅲ型及Ⅳ型高脂血症者。

（5）可同时具有结节性黄瘤及睑黄瘤，亦可偶见于血脂正常患有脑苷腱黄瘤病患者。

5. 发疹性黄瘤

（1）皮损通常局限于肘、膝以及臀部、背腹、躯干的受压部位。

（2）成批出现红色、黄色、针尖至豌豆大的半圆形丘疹，急性期炎症明显，周围绕以红晕，有瘙痒。口腔损害常为孤立，可聚集成斑块状。

（3）血浆高浓度三酰甘油，可见于Ⅰ型、Ⅴ型高脂蛋白血症患者。

6. 播散性黄瘤

（1）青年常见。

（2）好发于屈侧及皱褶等处，如腋窝、颈、肘膝、腹股沟等部。

（3）皮损为黄红色至褐色丘疹，可融合成较大损害，有些损害可有蒂。

（4）垂体受累后可导致尿崩症。

（5）亦可见于黏膜、中枢神经系统、角膜、巩膜，偶可累及口腔、舌咽、喉及上部支气管、肺、心脏及肾脏。

(6) 可伴血脂异常。

7. 实验室检查

组织病理：除发疹性黄瘤外，其余各型黄色瘤组织病理特征主要为真皮内可见大量胞质中充满脂质微粒的泡沫细胞，也可见 Touton 巨细胞。成熟损害主要为泡沫细胞，晚期损害呈纤维组织增生。发疹性黄瘤的组织病理特征主要为炎症较明显，特征性黄瘤细胞较少。

【治疗原则】

(1) 控制饮食，低脂、低碳水化合物饮食，降低摄入总热量，治疗高血脂蛋白血症。

(2) 治疗相关疾病。

(3) 对数目少而小的皮损可酌用电解、电凝、激光或液氮冷冻去除，较大者可行外科切除。如不纠正患者的血脂异常，则术后易复发。

五、类脂蛋白沉积症

类脂蛋白沉积症又称“皮肤黏膜透明变性”，是一种罕见的常染色体隐性遗传病。

【诊断标准】

1. 临床表现

(1) 婴儿出生时或生后不久可发生声音嘶哑，为婴儿期的主要症状。

(2) 首发皮疹为反复出现的脓疱和大疱，后逐渐出现萎缩性瘢痕、丘疹、结节、斑块，好发于手指伸面、肘、膝和面、颈等处。

(3) 基本损害为粟粒至绿豆大，淡黄色半透明丘疹或结节，蜡样光泽，密集成片呈橘皮样外观，头皮受累可秃发。特征性皮疹为上下睑缘串珠样半透明丘疹(串珠状睑变性)。

(4) 黏膜损害可发生于口唇内侧、舌下、咽、腭垂及食管等，表现为黄白色丘疹。

(5) 全身多系统均可受累，可伴有智力低下、癫痫，也可无系统症状。

2. 实验室检查

组织病理：血管显著扩张，管壁增厚，真皮上部血管、汗腺和毛囊周围大片无定形嗜酸性透明样物质沉积；晚期真皮深层呈宽带状沉积，PAS 染色呈强阳性。

【治疗原则】

无有效治疗方法，原发型者至成年期发展停止。避免日照可改善症状。总体预后较好。

六、幼年性黄色肉芽肿

本病为原因不明的反应性肉芽肿。见图 131。

【诊断标准】

1. 临床表现

(1) 主要发生在新生儿和两岁内的幼儿。

(2) 皮损分布于头、面、躯干和肢体近端等处及皮肤黏膜。

(3) 初起为红色丘疹，迅速发展，可达 1～2cm 直径大小，圆形或椭圆形，境界清楚，随之颜色转红黄色、棕黄色。数目不定，黏膜可以受累。

(4) 少数病例可有肺、肝、脾、睾丸或心包膜受侵的系统症状。

(5) 常在 3～6 岁内可自行消退，可有轻微色素沉着或萎缩。

(6) 个别病例可合并神经纤维瘤或白血病。

2. 实验室检查

组织病理示真皮中有泡沫细胞、Touton 细胞和异物巨细胞等。

【治疗原则】

无特殊治疗，由于病程常有自限性，一般并不影响健康。

七、卟啉病

卟啉病是血红蛋白生物合成过程中因遗传缺陷或后天原因致其中间产物——卟啉和(或)卟啉前体的产生和排泄增多，并在体内积累而产生的一组以光敏性皮肤损害表现为主的疾病。见图 132、图 133。

【诊断标准】

临床类型包括先天性红细胞生成性卟啉病、红细胞生成性原卟啉病、ALA 脱氢酶缺乏性卟啉病、急性间隙性卟啉病、变异性卟啉病、迟发性皮肤卟啉病、遗传性粪卟啉病、肝性红细胞生成性卟啉病等。其中以红细胞生成性原卟啉病和迟发性皮肤卟啉病较多见。

1. 临床表现

(1) 红细胞生成性原卟啉病

①发病多在童年，以 3～5 岁居多。成人发病者罕见。

②好发于面部、手背等暴露部位。

③日晒 5～30 分钟后，暴露部位有刺痒或灼痛感，继之出现片状红斑和高度水肿；严重者出现水疱、血疱和紫癜；继而出现糜烂、黑色厚痂或奇特的线状结痂。

④多次反复发作后皮肤增厚，面部似蜡样，呈橘皮样鼻，唇部苍白增厚，唇红黏膜纹理深粗，与口周皮纹相连呈现特征性的放射状裂纹和瘢痕。手背皮肤增厚常开始于掌指关节和近端指间关节处，呈指节垫样。项部多呈菱形皮肤。

⑤发病后若及时避光，在 2～5 分钟内肿胀可减轻。

(2) 迟发性皮肤卟啉病

①多见于 20～60 岁的患者。

②主要分布于面和手部的光暴露区，夏季加重。

③急性损害为红斑，伴有瘙痒。慢性损害表现为皮肤脆性增加、水疱、大疱、多毛和色素沉着等表现。

④15%～20%患者并发糖尿病，15%伴发肝癌。

⑤患者常有嗜酒、长期服用雌激素类药物病史。

2. 实验室检查

(1) 红细胞生成性原卟啉病　患者血浆、红细胞和粪中有过多的原卟啉。红细胞原卟啉值可比正常高数倍至数十倍，部分病例有轻度小细胞低血色素性贫血。

(2) 迟发性皮肤卟啉病　尿中可检出过量的尿卟啉和粪卟啉，部分患者尿色变深。尿、粪中 7－羧基卟啉和粪中异构卟啉排泄增多是本病的特征性改变。

【治疗原则】

(1) 避免日晒及可能的诱发因素，如迟发性卟啉病中药物、雌激素及病毒感染等。

(2) 外用对可见光和长波紫外线有较好防护作用的防晒制剂，以二氧化钛或氧化锌屏障性遮光剂效果好。

（3）红细胞生成性原卟啉病　口服β胡萝卜素，每日3mg/kg，连续服用4～6周，待出现掌跖黄染后减量维持2～3个月。晨起一次口服维生素B_6 100mg，以后每小时1次，连服10次。

（4）迟发性皮肤卟啉病　氯喹每次0.125g或羟氯喹每次0.2g，每周2次，连服至少6～12个月。可使用重组红细胞生成素、烟酰胺、维生素B_6、维生素E等配合治疗。静脉放血疗法，每2～3周放血500ml，疗程为2～10个月，血红蛋白在110g/L以下，网织红细胞计数至0.02%～0.05%为止。一般放血4～6次后可持续缓解达12个月或几年。

八、原发性皮肤淀粉样变性

淀粉样变性由淀粉样蛋白物质沉着于组织中所引起。见图134。

【诊断标准】

原发性皮肤淀粉样变性可分为以下亚型：苔藓样淀粉样变，斑状淀粉样变，结节或肿胀（肿瘤）型皮肤淀粉样变病，皮肤异色病样淀粉样变病，肛门、骶骨部皮肤淀粉样变病，摩擦性皮肤淀粉样变，大疱性淀粉样变及其他少见类型。

1. 临床表现

（1）苔藓样淀粉样变　多见于中年，两性均受累。常见于小腿伸侧，对称分布，也可见于臂外侧、背部和大腿。损害多数为褐红色或褐黄色平顶或圆锥形丘疹，约粟粒至绿豆大，质坚硬，丘疹数目多，孤立散在或成片，有时可排列成念珠状。自觉剧痒。

（2）斑状淀粉样变　好发于中年以上妇女。主要位于背部肩胛间区，也可累及躯干及四肢。可见灰褐色或棕褐色色素沉着样斑。

（3）结节或肿胀（肿瘤）型　较罕见，多见于中年女性，病程缓慢，皮损主要发生于面部、躯干、四肢及生殖器部位，表现为蜡样、黄褐色斑块或结节。

（4）皮肤异色病样型皮肤淀粉样变病　损害常初发于四肢、腰背部，可泛发全身。皮损表现为网状色素异常，苔藓样丘疹，毛细血管扩张和轻度萎缩。可以有水疱或血疱，沿抓痕呈线形排列，伴轻度瘙痒。常伴有光敏感。

（5）肛门、骶骨部皮肤淀粉样变病　男性多见，可能与压迫、摩擦等机械刺激有关。发生在肛门或骶骨部，皮疹为角化过度性色素沉着斑，以肛门为中心呈放射状排列。

（6）摩擦性皮肤淀粉样变　主要与长期摩擦、搔抓有关。好发于易受摩擦部位，表现为深褐色斑疹或斑片，可见抓痕和血痂，伴瘙痒。

（7）大疱性淀粉样变　临床罕见，几乎均为系统性淀粉样病变，临床表现除瘙痒性斑状色素沉着、丘疹、斑块外，还有水疱和大疱。

（8）其他少见类型　有伴色素减退的头部皮肤淀粉样变病、伴白斑的皮肤淀粉样变病等。

2. 实验室检查

组织病理：真皮乳头内有淀粉样物质沉着，表皮灶性基底液化变性，棘层肥厚，颗粒层增厚，角化过度和角质栓。淀粉样物质耐淀粉酶阳性。

【治疗原则】

（1）局部外用皮质激素药膏加封包，也可用氢化可的松、二甲基亚砜搽剂等。

（2）部分大的丘疹可用液氮冷冻。

(3) 口服维 A 酸，部分患者有明显疗效。

九、硬肿病

本病病因不明，但其发生常与糖尿病、感染、单克隆丙种球蛋白病等相关，是一种以皮下组织出现僵硬为特点的疾病。见图 135。

【诊断标准】

1. 临床表现

(1) 多见于成年妇女，也见于儿童，偶有家族史。

(2) 皮肤损害常初发于颈后及肩部，迅即累及面部、胸、背和上臂等处，但常不侵犯手、足部位。

(3) 皮肤表现为实质性非凹陷性肿胀、发硬，呈棕黄色，表面光滑具蜡样光泽，或为“橘皮征”样表现。可影响面容、吞咽以及颈和肩、背部活动。

(4) 发生于感染的患者病程约 50%具有自限性，大多在数月至几年内完全消退，皮肤恢复正常，而其他类型者病程迁延。

2. 实验室检查

组织病理：真皮明显增厚，胶原束肿胀、粗大，束间有黏蛋白沉积。

【治疗原则】

(1) 除去诱因，如控制血糖，消除感染性病灶。

(2) 物理疗法、光疗、热浴及按摩等，局部可注射透明质酸、皮质类固醇。

(3) 对症治疗。

十、肠病性肢端皮炎

本病的病因，其一是锌吸收不良，由位于染色体 8q24.3 的 SLC39A4 基因突变引起；其二是饮食中含锌量不足。临床上以人体腔口周围和肢端红斑、水疱，腹泻和毛发脱落三大症状为特征。

【诊断标准】

1. 临床表现

(1) 发病年龄为生后数日～10 岁，平均发病年龄在生后 9 个月，尤其在断奶前后发病率最高。无明显种族和性别差异。

(2) 皮疹好发于口、鼻、眼和肛门等部位，也可波及头皮、耳周、甲周和臀部等处，但躯干很少累及。

(3) 皮疹常对称分布，早期损害为水疱、脓疱，逐渐发展为大疱、糜烂、结痂和鳞屑。慢性期可见四肢末端的皮疹呈银屑病样及苔藓样病变表现，部分患者的损害似烟酸缺乏病。

(4) 生殖器和肛门除有糜烂及结痂损害外，还可见外阴炎、阴囊炎。口腔合并有口腔炎、口角炎，可累及舌背。累及眼睑可表现为睑缘炎、结膜炎等。

(5) 头发、眉毛、睫毛等表现为全脱或弥漫性稀少。指甲改变包括化脓性甲沟炎、甲营养不良。

(6) 多数患者对乳糖和果糖不耐受，有消化道症状，表现为厌食、呕吐、腹胀、腹泻等。患者常有情绪和精神障碍，严重者可伴有发育迟缓和营养不良。

(7) 易继发细菌、真菌或混合感染，主要侵犯上呼吸道，也可并发肺炎和败血症。

2. 实验室检查

血清锌水平降低、血清碱性磷酸酶水平低，尿锌排泄率降低且与血清铁值相平行。

约半数患者皮肤黏膜或大便可查到念珠菌。部分患者伴有多种免疫缺陷。

【治疗原则】

(1) 支持疗法，包括母乳喂养，补充维生素，必要时可输血或输液。如出现严重并发症，如免疫缺陷等，可应用静脉注射用人免疫球蛋白。

(2) 补充硫酸锌，开始剂量为 5～10 mg/(kg·d)，维持剂量为 1～2mg/(kg·d) (220mg 硫酸锌中含锌元素为 50mg)，分 3 次口服。治疗后 24～48 小时即可见效，最早得到改善的是神经系统症状，2～4 周皮肤损害可大部分治愈。

(3) 注意皮肤的清洁卫生，防止和控制继发细菌和真菌的感染。

十一、烟酸缺乏病

本病是一类少见的营养障碍性疾病，由于摄入量过少、病态性偏食、酒精中毒、患有慢性消化系统疾病以及肠道吸收不良等导致缺乏烟酸(即维生素 P 或称维生素 B_3)引起。

【诊断标准】

1. 临床表现

(1) 常见于成年人，无性别和年龄差异。发病早期症状不典型，可以有食欲下降、乏力、消瘦、腹部不适、易兴奋、失眠等非特异性表现。病情加重出现“三联征”，即皮炎、腹泻和痴呆。

(2) 皮肤表现　因夏秋季日光照射后发病，在四肢面部等暴露处对称出现境界清楚的对称性红斑，自觉瘙痒，类似日晒伤。之后皮损迅速转为红褐色，水肿明显，严重者表面形成大疱，可因继发感染而形成脓疱。经 2～3 周后皮损转为深褐色，水疱干燥形成大片结痂，树皮样脱落而愈。色素增加或减退。急性发作期患者可伴有高热、衰竭等全身症状，甚至在数周内死亡。慢性期局部皮肤变粗糙、肥厚和坚硬而失去弹性，色素沉着，表面有皲裂、脱屑。皮损好发于肘、膝、指关节等骨突出处。

(3) 消化道表现　表现为口角炎、舌炎、口腔炎症和胃肠道症状等。舌炎早期在舌尖和边缘充血发红，乳头肥大，之后舌苔脱落，舌乳头萎缩，以至全舌、口腔黏膜、咽部、食管红肿和溃疡形成，出现吞咽困难，口角和唇部干燥、脱屑，伴有食欲不振、便秘、恶心、呕吐等，腹泻水样便或糊状，有恶臭。

(4) 精神和神经系统表现　轻者出现神经衰弱症状，如心悸、头晕、失眠、烦躁、焦虑、抑郁、健忘、幻觉、感觉异常等，病情严重时出现各种精神症状，如丧失记忆力、定向障碍、狂躁或抑郁，晚期发生瘫痪、昏睡、谵妄、神志不清、神经反射改变。肢体感觉异常和多发性周围神经炎较常见。出现严重精神神经症状者预后较差，治疗不及时可以致死。

(5) 常和维生素 B_1、维生素 B_2 等维生素缺乏以及其他营养成分缺乏病同时存在。

2. 实验室检查

(1) 尿中烟酸代谢产物的测定　正常人 24 小时尿中 N′-甲基烟酰胺(NMN)含量不低于 10mg，低于 0.824mg/d 具有诊断价值。

(2) 可有贫血、胃酸减少等。

【治疗原则】

(1) 提高生活水平，改善膳食结构，以及进行宣传教育，保持科学的饮食习惯，如采取混合食物结构，避免单纯以玉米为食，嗜酒者戒酒等。

(2) 口服烟酸或烟酰胺每日 100～300mg 或给病情较重者皮下或肌内每日注射 100mg，同时给予其他维生素，同时给患者食用富含烟酸和色氨酸的食物，尤其给予高蛋白食物。

(3) 进行相应的对症治疗，可以选择不同剂型的外用药，如温和保护剂、角质溶解剂，亦可加用遮光剂。

十二、糖尿病性皮肤病

糖尿病性皮肤病是一组因胰岛素绝对或相对不足引起机体糖、脂肪、蛋白质代谢障碍的系统性疾病的皮肤表现。见图 136、图 137。

【诊断标准】

1. 临床表现

(1) 皮肤感染是糖尿病患者最常见的皮肤表现，包括由细菌、真菌、病毒等病原体的感染。细菌感染中以葡萄球菌感染最为常见，可引起疖、痈、麦粒肿(睑腺炎)、球菌性脓皮病等。浅部真菌感染表现为足癣、甲癣、手癣、外阴念珠菌病、体癣与花斑癣等。

(2) 皮肤瘙痒症　可以表现为全身泛发性或局限性瘙痒。

(3) 糖尿病皮病　下肢胫前、大腿前或其他部位皮肤圆形萎缩性斑片，颜色暗褐，持续1～2 年逐渐减退，有浅表鳞屑产生，最后形成较小的色素沉着斑或萎缩性瘢痕，但可有新发皮损不断出现在周围。

(4) 糖尿病足：血管和神经病变是导致其发生的主要原因。

(5) 糖尿病皮肤感觉异常：10%糖尿病患者合并周围神经病变，表现为皮肤感觉异常。

2. 实验室检查

(1) 符合糖尿病的诊断标准。

(2) 糖尿病皮病的组织病理　真皮小动脉与毛细血管管壁增厚，PAS 阳性纤维素样物沉着，血管周围可见含铁血黄素与红细胞外溢，伴有白细胞聚集现象。

【治疗原则】

(1) 积极控制糖尿病。

(2) 外用止痒药物；外用或口服药物治疗感染等。

第十六章　色素性皮肤病

一、雀斑

雀斑为常染色体显性遗传性疾病，过度日光照射或紫外线照射可诱发本病或使其加剧。见图 138。

【诊断标准】

1. 临床表现

(1) 多见于面部，亦见于手背、颈及肩部暴露部位皮肤。

(2) 常首发于 5 岁左右的儿童，女性多于男性。

(3) 皮损为淡褐色或黄褐色斑疹，直径为 2～4mm，分布对称，无自觉症状。

(4) 随年龄增长，数目增多；青春期最明显；夏季雀斑数量、大小、色素沉着深度增加。

2. 实验室检查

组织病理示表皮基底层尤其表皮突部位色素颗粒增多，但黑素细胞数目不增加。

【治疗原则】

(1) 避免日光过度照射。

(2) 3%氢醌霜，每日 2 次，外用。

(3) 孤立与色素较深的皮损可采用液氮冷冻治疗。

(4) QS 翠绿宝石激光、QS 红宝石激光和强脉冲光治疗有效。

二、咖啡斑

本病病因不清，可与多发性神经纤维瘤病合并发生。见图 139。

【诊断标准】

1. 临床表现

(1) 出生生时即有或从幼儿期开始出现。

(2) 主要发生在躯干，亦见于四肢。

(3) 损害为数毫米至数厘米大小的淡褐色斑，边界清楚，表面平滑。

(4) 出现 6 个以上大于 1.5cm 直径的咖啡斑时，提示可能有神经纤维瘤病 1 型。

(5) 可并发于结节性硬化症和 Albright 综合征。

2. 实验室检查

组织病理示基底层黑素细胞增多及基底层色素增加。

【治疗原则】

(1) 一般不需治疗。

(2) 部分患者调 Q 开关宝石激光治疗有效。

三、黄褐斑

遗传易感性、紫外线照射、性激素水平变化是黄褐斑三大重要发病因素，色斑处血管增生、皮肤炎症及屏障功能紊乱可能也参与了黄褐斑的发生。见图 140。

【诊断标准】

1. 临床表现

(1) 皮损表现为面部淡褐色至深褐色斑片，通常对称性分布，无炎症表现及鳞屑。

(2) 女性多发，主要发生在青春期后。

(3) 病情可有季节性。常夏重冬轻。

2. 实验室检查

组织病理示表皮基底层色素增多，真皮浅层噬黑素细胞增加。

皮肤共聚焦显微镜下示表皮和真皮交界处可见圆形或椭圆形黑素颗粒，部分真皮浅层可见散在、折光强的噬黑素细胞。

3. 排除

炎症后色素沉着、颧部褐青色痣、Riehl 黑变病、色素性扁平苔藓等皮肤病。

【治疗原则】

(1) 基础治疗　避免诱发因素，建议每日使用 SPF≥30，PA+++的广谱(UAB+UBA)防晒剂，修复皮肤屏障，治疗与其相关的肝脏疾病和妇科疾病。

(2) 系统治疗

①口服维生素 C 0.2g/次，每日 3 次；或维生素 E 0.1g/次，每日 1 次，两者联合应用疗效更强。

②口服或静脉注射谷胱甘肽、氨甲环酸。谷胱甘肽常与维生素 C 联用；氨甲环酸口服小剂量即有效，用法为 250～500mg/次，每日 2～3 次，用药 1～2 个月起效，治疗时间越长，疗效越好，建议连续使用 6 个月以上。

(3) 局部治疗

①外用氢醌及其糖苷衍生物如熊果苷等。2%～5%氢醌每晚使用 1 次，治疗后 4～6 周可有明显效果，6～10 周效果最佳。将氢醌、维 A 酸及糖皮质激素局部联合使用可提高疗效(又被称作 Kligman 三联配方)。

②外用 15%～20%的壬二酸乳膏，每日两次，约 6 个月。

③果酸化学剥脱术，浓度<35%，每 2 周 1 次，4～6 次为 1 个疗程。

(4) 中医辨证内调外治　疗程一般需 3～6 个月。

(5) 激光/强脉冲光治疗

①调 Q 和点阵激光：可供选择的波长有 1064nm、694nm、1450nm、1540nm、1550nm、1927nm 等，建议 2～4 周 1 次，治疗 6～10 次。大光斑低能量或点阵模式的调 Q1064nmYAG 激光效果相对较好，连续治疗次数不宜超过 15 次。

②强脉冲光：对于某些黄褐斑有一定的效果，一般每 3～4 周治疗 1 次，治疗不超过 5 次。

四、白癜风

白癜风为一种后天性获得性色素缺乏症。病因尚不完全清楚，可能与遗传、免疫功能异常、神经精神和内分泌因素、代谢功能紊乱等有关。见图 141。

【诊断标准】

1. 临床表现

(1) 通常在儿童期或青年期发病，表现为大小和形状各异的脱色性白斑，周围颜色正常或有色素增加。

(2) 皮损好发于面部、颈部、手背和躯干；腔口黏膜及周围皮肤也易受侵犯，如眼、鼻、口、耳、乳头、脐、阴茎、女阴和肛门；亦常见于外伤部位；白斑部位的毛发通常也变白。

(3) 排除炎症后色素减退斑、斑驳病、特发性色素减退斑、白色糠疹、无色素痣和贫血痣等皮肤病。

(4) Wood 灯下白斑区见亮白色荧光。

2. 实验室检查

组织病理示表皮黑素细胞及黑素颗粒明显减少，基底层几乎完全缺乏多巴染色阳性的黑素细胞。

【治疗原则】

(1) 治疗需考虑的因素　选择治疗方法需要考虑的因素包括疾病病期、疾病型别、严重程度和皮损位置。进展期判定参考白癜风疾病活动度评分(VIDA)、临床特征、同形反应、Wood 灯检查结果。

面颈节段型疗效好，肢端型、黏膜型疗效差。儿童疗效优于成人。

(2) 局部外用药治疗

①外用激素：适用于白斑累及面积<3%体表面积的进展期皮损。面部、皱褶及柔嫩部位皮肤用 1 个月后应更换为钙调神经磷酸酶抑制剂，肢端可持续使用。激素避免用于眼周。如果连续外用激素治疗 3、4 个月无复色，则表明激素治疗效果差，需更换药物或者联合其他局部治疗方法。

②外用钙调神经磷酸酶抑制剂：包括他克莫司软膏及吡美莫司乳膏。治疗应持续 3～6 个月，间歇应用可更长。面部和颈部复色效果最好。特殊部位如眶周、黏膜部位和生殖器部位可使用。可作为维持治疗用药，在白癜风皮损成功复色后每周 2 次外用 3～6 个月，可有效预防复发或脱色现象。

③外用维生素 D_3 衍生物：外用卡泊三醇软膏及他卡西醇软膏每日 2 次。可与 NB-UVB、308nm 准分子激光等联合治疗增强疗效，也可与外用激素和钙调神经磷酸酶抑制剂联合治疗。

(3) 系统治疗　主要适用于 VIDA>3 分的白癜风患者。口服或肌内注射激素可使进展期白癜风尽快趋于稳定。成人进展期白癜风可小剂量口服泼尼松 0.3mg/(kg·d)，连服 1～3 个月，无效中止；见效后每 2～4 周递减 5mg，至隔日 5mg，维持 3～6 个月。或复方倍他米松注射液 1ml 肌内注射，每 20～30 天 1 次，可用 1～4 次或根据病情酌情使用。

(4) 光疗

①局部光疗：NB-UVB 每周治疗 2～3 次，根据不同部位选取不同的初始治疗剂量，或在治疗前测定最小红斑量(MED)，起始剂量为 70%MED，根据红斑反应情况确定下一次照射剂量。同一剂量持续 4 次后如未出现红斑或红斑持续时间<24 小时，治疗剂量增加 10%～20%，直至单次照射剂量达到 3.0J/cm^2(Ⅲ型、Ⅳ型皮肤)；如果红斑持续超过 72

小时或出现水疱，治疗时间应推后至症状消失，下次治疗剂量减少 20%～50%；如果红斑持续 24～72 小时，应维持原剂量继续治疗。308nm 单频准分子光、308nm 准分子激光应每周治疗 2～3 次，治疗起始剂量及下一次治疗剂量调整参考 NB-UVB 使用指南。

②全身 NB-UVB 治疗：适用于皮损散发或泛发全身的非节段型或混合型白癜风。

每周治疗 2～3 次，初始剂量及下一次治疗剂量调整与局部 NB-UVB 类同。如出现平台期(指光疗持续照射超过 20～30 次后，连续照射无色素恢复)应停止治疗，休息 3～6 个月，起始剂量以 MED 开始。如果治疗 3 个月无效或治疗 6 个月复色<25%，应考虑停止治疗。只要有持续复色，光疗通常可继续；不建议进行维持性光疗。快速进展期光疗剂量宜从 100mJ 起始，联合系统激素治疗，可避免光疗诱发的同形反应。非节段型疗效优于节段型；面颈、躯干疗效优于肢端。

(5) 移植治疗：适用于稳定期白癜风患者(稳定 6 个月以上)，尤其适用于节段型白癜风患者。进展期白癜风及瘢痕体质患者为移植禁忌证。常用移植方法有自体表皮片移植、微小皮片移植、刃厚皮片移植、自体非培养表皮细胞悬液移植、自体培养黑素细胞移植、单株毛囊移植等。自体表皮片移植操作简单，疗效较好。移植与光疗联合治疗可提高疗效。

(6) 中医中药：进展期以驱邪为主。疏风清热利湿，疏肝解郁；稳定期以滋补肝肾、活血化瘀为主，根据部位选择相应引经药。

(7) 脱色治疗：适用于累及面积>95%的患者，且已证实对复色治疗抵抗。

①脱色剂治疗：20%氢醌单苯醚，每日 2 次外用，连用 3～6 周；也可用 20%氢醌乳膏，开始用 10%浓度，以后每 1～2 个月逐渐增加浓度。每天外用 2 次，先脱色曝光部位，再脱色非曝光部位，1～3 个月可见效。注意减少皮肤对脱色剂的吸收，搽药后 2～3 小时禁止接触他人皮肤。

②激光治疗：可选 Q755nm、Q694nm、Q532nm 激光。

(8) 遮盖疗法：暴露部位皮损采用含染料的物理或化学遮盖剂，使颜色接近周围正常皮肤。

(9) 儿童白癜风：<2 岁儿童，可外用中效激素治疗，采用间歇外用疗法较为安全。>2 岁儿童，可外用中强效或强效激素。他克莫司软膏及吡美莫司乳膏可用于儿童白癜风治疗。基于此类药治疗儿童特应性皮炎的文献和经验，婴儿白癜风也可应用。维生素 D_3 衍生物也可治疗儿童白癜风。快速进展期儿童白癜风可口服小剂量激素治疗，推荐口服泼尼松 5～10mg/d 连用 2～3 周。如有必要，可在 4～6 周后再重复治疗 1 次。儿童白癜风可根据治疗需要接受光疗。

五、Riehl 黑变病

本病病因不明确，可能与多种致病因素有关，如外用化妆品及其他化学性物品。见图 142。

【诊断标准】

1. 临床表现

(1) 主要累及面、颈及胸背部。

(2) 皮损表为灰紫色至紫褐色斑，网状排列。

(3) 根据疾病的不同时期可以分为 3 期：炎症期、色素沉着期、萎缩期。

2. 实验室检查

组织病理示表皮轻度角化过度，棘层细胞间水肿，基底细胞有点状液化变性，真皮浅层有大量噬色素细胞。

【治疗原则】

(1) 查找可能的致病因素，对症治疗。

(2) 避光、避免接触致敏的化妆品或化学物品。

(3) 口服维生素C或中药。

(4) 外用3%氢醌霜。

六、口周黑子-肠息肉综合征

本病为常染色体显性遗传，又称为“Peutz-Jeghers 综合征”。

【诊断标准】

1. 临床表现

(1) 一般出生即有，或儿童期出现，表现为口周、唇部、手掌及口腔黏膜的褐黑色斑点，也可见于鼻、肛周、生殖器，极少数位于肠道。

(2) 胃肠道息肉，以小肠多见。息肉常为腺瘤，可恶变。

2. 实验室检查

组织病理示表皮基底层、棘层色素增加。基底层黑素细胞数目增多。

【治疗原则】

(1) 皮损可选用调Q开关宝石激光治疗。

(2) 息肉破溃出血或恶变者可行手术切除。

七、蒙古斑

黑素细胞起源于神经嵴，如未能穿过表皮真皮交界而停留在真皮，至出生时延迟消失会导致蒙古斑的产生。

【诊断标准】

1. 临床表现

(1) 发生于有色人种的儿童，出生时即有。

(2) 发生在腰骶部和臀部。部分可泛发。

(3) 多为单个圆形、椭圆形或方形浅蓝色、暗蓝色或褐色斑。

(4) 无不适症状，几年内可自行消退。

2. 实验室检查

组织病理示真皮中部胶原纤维束之间散在的星状或纺锤状细胞，胞浆中有色素颗粒。多巴染色星状或纺锤状细胞呈阳性。

【治疗原则】

几年内可自行消退，因此不需治疗。

八、太田痣(眼上腭褐青色痣)

太田痣指波及面部三叉神经第一、二支区域及同侧巩膜的灰蓝色斑状损害，又名 “眼上腭部褐青色痣”。见图 143。

【诊断标准】

1. 临床表现

(1) 发生于颜面一侧，分布于上下眼睑、颧部及颞部偶尔波及两侧。分布通常限于三叉神经第一、二支区域。约 2/3 患者有同侧巩膜受累变蓝。

(2) 皮损为褐色、青灰、蓝色、黑色或紫色斑片，边界不清，呈网状或弥漫状，偶尔有结节。

(3) 多在 20 岁以前发病，皮损随年龄增长而加深、扩大。

2. 实验室检查

组织病理示真皮浅层胶原纤维之间黑素细胞散在分布。

皮肤共聚焦显微镜下示表皮真皮交界处无色素颗粒增加，部分患者真皮浅、中层有散在条索状或团块状色素颗粒沉积。

【治疗原则】

调 Q 开关宝石激光、Nd:YAG 激光治疗可取得满意疗效。

九、伊藤痣

本病又称为“肩峰三角肌褐青色痣”。见图 144。

【诊断标准】

1. 临床表现

(1) 分布于肩及上臂，后锁骨上及臂外侧神经所支配的区域。

(2) 皮损为褐色、青灰色、蓝色、黑色或紫色斑片。

2. 实验室检查

组织病理同“太田痣”。

【治疗原则】

调 Q 开关宝石激光，部分患者有效。

十、色素性毛表皮痣

本病病因不清，亦称“Becker 痣”。见图 145。

【诊断标准】

1. 临床表现

(1) 儿童期发病，随年龄增长而长大、增厚。

(2) 好发于肩、前胸部位。

(3) 皮损为大片色素沉着斑，平均直径＞10cm，表面有毛发，毛发较粗且黑，逐渐增多，边界清楚。

(4) 可并发其他表皮痣。

2. 实验室检查

组织病理示表皮棘层肥厚，皮突不规则延长，基底层色素增加，真皮浅层可见噬黑素细胞和黑素细胞。

【治疗原则】

一般不需治疗。必要时可采取二氧化碳激光、Q 开关红宝石激光、Q 开关 Nd:YAG 激光或手术切除、植皮。

十一、老年性白斑

本病是一种老年性皮肤退行性变现象，系表皮中多巴阳性黑素细胞数目减少所致。见图 146。

【诊断标准】

1. 临床表现

(1) 皮损分布于躯干、四肢。

(2) 常发生在 40 岁以上的中老年人，其数量随年龄增长而增加。

(3) 皮损 2～6mm 大小，圆形或椭圆形白斑，白斑处皮损稍凹陷，数目多少不等。无不适症状。

2. 实验室检查

组织病理示表皮基底层色素消失，多巴阳性黑素细胞数目减少，角化过度伴扁平的表皮突。

【治疗原则】

无需治疗。

十二、贫血痣

本病为一种先天性局限性血管发育缺陷。见图 147。

【诊断标准】

1. 临床表现

(1) 常在生后或儿童期发病，终生不退。

(2) 胸背部多见，亦可累及其他部位。

(3) 单个或多个圆形、卵圆形或线状边界清楚的淡白色斑。

(4) 玻片压皮损周围正常皮肤时皮损消失，Wood 灯下皮损不增强。

(5) 摩擦皮损处或冷、热刺激皮损处不发生红斑反应。

2. 实验室检查

(1) 组织病理示皮肤结构正常。

(2) 皮损内注射乙酰胆碱、毛果芸香碱、组织胺、5-羟色胺或前列腺素 E，局部不产生红斑反应。

【治疗原则】

一般不需治疗，如皮损影响美观，可行美容手术。

第十七章　遗传性皮肤病

一、色素失禁症

本病是一种 X 连锁显性遗传性疾病。

【诊断标准】

1. 临床表现

(1) 出生或生后不久开始发病，主要发生于女性。

(2) 临床分为三期，表现为不同的皮肤表现：约在出生后 2 周内，四肢和躯干突然出现清澈紧张的大疱，排列成行；数月后，在水疱后相同部位出现不规则线状排列的疣状丘疹或角化性斑块，多在 1 岁左右自行消退，也可存在数年；之后躯干、四肢出现不规则泼溅状或涡轮状的色素沉着，典型者乳头处色素沉着，腹股沟和腋窝受累最有特征性。损害逐年消退，至成年期通常完全消退。可伴有假性秃发，指甲损害。

(3) 皮肤外表现：牙齿缺陷、眼睛缺陷、中枢神经系统和骨骼发育异常等。

2. 实验室检查

(1) 组织病理　早期水疱位于表皮内，疱内及其周围有较多的嗜酸性粒细胞，真皮内嗜酸性粒细胞及单核细胞浸润。中期表皮棘层肥厚，不规则乳头瘤样增生，角化过度，有涡轮状排列的角质形成细胞及散在的角化不良细胞，真皮有轻微的慢性炎症浸润；晚期色素沉着区可有真皮上部噬色素细胞内有广泛的色素沉积，伴有基底层色素减少。

(2) 外周血常规检查在早期的急性期嗜酸性粒细胞超过 50%。

【治疗原则】

(1) 病情可以逐渐缓解，到成年后除原有并发症外，无任何不适，无需特殊治疗。

(2) 早期发生水疱损害时，可使用抗生素控制继发感染，外用保护性药物。

二、神经纤维瘤病

本病属常染色体显性遗传性疾病，25%～50%患者有家族史。见图 148、图 149。

【诊断标准】

1. 临床表现

(1) 神经纤维瘤　肿瘤表面平坦或突出皮面，呈圆锥形、半球形或有蒂，直径为数毫米至数厘米，肉色或粉红色，瘤体柔软，瘤体数目由数个到数百个不等，5%～15%患者可发生恶变。

(2) 皮肤色素斑　常出生时即有，面部、躯干可见卵圆形或不规则形咖啡色斑，直径 2～5cm，数目不一，咖啡斑数目超过 6 个以上提示本病。腋窝或腹股沟处雀斑样色素沉着也为本病特征。

(3) 口腔损害　5%～10%患者有上腭、颊黏膜、舌和唇部乳头状瘤或巨舌症。

(4) 内脏损害　可有神经肿瘤、骨骼畸形，消化道神经纤维瘤可引起出血、梗阻。

2. 实验室检查

组织病理示神经纤维瘤肿瘤组织由神经鞘细胞和神经内膜组成，肿瘤界限清楚，无包膜，可达皮下脂肪组织。皮肤色素斑可见表皮内多巴阳性的黑素细胞增加，角质形成细胞和黑素细胞内有大的色素颗粒。

【治疗原则】

如肿瘤巨大影响美容、功能或疑有恶变者可行手术切除。

三、大疱性表皮松解症

本病是指皮肤或黏膜受到轻微外伤即可引起水疱的一组先天遗传性疾病。见图 150。

【诊断标准】

根据遗传特征、临床表现和电镜检查可以分为以下三种类型。

1. 单纯型大疱性表皮松解症

多为常染色体显性遗传。分为泛发性和局限性及其他一些少见类型。电镜下水疱位于表皮内基底细胞层以上。

泛发性单纯型大疱性表皮松解症是最常见的一种类型，发生于出生后第一年，也可儿童期或成年期发病。暴露部位、口腔黏膜及关节部位，轻微机械损伤后起水疱、大疱，为疱壁厚、清澈紧张性大疱，尼氏征阴性。愈后可见粟丘疹。随着年龄增长可逐渐缓解改善。

局限性单纯型表皮松解症皮损仅局限于手足，表现为手足部位反复发作大疱，热天或走路多时病情加重，可伴有掌跖角化，7 岁左右病情可稍好转。

2. 交界性大疱性表皮松解症

为常染色体隐性遗传，罕见，通常首先围绕甲的基底部出现水疱，导致甲脱落。水疱几天内泛发全身，尼氏征阴性，皮肤易大片剥离，患儿可伴有严重贫血及发育迟缓，大多数患儿在 2 岁内死亡。电镜下水疱位于透明板内。

3. 营养不良型表皮松解症

分为显性或隐性营养不良型大疱性表皮松解症，电镜下水疱位于致密板下方。

显性营养不良型大疱性表皮松解，患者通常身材正常，健康状况良好，婴儿期或儿童期发病，四肢创伤后起血疱，愈后留下萎缩性的瘢痕，表皮囊肿和粟丘疹常见，少数可有黏膜损坏，可伴有鱼鳞病、毛周角化、厚甲、掌跖角化等。

隐性营养不良性大疱性表皮松解症，刚出生或婴儿早期发病。松弛性大疱或血疱，尼氏征阳性，可发生于全身任何部位，愈后留下萎缩性瘢痕，黏膜部位可有大疱和糜烂。

【治疗原则】

(1) 主要为对症及支持治疗。

(2) 避免创伤。

(3) 预防大疱感染。

(4) 试用苯妥英钠 100mg，每日 3 次口服，可能有一定效果。

四、鱼鳞病

本病病因不明，可能与遗传有关。见图 151。

【诊断标准】

根据遗传特征和临床表现不同，可以分为四种类型：寻常性鱼鳞病、性联鱼鳞病、大疱性先天性鱼鳞病样红皮病、非大疱性先天性鱼鳞病样红皮病。

1. 寻常性鱼鳞病的临床表现

(1) 3 岁前幼儿发病，为四肢伸侧及背部出现淡褐色至深褐色菱形或多角形鳞屑，紧紧贴在皮肤表面，而边缘游离。鳞屑间可有白色沟纹，呈网状。头皮可有糠状脱屑。身体屈侧少有累及。冬重夏轻。

(2) 无明显自觉症状。

2. 寻常性鱼鳞病的组织病理

表皮变薄，角化过度，颗粒层减少或消失，毛囊孔及汗孔有角栓，真皮内皮脂腺减少，血管周围非特异性炎性细胞浸润。

【治疗原则】

(1) 目前尚无有效的治疗药物，口服和外用药物仅改善症状。

(2) 口服维 A 酸有一定的作用。

(3) 局部外用维 A 酸软膏或润肤的油膏。

五、着色性干皮病

本病属常染色体隐性遗传性皮肤病，但亦可成性联遗传。由于机体细胞先天性部分或完全缺乏核酸内切酶，使细胞受紫外线照射损伤的 DNA 不能得到修复，从而引起损伤，直至发生细胞恶变。见图 152。

【诊断标准】

1. 临床表现

(1) 6 个月到 3 岁发病 ，常在 10 岁前死亡，2/3 患者死于 20 岁之前。

(2) 初期的皮损发生在曝光部位，光敏感最为常见，表现为在日晒部位如患儿面部、唇部等，发生水疱、大量雀斑，伴有色素减退和萎缩，皮肤干燥，逐渐出现毛细血管扩张、小的血管瘤和白色萎缩斑。

(3) 3～4 年后即出现皮肤恶性肿瘤，以基底细胞癌最常见，其次为皮肤鳞状细胞癌和黑素瘤。

(4) 患儿发育迟缓，智力显著低下。伴有明显眼部损害，如畏光、眼睑外翻等。

2. 实验室检查

组织病理示早期为非特异性改变；中期表皮萎缩伴棘层增厚，表皮细胞排列紊乱，局部呈不典型向下生长，真皮上部胶原纤维嗜碱性变；晚期为各种肿瘤的组织改变。

【治疗原则】

(1) 避免日晒。外用防晒霜保护皮肤。

(2) 发现肿瘤及早切除。

(3) 芳香维 A 酸，每日 0.2～0.5mg/kg，口服可有效减少皮肤肿瘤发生。

六、结节性硬化症

结节性硬化症是一种侵犯皮肤、神经系统的常染色体单基因显性遗传性疾病，家庭成员间可表现各异。见图 153。

【诊断标准】

1. 临床表现

(1) 本病特征为皮损、智力迟缓及癫痫，常 5 岁前发病，家庭成员间表现差异很大。

(2) 皮损有 4 种特征性损害

①面部血管纤维瘤：3～10 岁间，鼻唇沟至颌下颈部出现坚韧、散在略带黄色的毛细血管扩张性丘疹。

②甲周纤维瘤：青春期或其后出现，从甲周长出的鲜红色赘生物，光滑、坚韧，常 5～10mm 长。

③卵圆形或叶状白斑：为本病最常见的皮肤表现，躯干部位特别是臀部出现 1～3cm 大小白斑，在滤过紫外线灯下更明显。

④鲨鱼皮样斑：青春期后出现，是一种不规则增厚略高于皮肤的软斑块，肤色或淡黄色，表面可呈橘皮样外观，常位于腰骶部。

(3) 神经系统表现　癫痫和智力障碍是最常见的神经系统表现，常出现于婴儿和儿童早期，严重程度不一。

(4) 眼部症状　很少有症状，但眼点检查可以发现视网膜星形细胞错构瘤。

(5) 少数患者可有肺、心脏累及或发生肿瘤。

2. 实验室检查

(1) 组织病理示面部血管纤维瘤可见真皮毛细血管扩张，胶原纤维增生，弹力纤维消失，偶有神经组织增生。甲周纤维瘤中常无毛细血管扩张；胶原纤维增生，弹力纤维消失。叶状白斑中可见酪氨酸酶活性异常的黑素细胞。

(2) 头颅 CT 可发现侧脑室结节和钙化，皮层和小脑结节，有确诊意义。

【治疗原则】

(1) 对面部血管纤维瘤及甲周纤维瘤的治疗可选用激光、冷冻、电灼等方法。

(2) 对症治疗，包括抗癫痫治疗等。

七、毛囊角化病

本病又名“Darier 病”。目前已确定其致病基因位于 12q23－24，由于 ATP2A2 基因突变所致。见图 154。

【诊断标准】

1. 临床表现

(1) 出生时没有，通常开始于 10～20 岁。男女无差异。

(2) 好发生在皮脂溢出部位，如头皮、面部、胸背部、臀沟和外阴等处。皮损多呈对称分布。少数呈线状分布。

(3) 初发病时表现毛囊性丘疹，细小、坚实，逐渐增大成疣状增生的斑块，表面粗糙、表面有油腻性结痂或鳞屑。揭除表面结痂形成漏斗状小凹，无明显不适症状，破溃时自觉疼痛。

(4) 可发生甲损害，出现甲下角化过度、甲脆弱、碎裂、缺损或存在白色或红色纵纹。

(5) 常有口腔黏膜损害，表现为舌与齿龈的白色小丘疹和糜烂，也可以累及口咽、食管、肛门或直肠黏膜。

2. 实验室检查

本病特征性组织病理为：特殊形态的角化不良，形成圆体和谷粒；基底层上即成松解，形成裂隙；基底细胞乳头向上形成不规则“绒毛”；可有乳头瘤样增生、基层肥厚和角化过度。

【治疗原则】

(1) 可口服阿维 A。

(2) 外用 0.05%～0.1%维 A 酸软膏，他扎罗汀软膏。

(3) 增殖肥厚严重的皮损可考虑局部磨削、激光治疗或手术切除后植皮。

(4) 感染可能使某些患者病情发作，可选择应用敏感抗生素。

八、家族性良性慢性天疱疮

本病又名"Hailey-Hailey 病"。致病基因位于 3q21－22.1，由于 ATP2C1 基因突变，致使上皮细胞钙离子代谢障碍，表皮细胞结构受损所致，可以累及皮肤或黏膜上皮。见图 155。

【诊断标准】

1. 临床表现

(1) 为常染色体显性遗传性疾病，家族中可有多个成员患病。

(2) 多在青春期开始发病。发生在腋下、腹股沟、脐周、外阴等处皱褶易摩擦部位，表现为外观正常或发红的皮肤上出现成群的小水疱，容易破溃，形成糜烂和结痂，中间渐愈，周边又出现新皮疹，而成环状，伴有臭味。

(3) 病情夏季加重，冬季缓解。50 岁后病情常减轻，很少痊愈。

2. 实验室检查

组织病理示基底层上形成裂隙或水疱，表皮内棘层细胞松解，呈塌砖墙样外观，可见角化不良细胞。

【治疗原则】

(1) 无特异性治疗。

(2) 抗生素治疗　口服米诺环素 100mg，一日两次或外用抗生素治疗。

(3) 氨苯砜 100～150mg/d，分 2～3 次口服。

(4) 皮质类固醇激素　对氨苯砜不敏感者用较小剂量激素治疗，每日 20～40mg。

(5) 手术治疗　手术切除局部后植皮或二氧化碳激光治疗。

九、红斑肢痛症

红斑肢痛症是一种血管功能紊乱性疾病。原发性红热肢痛症，多发生于儿童或青少年，有家族遗传史，基因定位在 2q31－32。继发性红热肢痛症多合并原发性高血压、糖尿病、多发性硬化、传染性单核细胞增多症、系统性红斑狼疮等。

【诊断标准】

1. 临床表现

(1) 原发者多发生于幼年，继发者发生于 40 岁以上成人。

(2) 主要累及双侧手足，尤以两足最常见。继发者可见单侧一部分肢体受累。

(3) 表现为足趾或足底红肿热痛，疼痛呈阵发性，可持续数分钟、数小时或数天，为剧烈烧灼痛。

(4) 夜间明显且发作次数较多；温度较高的环境、长时间站立行走或双足下垂易使症状加重，冷却患处可缓解或停止发作。

2. 实验室检查

常有血小板及红细胞数量增多。

【治疗原则】

(1) 急性期卧床休息。局部冷敷以减轻疼痛。

(2) 小剂量阿司匹林 50～100mg/d 口服有效。

十、骨膜增生厚皮症

骨膜增生厚皮症分为原发性及继发性两类，原发性属常染色体显性遗传；继发性常继发于肝、肺及消化道疾病或恶性肿瘤等。

【诊断标准】

1. 临床表现

(1) 青春期后发生。发病后 5～10 年病情可稳定不继续发展。男性多见。

(2) 面部、前额、头皮部位皮肤明显增厚，发生褶皱。头皮的褶皱可形成回状头皮，手足皮肤增厚，多汗，常伴有明显杵状指。

(3) 四肢因骨膜增厚呈圆柱状，踝、膝关节肿胀积液。可伴智力迟缓。

(4) 继发性者中老年发病，骨膜增厚快而明显，常有疼痛；皮肤增厚，皱褶较轻；组织病理同原发性。

2. 实验室检查

组织病理示长骨为主增生性骨膜炎，弥漫性不规则骨膜增厚。

【治疗原则】

(1) 原发性骨膜增生厚皮症无有效治疗。

(2) 继发性骨膜增生厚皮症治疗原发疾病。

第十八章　黏 膜 疾 病

一、剥脱性唇炎

本病病因不明，局部化学因素的刺激如唇膏、口红、牙膏、漱口水、香料，以及吸烟饮酒、嗜食辛辣食物，舔唇或咬唇等不良习惯，均可引起本病。见图156。

【诊断标准】

(1) 皮损发生于唇红缘，多见于下唇中部。

(2) 皮损表面干燥脱屑、结痂，鳞屑脱落后露出鲜红光亮面，继而又出现鳞屑，经久不愈。

(3) 自觉干燥、烧灼或疼痛感。

(4) 慢性经过，与季节无关。

【治疗原则】

(1) 寻找并去除可疑的病因，纠正不良习惯，注意保持口腔卫生。

(2) 调整饮食，尽量避免各种外界刺激。

(3) 避免舔咬口唇。

(4) 外用保护性乳膏，防止干燥。

(5) 炎症急性期局部可外用皮质类固醇软膏。

二、光线性唇炎

本病与日光(尤其是长波紫外线)照射有密切的关系，症状的轻重与日光照射时间的长短呈正比，多见于内服或外用含光感性物质的药物、食物或化妆品，再经日光照射致敏而发病。部分患者可能患有卟啉症等光敏感性疾病。

【诊断标准】

1. 临床表现

(1) 急性型　唇红部充血肿胀，发生密集水疱，疱破后出现糜烂、结痂或溃疡。损害以下唇为主。自觉灼热、刺痛。反复不愈的急性者可演变为慢性光线性唇炎。

(2) 慢性型　又称 Ayres 型。多为缓慢发病或由急性型反复不愈转化而来。唇红部干燥、脱屑，黏膜增厚、变硬、皲裂。症状时轻时重，经久不愈者部分可演变成皮肤鳞状细胞癌。

2. 实验室检查

组织病理示角化过度、角化不全，棘层肥厚，真皮内胶原纤维嗜碱性变，散在淋巴细胞和组织细胞浸润，尚见少量浆细胞和多核巨细胞。

【治疗原则】

(1) 避免日光照射、祛除病因。

(2) 局部可外用遮光剂。

(3) 急性期外用皮质类固醇软膏。

(4) 内服氯喹或羟氯喹、烟酰胺、复合维生素B等。

(5) 对有恶性征兆者，应及早做病理，确诊后手术切除。

三、肉芽肿性唇炎

本病病因不明，可能是对龋齿填料、细菌、病毒、螺旋体感染的迟发性超敏反应或是与自主神经系统调节的血管舒缩紊乱有关，也有人认为是肉样瘤的一型。见图 157。

【诊断标准】

1. 临床表现

(1) 多发生于中青年。

(2) 起病较突然，主要为唇部弥漫性非凹陷性肿胀，边界不清，质软或稍带韧性而富有弹性，初发病时可以完全消退。

(3) 局部可有麻木感或发干。

(4) 一般无全身症状。

(5) 反复发作后皮损长期不消退。

2. 实验室检查

组织病理示真皮上部血管周围散在淋巴细胞、浆细胞、上皮样细胞，尚见嗜酸性粒细胞和多核巨细胞。可扩展到真皮深层甚至肌层。

【治疗原则】

(1) 去除慢性病灶，如扁桃体炎、龋齿、牙槽脓肿等。

(2) 口服或外用或局部注射皮质类固醇激素可暂时有效，但停药后往往复发。

四、黏膜白斑

本病病因不明，局部慢性刺激如口腔卫生习惯不良、牙位不正、长期大量吸烟及过冷过热饮食的刺激。外阴黏膜白斑可因白带过多，不注意局部卫生等引起。亦可能与感染、糖尿病、缺铁性贫血、维生素 B_{12} 和叶酸缺乏等全身因素有关。

【诊断标准】

1. 临床表现

(1) 口腔黏膜白斑多见于 40 岁以上男性，好发于口唇、两颊、上腭及舌背黏膜。

(2) 外阴黏膜白斑多见于女阴黏膜处，偶见于老年男性龟头及包皮内侧。

(3) 皮损为增厚的灰白色斑块，单发或多发，皮损表面粗糙、浸润肥厚，触之有韧硬感，刮除表面粗糙角化的黏膜，基底易出血；也可呈增生性、萎缩性病变或疣状增厚。

(4) 多数患者伴有瘙痒，长期搔抓可引起湿疹样变。

2. 实验室检查

组织病理示角化过度伴角化不全，棘层不规则肥厚，细胞排列紊乱，局部有异形性，可见角化不良细胞。

【治疗原则】

(1) 去除局部刺激因素，治疗伴发的全身性疾病。

(2) 早期对症治疗，对于早期间变的黏膜白斑不要急于手术，应密切观察。

(3) 必要时局部可采用液氮冷冻或激光治疗。

(4) 经治疗长期不愈，组织病理上有恶变倾向时，应进行手术治疗。

五、干燥性闭塞性龟头炎

本病可能是硬化萎缩性苔藓的一种表现。也有人认为各种原因的慢性龟头炎长期不愈者均可发展成为此病。

【诊断标准】

1. 临床表现

(1) 早期为慢性龟头炎，皮肤浸润肥厚，色泽棕红，表面脱屑。

(2) 后期龟头部及尿道口出现象牙色白斑，可引起尿道口狭窄、包皮萎缩和粘连。

(3) 一般无自觉症状，尿道口明显狭窄者，排尿受影响。

2. 实验室检查

组织病理示与硬化萎缩性苔藓病理表现基本相同，因无毛囊，故见不到角栓。

【治疗原则】

(1) 皮质类固醇软膏外用或皮损内注射，可减轻局部症状。

(2) 包皮缩窄者可行包皮松解术。

(3) 尿道狭窄者可行尿道扩张术。

六、阴茎珍珠状丘疹病

本病病因不明，多见于包皮过长的男性青年。10%～30%的正常人有不同程度的此病，因此可能为生理发育上的变异，不引起任何功能上的障碍。见图 158。

【诊断标准】

1. 临床表现

(1) 多见于 20～40 岁的青壮年，无自觉症状。

(2) 皮损为白色、肤色或淡红色丘疹，形似小珍珠，直径 1～3mm，表面光滑，不融合，沿阴茎冠状沟呈串珠状排列成一行或数行。

2. 实验室检查

皮损组织病理示丰富的血管网，周围有致密结缔组织包绕，并有数量不等的淋巴细胞浸润。

【治疗原则】

本病良性经过，一般不需特殊治疗。

七、女阴假性湿疣

本病是一种良性乳头瘤，由女阴黏膜的异常增生所致。其病因不明，可能是生理性异常，也可能与感染、长期阴道分泌物刺激有关。

【诊断标准】

1. 临床表现

(1) 多见于青年女性。

(2) 自觉症状缺如或有微痒。

(3) 好发于小阴唇内侧和阴道前庭。

(4) 典型损害为 1～2mm 直径的正常皮色或淡红色小丘疹，表面光滑，排列密集而不融合，常见对称分布于小阴唇内侧，呈绒毛状或鱼子状外观。有时可见息肉状小丘疹。

2. 实验室检查

组织病理可见表皮乳头瘤样增生，棘层中上层可见空泡化改变，均匀、规律，无细胞核异常。真皮血管扩张充血，周围有少量淋巴细胞浸润。

【治疗原则】

本病为良性经过，一般不需特殊治疗。

八、皮脂腺异位

皮脂腺异位为发生于唇颊黏膜或外生殖器黏膜的淡黄色小丘疹，属于皮脂腺发育过程中的生理性异位增殖。见图 159。

【诊断标准】

(1) 青春期后发病，男性多于女性。

(2) 好发于唇部、口腔黏膜，也常见于龟头、包皮及阴唇黏膜上。

(3) 典型临床表现为针头至小米大小的淡黄色或白色半球形或扁平丘疹，常多发，密集成片，互不融合。

(4) 一般无自觉症状。

(5) 组织病理　真皮内较多成熟的皮脂腺小叶，小叶周围包裹着皮脂腺导管，导管向黏膜表面延伸。

【治疗原则】

(1) 一般不需要治疗。

(2) 必要时可做冷冻或激光去除。

第十九章　皮肤肿瘤

一、色素痣

本病可能系色素细胞在由神经嵴到表皮的移动过程中，由于某种异常，造成黑素细胞的局部集中，又称“痣细胞痣”。见图 160～图 162。

【诊断标准】

1. 临床表现

根据痣细胞的分布，将本病分为 3 型。

(1) 交界痣　好发于掌跖及外生殖器等处。出生时或生后发生。皮损一般较小，是深浅不同的褐色斑，为平滑、无毛，深褐色或黑色，不隆起，直径 1～8mm。

(2) 皮内痣　一般小于 1cm 直径，也可能更大。褐色、黑褐色圆顶或半球形丘疹，表面光滑或有毛。

(3) 混合痣　褐色、黑褐色圆顶或半球形丘疹，表面光滑或有毛，但隆起比皮内痣更明显。

2. 组织病理

(1) 交界痣　表皮下部和真皮交界处，尤其是表皮突内可见痣及痣细胞巢，巢内黑素颗粒，多少不等。

(2) 皮内痣　表皮正常，乳头层及乳头下层有境界带，真皮浅中层，甚至深层内见大量的痣及痣细胞巢。浅层痣细胞有多少不等的黑素颗粒。

(3) 混合痣　痣细胞巢除位于表皮下部和真皮交界处外，真皮内浅层也有痣细胞巢。

【治疗原则】

(1) 皮内痣和混合痣为良性肿瘤，一般不需治疗或采用二氧化碳激光等治疗。

(2) 掌跖部位的交界痣易恶变，需采用手术切除。

二、表皮痣

本病又称“疣状痣”，可能系表皮细胞发育过度导致表皮局限性发育异常所致，与显性遗传相关。见图 163。

【诊断标准】

1. 临床表现

(1) 局限型　常单侧分布，位于头部、躯干或四肢。

(2) 泛发型　皮损多发，单侧或双侧分布。若并发其他先天性畸形，如牙齿发育异常、弯曲足、多指症、屈指症、骨骼畸形和中枢神经系统疾病，则称为表皮痣综合征。

(3) 炎症型　常见于一侧下肢，自觉瘙痒，损害表面因搔抓覆有痂和鳞屑。

2. 实验室检查

组织病理示表皮增生，表现为角化过度，乳头瘤样增生以及棘层肥厚，并可见颗粒层增厚，有时可见表皮颗粒样变性。基底层色素增多，但无痣细胞。

【治疗原则】

(1) 目前尚无理想的治疗方法。

(2) 外用维A酸软膏可使疣状皮损减轻。

(3) 小面积者可试用液氮冷冻治疗或二氧化碳激光治疗。

(4) 必要时，外科手术切除或植皮。

三、脂溢性角化病

本病俗称“老年疣”，病因不明，可能与常染色体显性遗传或长期日晒有关。见图164。

【诊断标准】

1. 临床表现

(1) 主要见于中老年，尤其是50岁以上的老年人；也见于青壮年期。

(2) 好发于面部，特别是颞部，其次是手背、躯干和上肢。

(3) 皮损常多发，早期皮损为扁平丘疹或斑，呈淡褐色或深褐色，表面光滑，直径0.5cm或更大。以后逐渐增大隆起，表面可呈轻度乳头瘤样增生，常附有油性鳞屑，去掉又可再生。

(4) 病程缓慢，逐渐发展，一般无自觉症状，无自愈倾向，但极少发生癌变。

(5) 少数患者在短期内突然出现多发性脂溢性角化样皮损，称为Leser-Trelat征。有报告此征可并发内脏恶性肿瘤，应引起注意。

2. 实验室检查

根据组织病理可分为角化过度型、棘层肥厚型和腺样型等6型。其共同特点是病变基底部与两侧正常表皮突底部位于同一水平面上；其他可有角囊肿、角化过度、棘层肥厚和以基底细胞为主的乳头瘤样增生。

【治疗原则】

采用激光、冷冻治疗，疗效较好。

四、表皮囊肿

本病系毛囊漏斗部的囊肿，囊腔的上皮与毛囊漏斗部上皮相似。见图165。

【诊断标准】

1. 临床表现

(1) 常发生于头皮、面颈部、躯干及臀部。

(2) 皮损常单发。

(3) 皮损为半球形隆起的肿物，生长缓慢，正常皮色，质硬，有弹性，可移动，直径0.5cm至数厘米，无自觉症状。

(4) 在Gardner综合征中，头面部可多发。

(5) 囊肿生长缓慢，到一定程度即不再长大。

2. 实验室检查

组织病理示真皮内囊肿形成，囊壁由数层鳞状上皮组成，囊内充满角质，呈环层状排列。如囊肿破裂可引起异物反应。囊壁由内向外依次由颗粒层、棘层和基底层所组成，囊内含有角化细胞和鳞屑。

【治疗原则】

行手术切除。

五、粟丘疹

粟丘疹起源于表皮或附属器，为潴留性囊肿，可分原发性及继发性两型。继发性型可与外伤、皮肤磨削术、迟发性皮肤卟啉症、大疱性表皮松解症及先天性外胚叶缺陷等疾病有关。见图 166。

【诊断标准】

1. 临床表现

(1) 可发生于任何年龄，多见于女性。

(2) 原发性好发于眼睑、颊、额及颧部，而继发性多位于耳廓、手背与前臂。

(3) 皮损为白色或黄白色针头或粟粒大丘疹，数目常较多，散在分布，质坚实，无自觉症状。

2. 实验室检查

组织病理示表现为小的表皮囊肿，囊壁由多层扁平上皮细胞组成，囊腔由排列成同心圆的角质所填充。

【治疗原则】

可用消毒针头挑除囊内白色颗粒即可，但可复发。

六、软纤维瘤

本病又名“皮赘”。见图 167。

【诊断标准】

1. 临床表现

(1) 常见于中老年，以女性多见。

(2) 单个皮损好发于躯干下部，为单个口袋状肿物，根部较细成蒂状，触之柔软弹性，正常肤色，偶因蒂扭转而疼痛，也可发生炎症与坏死。

(3) 多个皮损好发于颈部或腋窝，为针头至绿豆大的柔软丝状突起，呈正常皮色或淡褐色。

2. 实验室检查

组织病理：单发袋状型示表皮变薄、变平，基底层色素增加；多发丝状型示表皮角化过度、乳头瘤样增生、棘层轻度至中度肥厚。真皮内结缔组织疏松、毛细血管扩张。

【治疗原则】

(1) 较小的皮损可切除或剪掉，也可用电烧、冷冻、二氧化碳激光或三氯醋酸及纯石炭酸烧灼。

(2) 对较大有蒂的皮损，采用手术。

七、毛发上皮瘤

一般认为本病可能起源于多潜能的基底细胞，是向毛发结构分化的良性肿瘤，其分化程度较基底细胞上皮瘤高。见图 168。

【诊断标准】

1. 临床表现

(1) 多发型　为常染色体显性遗传，女性多见，常于幼年发病，最迟不超过青春期，好发于面部，尤其在上唇周围、鼻唇沟和眼睑。皮损多发，直径 3～10mm，呈半球形，质地坚实，黄色或淡红色，有时有透明感，并可见毛细血管扩张。

(2) 单发型　皮损为单发正常皮色丘疹，质硬，多见于面部，直径 5mm 左右，一般无自觉症状。

2. 实验室检查

组织病理示真皮可见基底样细胞肿瘤团块、许多毛乳头样结构和角囊肿，周边绕以结缔组织。

【治疗原则】

(1) 单发型小者可用激光治疗，大者可行手术切除。

(2) 多发型目前尚无理想的治疗方法，可试用二氧化碳激光治疗。

八、皮脂腺痣

本病是一种由表皮、真皮和皮肤附属器所构成的器官样痣，其主要成分为皮脂腺。见图 169、图 170。

【诊断标准】

1. 临床表现

(1) 常见于头皮及面部。

(2) 多在出生后不久或出生时发生。

(3) 皮损多单发。

(4) 在儿童期表现为一局限性表面无毛的淡黄色斑块，稍见隆起，表面光滑，有蜡样光泽；在青春期因皮脂腺显著发育，因此损害呈结节状、花瓣状或疣状；老年患者的皮损多呈疣状，质地坚硬，并可呈棕褐色。

(5) 无自觉症状。

(6) 终身存在，良性过程。老年皮脂腺痣可呈肿瘤样增生，约 10%病例并发上皮瘤，常见者为基底细胞上皮瘤。

2. 实验室检查

组织病理示儿童期时皮损内可仅有少许或无皮脂腺结构，主要见未分化的毛囊结构；青春期后可见增生的皮脂腺。

【治疗原则】

(1) 早期皮损小、部位浅时可用二氧化碳激光或电干燥术等治疗。

(2) 青春期后的皮损，尤其是并发基底细胞上皮瘤应及时彻底手术切除。

九、老年性皮脂腺增生

本病系老年人皮肤内正常皮脂腺良性增大所致。见图 171。

【诊断标准】

1. 临床表现

(1) 多见于 50 岁以上男性。

(2) 好发于面部，尤其是额部和颊部。

(3) 皮损为单个或数个散在半球形小结节，直径2～3mm，质软，淡黄色或黄色，顶部中央常见一脐状凹陷。

2. 实验室检查

组织病理示真皮内见单个或数个扩大的正常形态的皮脂腺，中央导管短而粗，导管开口于皮面。皮脂腺小叶增生并增大，呈葡萄样簇集在中央导管的周围，发育正常，中央为成熟的皮脂腺细胞，周边只有一层小的基底样生发层细胞。

【治疗原则】

(1) 可采用激光、电烙或手术切除。

(2) 因可留瘢痕影响美容，通常不治疗。

十、多发性脂囊瘤

本病系一种错构瘤，为皮脂腺开口处受阻而形成的潴留性囊肿。常有家族史，属常染色体显性遗传。见图172。

【诊断标准】

1. 临床表现

(1) 多见于10岁以上的男孩或青年。

(2) 好发于胸部、前臂屈侧和阴囊等处。

(3) 皮损多发，为绿豆至黄豆大小，半球形隆起，直径1～2cm，表面皮肤淡黄色或淡蓝色丘疹，橡皮样硬度，可以移动。有时在其顶部中央可见一凹陷小孔，从中可挤出皮脂样物质。

(4) 无自觉症状，如有继发感染，则可有疼痛。

2. 实验室检查

组织病理示真皮中部可见囊肿，囊壁由数层复层扁平上皮构成，囊壁内侧为嗜伊红的角质层，无颗粒层，并可见皮脂腺小叶附于囊壁或其周边。

【治疗原则】

(1) 一般不需治疗或可用电灼治疗。

(2) 单个较大皮损可手术切除。

十一、汗管瘤

本病为一种痣样良性肿瘤，与内分泌有关，青春期加重。部分患者有家族史。见图173。

【诊断标准】

1. 临床表现

(1) 多见于中年女性。

(2) 好发于下眼睑、颊部和颈部，有时也可见于前胸、腰部和女阴部。

(3) 皮损为小而有光泽的丘疹，呈皮色或淡褐色，皮损数目可从几个到数百个不等，密集分布，但不融合。

(4) 一般无自觉症状，偶有瘙痒。

(5) 皮损逐渐增大，直到一定大小，不再长大，很少有自行消退者。

2. 实验室检查

组织病理示真皮浅层可见基底样细胞形成的囊腔样结构，腔内含无定形物质。特征性表现是一端呈导管状，另一端为实体条索，形如逗号状或蝌蚪状。

【治疗原则】

(1) 可不予治疗。

(2) 若因美容需要，可试行电解治疗或二氧化碳激光治疗。

十二、皮肤纤维瘤

本病病因尚不明确，约 20%病例有局部外伤或昆虫叮咬史。见图 174。

【诊断标准】

1. 临床表现

(1) 多见于成人，男女均可发生。

(2) 好发年龄为 30～50 岁。

(3) 好发于四肢伸侧，常单发，偶可见多发性损害。

(4) 皮损为稍隆起质地坚实的结节，直径 0.5～1.5cm，呈正常皮色、淡红色、黄褐色或黑褐色。与皮肤粘连而与深部组织不粘连，可推动。

(5) 一般无自觉症状，偶可有轻度痒感或阵发性刺痛等不适。

(6) 生长缓慢。

2. 实验室检查

组织病理示表皮皮突延长，基底层色素增加。真皮浅中层成纤维细胞和胶原纤维增生而形成肿瘤团块，细胞和胶原纤维相互交织排列呈旋涡状或车轮状，无包膜，与周围组织分界不清。由于瘤体中成纤维细胞及胶原纤维成分可多可少，可分为细胞型和纤维型，若以组织细胞为主，则称为组织细胞瘤。

【治疗原则】

(1) 预后良好，一般不需要治疗。

(2) 必要时可手术切除。

十三、瘢痕疙瘩

本病可能系常染色体显性遗传，系结缔组织过度增生而形成。见图 175。

【诊断标准】

1. 临床表现

(1) 好发于胸骨前区。

(2) 损害初起为境界清楚的淡红色斑块，并逐渐扩大超过原损害范围，形成坚硬而有弹性的结节或斑块，表面光滑或不平、无毛，周围可见扩张的毛细血管呈树枝状增生。发生于胸前者，皮损往往向两侧伸出分支而呈蟹足状。

(3) 自觉瘙痒、灼痛或刺痛。

(4) 患者多具瘢痕体质，部分有家族史。

2. 实验室检查

组织病理示表皮萎缩变薄，真皮内胶原纤维束致密增生，排列不规则，伴血管增生，周围没有包膜。后期胶原纤维可透明变性。

【治疗原则】

(1) 皮损较小者可用皮质类固醇激素皮损内注射治疗或外用。

(2) 染料激光有一定疗效。

(3) 上述治疗无效者，可用手术切除配合放射治疗。

十四、脂肪瘤

脂肪瘤是一种良性肿瘤，多发生于皮下。

【诊断标准】

1. 临床表现

(1) 好发于肩、背、臀部及大腿内侧，头部发病也常见。

(2) 位于皮下组织内的脂肪瘤大小不一，大多呈扁圆形或分叶，分界清楚；边界分不清者要提防恶性脂肪瘤的可能。

(3) 肿瘤质软有弹性，肿瘤不与表皮粘连，皮肤表面完全正常。

(4) 检查时以手紧压脂肪瘤基部，可见分叶形态。

(5) 肿瘤发展甚缓慢，大多对机体无严重不良影响，恶性变者甚少。

2. 实验室检查

组织病理示肿瘤由正常脂肪细胞构成，其间被结缔组织束分成叶状，周围有一层薄的结缔组织包囊。部分脂肪瘤在结构上除大量脂肪组织外，还含有较多结缔组织或血管，即形成其他类型的脂肪瘤。

【治疗原则】

(1) 较小脂肪瘤，发展缓慢，无临床症状者一般无需处理。

(2) 较大脂肪瘤根据部位按外科要求选择切口摘除。

十五、化脓性肉芽肿

本病系局限性毛细血管扩张性肉芽肿，是一种后天性、由新生血管构成的良性肿物。见图 176。

【诊断标准】

1. 临床表现

(1) 常发生在暴露部位。

(2) 多有局部轻度外伤史。

(3) 表现为有蒂或无蒂的单发红色结节，柔软，外伤后易出血。

2. 实验室检查

组织病理示表皮萎缩，真皮毛细血管腔从裂隙状到明显扩张不等，结缔组织疏松。

【治疗原则】

(1) 染料激光有效。

(2) 对较小的损害，二氧化碳激光治疗；亦可用冷冻、电灼。

(3) 损害较大者，可用外科手术。

十六、血管瘤

本病是因先天性血管增生而形成的良性肿瘤。

【诊断标准】

1. 临床表现

临床上可分为4型。

(1) 鲜红斑痣　又叫“葡萄酒斑”。

①多发生于枕部、鼻梁部、前额眉间或面部及四肢一侧。

②出生时或出生后不久即发生，随年龄而扩大，到成年期可停止生长，但一般终身不消退。

③皮损为一片或数片大小不等的紫红色斑片，表面光滑，边界清楚，压之褪色。有时其表面有小结节状增生。

④无自觉症状。

⑤发生于枕部、额中部、鼻梁部者，有的可在2岁以前自然消退。

(2) 草莓状血管瘤

①好发于头面部。

②常在生后1～3个月发生，3～6个月内迅速生长。

③皮损表现为1个或数个高出皮肤表面的鲜红色柔软而分叶的肿瘤，形似草莓，压之不褪色。部分患者5～7岁以内皮损可自行消退。

(3) 海绵状血管瘤　见图177。

①多见于头、面、四肢。

②生后不久即出现。

③位于皮肤和黏膜下，呈大而不规则的结节状或斑块状柔软肿物，表面皮肤可以正常、淡紫色或紫蓝色，指压后可以缩小，如海绵状。

④有持续存在和不断增大的倾向，因而可影响和压迫所在重要器官，但大部分瘤体扩大到一定程度后可停止发展，有的可自行消退。

(4) 混合性血管瘤　由两种类型血管瘤混合存在，而以一型为主。

2. 组织病理

(1) 鲜红斑痣　真皮中上部毛细血管增多、扩张，但无内皮细胞增生。

(2) 草莓状血管瘤　真皮内可见毛细血管增生，常有多层内皮细胞，细胞较大；在明显增生区域内，管腔小而不清楚，以后逐渐纤维化而使瘤体消退。

(3) 海绵状血管瘤　真皮深层及皮下有多个壁薄、大而不规则的血管腔，内衬单层内皮细胞，但其外膜细胞增生。

【治疗原则】

1. 鲜红斑痣

染料激光治疗，效果较好。

2. 草莓状血管瘤

部分患者可用染料激光治疗，效果较好；部分患者可在3～5岁逐渐消退。

3. 海绵状血管瘤

瘤体较小的可手术切除或用硬化剂局部注射；深而大的瘤体可使用放射治疗。

十七、日光性角化病

本病与日光长期暴晒有关，是一种癌前期损害。当紫外线损伤表皮细胞核的 DNA 时，由于老年皮肤缺乏必要的修复功能，从而发生本病。见图 178。

【诊断标准】

1. 临床表现

(1) 好发于中老年人。

(2) 常见于暴露部位，好发于面部、耳部和手背，其他部位也可发疹。

(3) 皮疹常单发，有时多发。

(4) 日晒皮肤上发生肤色或淡红色扁平丘疹、小结节、红斑、色素斑或角化过度性斑块。米粒至蚕豆大小，圆形或不整形，表面疣状增殖，质硬，表面光亮或有轻微黏着性鳞屑。以后皮疹转变为黄褐色或黑褐色，表面干燥，角化显著有固着于基底的硬痂，不易剥离。若强行除去，可见轻度出血。

(5) 常与老年性皮肤萎缩、干燥和色素沉着伴发。少数病例炎症显著或形成糜烂、溃疡而继发皮角或鳞癌。

(6) 一般无自觉症状或有轻痒，有皲裂时疼痛。

(7) 慢性经过。

2. 实验室检查

组织病理示表皮细胞排列紊乱，有异形性，基底膜带完整。真皮浅层常有嗜碱性变性及淋巴组织细胞浸润。

【治疗原则】

(1) 可手术切除、二氧化碳激光或冷冻去除。

(2) 亦可采用光动力疗法。

十八、鲍恩病

本病是一种较少见的皮肤原位癌，又称“表皮内鳞癌”。其发病与日光暴晒有关；非暴露部位常有反复接触砷剂或摄入史。见图 179。

【诊断标准】

1. 临床表现

(1) 暴露和非暴露部位皮肤均可发生，但多见于躯干，口腔、女阴、肛周等处亦可累及。

(2) 皮损常单发，少数多发，初为小片红斑，渐扩大呈圆形，多环形或不规则形稍隆起暗红色斑片，表面可有鳞屑、边界清楚。

(3) 一般无自觉症状。

(4) 病程缓慢，数年至数十年不等。

(5) 少部分患者可出现皮肤鳞状细胞癌。

2. 实验室检查

组织病理示棘层肥厚，表皮突延长增宽，全层细胞排列紊乱，细胞不典型性增生，即核的大小、形态和染色深浅不匀；可见角化不良细胞。基底层细胞完整。真皮内可见淋巴组织细胞浸润。

【治疗原则】手术切除、二氧化碳激光去除或放射治疗。

十九、乳房及乳房外 Paget 病

本病病因不明。癌细胞起源于乳腺或顶泌汗腺导管上方，然后向乳房或表皮发展而致病。

【诊断标准】

本病有两型：①发生在乳房的乳房 Paget 病；②发生于外阴、阴囊、阴茎、肛周、腹股沟、阴阜、腋窝等处的乳房外 Paget 病(图 180)。

1. 临床表现

(1) 常单侧发病。

(2) 皮损为边界清楚的糜烂、结痂斑片或浸润皮损。无自愈倾向，其临床特点酷似湿疹，故又称“湿疹样癌”。

(3) 无明显症状。

(4) 可有引流部位淋巴结肿大。

2. 实验室检查

组织病理示棘层肥厚，表皮可见 Paget 细胞，此细胞大，呈圆形或卵圆形，胞质丰满而淡染，核周较空，无细胞间桥，可见核分裂。PAS 染色呈阳性反应且耐淀粉酶，表明有中性黏多糖而不是糖原。Paget 细胞可从表皮伸入毛囊上皮中。

【治疗原则】

治疗方法应根据病变的位置和范围、复发的趋势以及浸润的能力、转移方式、患者年龄、全身健康情况等诸多因素而定。

(1) 对乳房 Paget 病，确诊后应行乳房单纯切除术 ，如并发乳腺癌时，应行乳房根治手术并化疗。

(2) 发生于乳房外的 Paget 病首选手术治疗，其次可放射治疗。

二十、基底细胞癌

本病病因不明，是一种来源于表皮与附属器，特别是毛囊外根鞘的低度恶性皮肤肿瘤，少数基底细胞癌可转移。见图 181、图 182。

【诊断标准】

1. 临床表现

(1) 多见于中年以后。

(2) 好发于颜面、头皮等暴露部位。

(3) 常单发，偶有多发。

(4) 结节溃疡型表现为蜡样小结节，缓慢扩大，溃疡周围绕以珍珠样边缘。

(5) 色素型表现为结节溃疡型，但有明显褐色素沉着。

(6) 硬斑病样或纤维化型表现为淡黄色扁平斑片，表面光滑、发亮、边缘不清楚。

(7) 浅表型表现为红斑鳞屑性略有浸润斑片，缓慢扩大，表面可见结痂，部分损害有细线样珍珠边缘。

(8) 病程较长。

(9) 部分患者转移至胃部淋巴结，而肺、骨骼亦是常见转移部位。

2. 实验室检查

组织病理示真皮内可见基底样细胞组成的瘤细胞团块，瘤细胞核大，卵圆形，胞质少，界限不清，无细胞间桥，瘤块与周围的间质之间常见收缩间隙。组织病理学上分为 9 型：实体型、角化型、囊肿型、腺样型、色素型、硬斑病样或纤维化型、浅表型、纤维上皮型及痣样基底细胞瘤型。

【治疗原则】

(1) 根据瘤体大小，采用手术切除或放射治疗。

(2) 早期手术切除以免转移。

二十一、角化棘皮瘤

本病是一种少见的、生长很快的皮肤良性肿瘤。角化棘皮瘤具有自行消退的特征。见图 183。

【诊断标准】

1. 临床表现

可分为单发型、多发型及发疹型角化棘皮瘤 3 型。

(1) 单发型

①最常见，主要发生于面部，其次为上肢等暴露部位。

②皮损为坚实圆顶形结节，肤色或淡红色，表面光滑，中央为充满角质栓的火山口状凹陷，基底无浸润。

③皮损发展快，病程短，数周可增至 1cm，但亦有自行消退的可能性。

(2) 多发型

①较少见。发病年龄常在 20～30 岁，男性较多见。

②可发生于全身各处，不一定好发于暴露部位。

③皮损与单发型者类似，但皮损较小，很少自然消退。

(3) 发疹性角化棘皮瘤

①皮损由大量直径 2～7mm 半圆形丘疹组成，中央角化，正常肤色，有的呈条索状排列。

②可有剧烈瘙痒。

2. 实验室检查

组织病理可见表皮凹陷如火山口样，其中充以角栓，底部表皮增生呈条索状向真皮内不规则延伸，增生表皮内可见角化珠。火山口周围表皮呈唇样突出，有嗜酸性淡染胞质大的鳞状细胞伸向真皮，但未脱落入真皮。有核丝分裂象及鳞状旋涡。真皮内明显炎症反应。

【治疗原则】

采用手术切除或放射治疗。

二十二、皮肤鳞状细胞癌

本病简称“鳞癌”，是发生于表皮角质形成细胞或附属器角质形成细胞的一种恶性肿瘤，位居皮肤癌的第二位。见图 184。

【诊断标准】

1. 临床表现

(1) 常发生于紫外线损伤的皮肤或从日光性角化病、慢性溃疡、银屑病、盘状红斑狼疮皮损处发生。

(2) 好发于头、颈部，其次为上肢、下肢、躯干。

(3) 皮损为中央出现溃疡的皮肤结节，边缘宽、硬而隆起，基底有痂覆盖，呈红色，溃疡面高低不平，易出血，有时损害表面明显增生如乳头状或菜花状。

(4) 转移规律　鳞癌发展较快时，向深部浸润可达肌肉和骨骼，以后可引起区域性淋巴结转移。一般病理分级Ⅰ～Ⅱ级不转移，Ⅲ～Ⅳ级可转移。

(5) 凡是慢性溃疡长期不愈或发生质地较硬之结节、斑块、肿物，边缘隆起增长迅速，易出血、疼痛，应提高警惕，行组织病理检查可确诊。

2. 实验室检查

组织病理示真皮内可见鳞状上皮细胞组成的肿瘤团块，团块中有正常鳞状细胞，亦有异形性鳞状细胞，后者的数目越多，肿瘤的恶性程度越大。鳞癌的分化程度主要根据异形性鳞状细胞与分化好的鳞状细胞的比例多少，以及肿瘤组织侵入的深度而定为Ⅰ、Ⅱ、Ⅲ、Ⅳ级。异形性鳞状细胞占25%以下为Ⅰ级，占25%～50%为Ⅱ级，占50%～75%为Ⅲ级，占75%以上为Ⅳ级。

【治疗原则】

(1) 手术切除　瘤体较小、范围局限者首选手术切除。

(2) 条件不容许者可选择局部放射治疗。

二十三、隆突性皮肤纤维肉瘤

本病病因不明，系起源于真皮的一种软组织低度恶性肿瘤。

【诊断标准】

1. 临床表现

(1) 多见于中年男性。

(2) 好发于胸、腹部，其次为四肢远端及肩胛部。

(3) 皮损为局限性隆起斑块，通常较大，其上渐出现不规则多发结节，质硬，呈红色或青紫色，缓慢增大，表面皮肤可萎缩变薄，易破溃出血。少数患者可有轻度至中等度触痛。

2. 实验室检查

组织病理示真皮内肿瘤由具有大而且呈梭形胞核的细胞组成，嵌于不等量的胶原内，瘤细胞一般排列成特殊的旋涡状、扇状或轮状结构，可见大而异形的核及核丝分裂象，胶原纤维不多，血管比较丰富。肿瘤无包膜。

【治疗原则】

(1) 确诊后应及早彻底手术切除。

(2) 因浸润较深，切除不净易于复发。

(3) 放疗和化疗对本病均不敏感。

二十四、特发性出血性肉瘤

本病的经典型原因不明。与人类疱疹病毒 8 型(HHV8)有关。

【诊断标准】

1. 临床分型

(1) 经典型

①主要发生于 50 岁以上男性。

②好发于下肢，其次为上肢，逐渐发展至躯干。

③皮损为多发性暗红色结节或斑块，表面光滑，境界清楚，疼痛。有时四肢伴有水肿。

④病情严重者内脏亦可累及。

⑤病情发展缓慢。

(2) 艾滋病型(图 185)

①极少单发，常为多发，肿瘤较小，数毫米至 1cm 大小。

②广泛分布于头面、躯干、四肢皮肤及口腔、眼结膜、龟头等黏膜。

③淋巴结受累约占 10%，内脏受累亦约占 10%，依次为胃肠道、肝、肺、腹部淋巴结。

④HIV 阳性。

⑤预后不良。

2. 实验室检查

组织病理示真皮内血管数量增多，呈裂隙样，内皮细胞凸向管腔，可见溢出的红细胞及含铁血黄素。血管周围梭形细胞增生，呈条索状向外不规则扩展，核变长，大小不等，可有异形性及核分裂象。

【治疗原则】

(1) 经典型　可采用手术切除；干扰素注射；放射治疗。

(2) 艾滋病型　抗艾滋病治疗。

二十五、恶性黑素瘤

本病为一种高度恶性的肿瘤，可能与种族、遗传、创伤、病毒、日光、免疫等因素有关。见图 186。

【诊断标准】

1. 临床表现

(1) 多发生于皮肤，也见于黏膜，还可发生于眼脉络膜和软脑膜处。

(2) 发病高峰年龄为 40～69 岁。

(3) 皮肤原发恶性黑素瘤分恶性雀斑样痣黑素瘤、浅表扩展性黑素瘤、结节性黑素瘤 3 个主要类型。

(4) 恶性雀斑样痣黑素瘤

①多发生于老年人面部。

②由恶性雀斑样痣发展而来。

③为局部变硬的一个或数个蓝黑色皮内结节。

④生长缓慢。

⑤转移较迟，开始局限于邻近淋巴结。

(5) 浅表扩展性黑素瘤（Paget 病样恶性黑素瘤）

①常见于背部及小腿。

②直径小于 2.5cm，为黄褐色、棕色、黑色、粉红色、蓝灰色多种色泽丘疹和结节。

③生长缓慢。

(6) 结节性黑素瘤

①好发于足底、外阴、头颈、下肢。

②为隆起结节，一般为黑色、蓝黑色、褐色、黄褐色或黄白色，表面光滑，息肉样，蕈样，直径 0.2～12cm 或更大。

③迅速增大并发生溃疡。

④很早发生转移至肝、肺和脑。

2. 组织病理

(1) 主要分为恶性雀斑样痣黑素瘤、浅表扩展性黑素瘤、结节性恶性黑素瘤等 3 型。

(2) 恶性雀斑样痣黑素瘤和浅表扩展性黑素瘤的表皮全层可见有单个或成巢的异形性黑素细胞，大小和形状显著差异；表皮与真皮交界处瘤细胞不典型增生；瘤细胞增生可穿破基底膜，侵入真皮。瘤细胞大小形态有很大变异，但以上皮样及梭形细胞为主，而结节性恶性黑素瘤主要为真皮内大量的异形性黑素细胞形成的肿瘤结节。

(3) 侵袭深度通常采用 Clark 提出的分级方法，内容如下。

Ⅰ级：黑素瘤细胞局限于表皮和皮肤附属器。

Ⅱ级：黑素瘤细胞侵入真皮乳头层，最多仅有少数黑素瘤细胞伸到网状层和乳头层之间。

Ⅲ级：黑素瘤细胞侵入乳头下血管丛，但未侵入真皮网状层。

Ⅳ级：黑素瘤细胞侵入真皮网状层。

Ⅴ级：黑素瘤细胞侵入皮下脂肪组织。

(4) 免疫表型　S100、HMB45 等常阳性。

【治疗原则】

治疗方法多，但疗效不理想。

(1) 手术切除　切除范围根据肿瘤的类型和部位而定，应包括肿瘤周围 0.5cm 以上的正常皮肤，深度包括皮下组织甚至筋膜。对肢端恶性黑毒瘤Ⅰ～Ⅲ级可局部切除，Ⅳ～Ⅴ级应用截肢手术。一般认为截肢前如已转移，即使用化疗也难免死亡；如截肢前未转移，不做化疗亦不致死亡。

(2) 化疗　适合于已经发生转移的患者，以联合化疗为主：可采用卡莫司汀、长春新碱、咪唑甲酰胺。但是远期疗效不理想。

(3) 免疫疗法　远期疗效不肯定，如全身应用干扰素、注射卡介苗等。

(4) 放射治疗　可以减轻肿瘤转移造成的压迫症状与体征。

(5) 本病恶性程度高，预后与肿瘤深度相关，Ⅰ～Ⅴ级预后依次下降。

(6) 确诊本病时多数患者已经发生转移。早期诊断与早期治疗非常重要，也是影响预后的关键。

二十六、蕈样肉芽肿

本病原发于皮肤的淋巴网状组织增生性疾病，是一种亲表皮性淋巴瘤，后期侵犯淋巴结并逐渐发展侵犯内脏器官，属于皮肤 T 细胞淋巴瘤。见图 187、图 188。

【诊断标准】

1. 临床表现

可分为三期，即红斑期、斑块期和肿瘤期。

(1) 平均确诊年龄 55～60 岁。

(2) 红斑期　皮损不典型，常见损害为散在的红斑鳞屑性斑片，边缘清楚而不规则，皮损颜色多变，红色、紫色、棕色或棕褐色以及异色斑，伴有明显瘙痒。

(3) 斑块期　呈不规则形浸润斑块，边缘清楚，不同斑块甚至同一斑块的不同部位，其浸润程度往往不同。其中央或边缘可自行消退，形成环状或弧形皮损，消退时常呈皮肤异色病的表现。伴有明显瘙痒。

(4) 肿瘤期　为圆形或不规则形隆起肿物，像蘑菇状，褐红色，可破溃，伴有疼痛，肿瘤常见于面部、背部及四肢近端。

2. 组织病理

(1) 红斑期

①本期确诊困难。

②若见亲表皮现象，高度提示为蕈样肉芽肿的特征，即出现单个核细胞散在分布，与周围角质形成细胞之间有一透明间隔或晕将其分开。

③在真皮乳头层紧靠表皮下有血管周围和局灶性多形性细胞浸润，其中包括淋巴细胞、组织细胞、浆细胞、嗜酸性粒细胞、核浓染的单一核细胞。但细胞少，无特异性。

(2) 斑块期

①有亲表皮现象，表皮内可出现 Pautrier 微脓疡。

②在真皮上部细胞常呈带状或弥漫分布，主要包括淋巴细胞、组织细胞，有时伴嗜酸性粒细胞浸润；可见 MF 细胞，呈卵圆形至圆形，胞核和胞质的染色不一，胞核深染，外形不规则，褶皱程度差异很大。

(3) 肿瘤期

①真皮及皮下组织广泛的肿瘤细胞浸润，并可侵犯并破坏表皮而形成溃疡。

②浸润主要由 MF 细胞组成，核异型、深染，大小有显著差别，常见核丝分裂。

3. 免疫表型

CD3、CD45RO 常阳性；CD20、CD45RA 阴性。

【治疗原则】

(1) 局部治疗　早期无全身侵犯的皮损主要采取对症治疗和局部治疗，如外用皮质类固醇和氮芥等。

(2) PUVA 疗法　对早期皮损有效。

(3) 若皮损较广泛、有明显的浸润，可行电子束照射。

(4) 全身治疗　用于肿瘤期发生内脏侵犯的患者，可采用全身化学，常用 COPP(环磷酰胺、长春新碱、丙卡巴肼、泼尼松)、CHOP(环磷酰胺、长春新碱、阿霉素、泼尼松)等化疗方案。也可用干扰素注射治疗。

二十七、Sézary综合征

本病是一种T细胞淋巴瘤样红皮症。见图189～图192。

【诊断标准】

1. 临床表现

(1) 全身皮肤发红，典型者呈火红色，伴有狮面、眼睑水肿外翻。

(2) 伴严重瘙痒。

(3) 颈、腋和腹股沟等浅表淋巴结常肿大，肝脾亦可肿大，心、肾、食管等亦可受累。

(4) 弥漫性脱发，掌跖过度角化和指甲营养不良。

(5) 血白细胞计数可增多，可达$30\times10^9/L$，甚至更高。

(6) 在周围血液、浸润的皮肤以及淋巴结内均有非典型的单核细胞，即为有脑回状核的不典型T细胞(Sézary细胞)。

2. 组织病理

(1) 真皮浅层血管周围有不等量 Sézary 细胞。浸润细胞比较单一，罕见中性粒细胞、浆细胞或嗜酸性粒细胞。

(2) 晚期细胞浸润可扩展至真皮深层或皮下组织。

(3) Sézary细胞有一个大的回旋状的细胞核，核染色质深，有的有核仁，胞质少，呈嗜碱性，有时核周可见很多排列呈圈形的一致性小空泡。Sézary 细胞亦可侵入表皮内，形成Pautrier微脓肿。

3. 免疫表型

CD3. CD4RO常阳性；CD20.CD45RA阴性。

【治疗原则】

治疗困难，平均中位生存时间3年左右。

(1) 联合化疗　苯丁酸氮芥(2mg/d)+皮质类固醇(40mg/d)疗效较好。

(2) 放射治疗　包括X线、高能电子束等。

(3) 其他　包括甲氨蝶呤、干扰素、维A酸、皮质类固醇等。

第 二 篇

性传播疾病诊疗常规

性传播疾病(STD)过去称“性病”，是指主要通过性接触传播的一组传染性疾病，部分可以血行播散及间接接触传播。这类疾病可以在接触部位发生病变，也可以侵犯全身各重要组织和器官。STD 可导致生殖器畸形或缺损、不育症、毁容及特征性后遗症，严重危害患者身心健康。

我国传染病防治相关法规规定的 STD 包括淋病、生殖道沙眼衣原体感染、梅毒、尖锐湿疣、生殖器疱疹、软下疳、性病性淋巴肉芽肿和艾滋病等 8 种；而广义 STD 则把一些可通过性接触传播的感染性疾病也包括了进来，如细菌性阴道病、生殖系统念珠菌病、阴道毛滴虫病、阴虱、疥疮、乙型肝炎和阿米巴病等。

一、梅毒

梅毒是由梅毒苍白螺旋体所引起的一种慢性经典的性传播疾病，早期侵犯生殖器和皮肤，晚期侵犯全身各器官，并出现多种多样的症状和体征；亦可多年无症状而呈潜伏状态。梅毒可通过性行为在人群中相互传播，并可以由母亲传染给胎儿发生先天梅毒。极少数患者通过接吻、哺乳、接触有传染性损害患者的日常用品而感染。

【诊断标准】

根据传染途径不同分胎传梅毒(先天梅毒)和获得性梅毒(后天梅毒)；根据梅毒感染的时间长短分早期梅毒(病期 2 年以内)和晚期梅毒；根据梅毒损害的发展过程分为一期、二期和三期梅毒。

(一) 获得性梅毒

1. 一期梅毒

(1) 主要症状为硬下疳(图 193)，发生于不洁性交后 2～4 周，典型表现为外生殖器部位单发的圆形无痛性溃疡，直径 1～2cm，境界清楚，稍高出皮面，上有分泌物，含有大量梅毒螺旋体。硬下疳触之有软骨样硬度，无压痛和疼痛，损害数目通常为一个，不经治疗多在 3～8 周内消退，不留痕迹。硬下疳出现后数天到 1 周，可伴有周围淋巴结无痛性肿大。

(2) 硬下疳表面渗出物在暗视野显微镜下发现梅毒螺旋体是一期梅毒的特异和敏感的诊断方法，而血清学方法的阳性结果出现较晚。

(3) 抗心磷脂抗体在 80%有临床症状的患者中可测得，可行 RPR、TRUST、VDRL 等试验进行检测。

(4) 苍白螺旋体表面蛋白抗体在 90%有临床症状的一期梅毒患者体内可测得，包括 TPHA、FTA–ABS 等。该类检测无法区别一期梅毒和更早期感染，此时应行暗视野检查看梅毒螺旋体。

(5) 应与引起生殖器溃疡的其他疾病鉴别，如生殖器疱疹、固定药疹、软下疳、性病性淋巴肉芽肿、白塞病、下疳样脓皮病等。

2. 二期梅毒(图 194)

(1) 此期是梅毒螺旋体通过血行和淋巴管播散所致，发生于接触后数周或数月后(3～10 周)。

(2) 此期特征是易复发，可有皮肤黏膜和系统症状，前驱症状有低热、咽痛、淋巴结肿大、肌肉酸痛等。

(3) 皮肤表现有斑疹、丘疹、脓疱、丘疹鳞屑性梅毒疹、毛囊炎、溃疡、砺壳状疹等；

玫瑰疹是二期梅毒的特征性损害；肛周、外生殖器部位可发生扁平湿疣。

(4) 黏膜可发生黏膜斑，黏膜红肿、糜烂、覆有灰白色渗出物且无痛，传染性强。

(5) 其他损害有梅毒性脱发，为非瘢痕性虫蚀状脱发；口角皲裂性丘疹，梅毒性白斑等。

(6) 系统损害可有骨、眼睛、神经等系统受累。

(7) 皮肤黏膜损害的渗出液在暗视野显微镜检查时可发现螺旋体。

(8) 特异性和非特异性抗体检测均可为阳性。

(9) 需与各种皮肤黏膜红斑鳞屑性疾病、感染性疾病、炎症性疾病相鉴别。

3. 三期梅毒

早期梅毒未经治疗或治疗不充分，经一定潜伏期，通常为2～4年后，约有1/3患者发生三期梅毒。除皮肤、黏膜、骨出现梅毒损害外，尚可侵犯内脏，特别是心血管及中枢神经系统等重要器官，危及生命。

(1) 皮肤损害

①结节性梅毒疹　呈直径2mm或更大的红褐色或铜红色结节。质硬而有浸润，呈集簇状排列，表面被覆粘连性鳞屑或痂皮或结节顶端坏死、软化形成糜烂及溃疡。

②梅毒性树胶肿　为破坏性最大的一种损害。可出现于皮肤、骨骼、肝和其他器官。皮肤树胶肿表现为结节或结节性溃疡，呈弓形。

③近关节结节　少见，为发生于肘、膝、髋关节附近的豌豆至胡桃大圆形、卵圆形结节，质地坚硬，对称分布，表面肤色正常，无明显自觉症状。

(2) 三期骨损害　常见者为骨膜炎，以长骨多见。其次为树胶肿，对称发生于扁骨，以颅骨多见，可形成死骨及皮肤溃疡。

(3) 内脏损害　多发生于感染后10～20年，有10%～30%未经正规治疗的患者发生心血管梅毒。基本损害为主动脉炎，可进一步发展为主动脉瓣闭锁不全、主动脉瘤等。

(4) 神经损害　主要为脊髓痨及麻痹性痴呆。脑脊液检查对诊断有很大帮助，包括细胞数目增多、蛋白定量阳性、VDRL试验阳性、FTA－ABS可阳性；亦可有无症状神经梅毒。

三期梅毒诊断除了临床表现外，诊断依赖阳性的血液或(和)脑脊液血清学指标。但需与寻常狼疮、红斑狼疮、结节病、着色真菌病、肿瘤、静脉溃疡等鉴别。

4. 潜伏梅毒

(1) 未经治疗的二期梅毒症状可自行消失或者由于治疗不彻底或机体抵抗力增强，临床症状暂时消失，进入无症状期。

(2) 潜伏梅毒的诊断依据为RPR或VDRL试验阳性，并且TPHA或FTA－ABS试验阳性。

(3) 潜伏梅毒包括后天梅毒及先天梅毒，均可分为早期潜伏梅毒(感染2年以内)及晚期潜伏梅毒(感染2年以上)。

(4) 对潜伏梅毒的诊断必须进行细致的病史询问，全面的体格检查和实验室检查，特别是脑脊液检查，以排除内脏梅毒和神经梅毒。

(二) 胎传梅毒

胎传梅毒系由患梅毒母亲体内的梅毒螺旋体经胎盘及脐静脉进入胎儿体内所致。有以下特征：胎传梅毒经胎盘传染，不发生硬下疳；胎传梅毒在胎儿期受到感染致胎儿的生长发育受到影响，引起一些后天梅毒所没有的症状；先天梅毒早期症状较后天者重，晚期症状较后天者轻。

1. 早期先天梅毒

患儿年龄在 2 岁以下，常为早产儿。

(1) 典型临床表现　消瘦和与后天二期梅毒疹相似的皮肤表现：如斑疹、丘疹及脓疱疹、扁平湿疣等。

(2) 早期黏膜损害　鼻炎为最常见和最特殊的表现，出现血性黏液性鼻腔分泌物。口腔可发生黏膜白斑，喉头及声带亦可受累致声音嘶哑或失音。

(3) 骨梅毒　常见为骨软骨炎，累及四肢，不能活动，牵动四肢时，即引起婴儿啼哭，称梅毒性假性麻痹。梅毒性指炎为一个或数个手指呈弥漫性梭形肿胀，有时伴有溃疡。此外亦可见骨膜炎及骨髓炎。

(4) 内脏梅毒　常有全身淋巴结及肝、脾肿大。其他表现有贫血、血小板减少、梅毒性肺炎、先天神经梅毒、眼梅毒等。

2. 晚期先天梅毒

多在 7～15 岁发病，与晚期后天梅毒表现相似，其中以角膜、骨和神经系统损害最为重要。此期无传染性。

(1) 皮肤黏膜梅毒　树胶肿多见。好发于硬腭、鼻黏膜，破溃后形成上腭穿孔和鞍鼻。结节性梅毒疹少见。

(2) 眼梅毒　以间质性角膜炎最常见，表现为角膜周围炎症显著，继之出现特征性弥漫性云雾状角膜，进而导致角膜部分或完全浑浊，出现失明。

(3) 骨梅毒　多为骨膜炎，常累及胫骨，引起胫骨肥厚前弓，称军刀状胫。其次为长骨或颅骨，可发生树胶肿。较少见的骨损害为双侧渗出性关节炎，其特点为肿胀，轻度强直，不疼痛，称 Clutton 关节肿。

(4) 神经梅毒　可发生脑膜、脑膜血管和脑实质梅毒，表现肢体麻痹；第Ⅷ脑神经受累导致神经性耳聋、视神经萎缩、癫痫发作、脊髓痨和麻痹性痴呆。

(5) 标记性损害

①哈钦森牙(Hutchinson teeth)：切牙切缘中央呈半月状短缺，上宽下窄，牙体短而厚呈圆柱状，牙间隙增宽。

②间质性角膜炎：常见于 5～25 岁时，呈急性角膜炎，继之角膜浑浊，部分或完全失明，抗梅毒治疗常无效。

③神经性耳聋：多发生于学龄儿童，成人罕见。先有眩晕，随之丧失听力。常与其他梅毒标记伴发，不单独出现。

以上症状称为“哈钦森三联征”。其他标记包括额骨圆凸、短颌、硬腭高耸、鞍鼻、桑葚牙、胸锁关节增厚(Higomenakis 征)、孔口周围放射状瘢痕、军刀胫、Clutton 关节、下颌骨相对隆突等。

先天梅毒诊断依赖梅毒螺旋体感染的实验室证据或儿童特异性抗体检测。

【治疗原则】

梅毒治疗应该注意，梅毒诊断必须明确，治疗越早疗效越好，剂量必须足够，疗程必须规则，治疗后要追踪观察。应对传染源及性伴侣或性接触者同时进行检查和抗梅毒治疗。

(一) 早期梅毒(包括一期、病期小于2年的二期梅毒及潜伏梅毒)

1. 推荐

(1) 苄星青霉素G(长效西林)240万U，分两侧臀部肌内注射，每周1次，共 2～3次。

(2) 普鲁卡因青霉素G 80万U/d，肌内注射，连续10～15天，总量800万～1200万U。

2. 对青霉素过敏者的替代疗法

(1) 四环素　500mg，4次/日，口服，连服15天。

(2) 强力霉素　100mg，2次/日，连服15天。

(3) 头孢曲松　1g，肌内注射或静脉滴注，1次/日，连续10天。

(二) 晚期梅毒(病期大于2年或时间不详潜伏梅毒，三期梅毒)及二期复发梅毒

1. 推荐

(1) 苄星青霉素G240万U，1次/周，肌内注射，共3次。

(2) 普鲁卡因青霉素G80万U/d，肌内注射，连续20天。

2. 对青霉素过敏者

(1) 盐酸四环素　500mg，4次/日，口服，连服30天。

(2) 强力霉素　100mg，2次/日，连服30天。

(三) 心血管梅毒

应住院治疗，如有心衰，首先治疗心衰，待心功能代偿时，为避免吉海反应，从小剂量开始注射青霉素，如水剂青霉素G，首日10万U，1次/日，肌内注射；第二日10万U，2次/日，肌内注射；第三日20万U，2次/日，肌内注射；自第四日起按如下方案治疗(亦可在青霉素注射前一天口服泼尼松每次10mg，3次/日，连续3天)。

1. 普鲁卡因青霉素G

80万U/d，肌内注射，连续15天为一疗程，共2个疗程，疗程间停药2周。

2. 青霉素过敏者

使用四环素500mg，4次/日，连服30天。

(四) 神经梅毒

应住院治疗，为避免治疗中产生吉海反应，在注射青霉素前一天口服泼尼松，每次10mg，3次/日，连续3天。

1. 水剂青霉素G

每天1800万～2400万U，静脉点滴(每4小时300万～400万U)，连续14天。

2. 普鲁卡因青霉素G

每天240万U，肌内注射。同时口服丙磺舒每次0.5g，4次/日，共10～14天。必要时再用苄星青霉素G，240万U，1次/周，肌内注射，连续3周。

(五) 妊娠梅毒

1. 普鲁卡因青霉素G

80万U/日，肌内注射，连续10天。妊娠初3个月内，注射一疗程，妊娠末3个月注射一疗程。

2. 对青霉素过敏者

红霉素治疗，每次500mg，4次/日，早期梅毒连服15天，二期复发及晚期梅毒连服 30天。妊娠初3个月与妊娠末3个月各进行1个疗程(禁用四环素)。但其所生婴儿应用青霉

素补治。

（六）胎传梅毒（先天梅毒）

1. 早期先天梅毒（2 岁以内）

(1) 脑脊液异常者　水剂青霉素 G，按体重 5万U/kg，每日分 2 次静脉滴注，共 10～14 天；普鲁卡因青霉素 G，按体重每日 5万U/kg，肌内注射，连续 10～14 天。

(2) 脑脊液正常者　苄星青霉素 G，按体重 5 万 U/kg，1 次注射（分两侧臀肌）。如无条件检查脑脊液者，可按脑脊液异常者治疗。

2. 晚期先天梅毒（2 岁以上）

(1) 普鲁卡因青霉素 G　按体重每日 5万U/kg，肌内注射，连续 10 天为一疗程（不超过成人剂量），需随访 3 年。8 岁以下儿童禁用四环素。

(2) 先天梅毒对青霉素过敏者　可用红霉素治疗，按体重每日 7.5～12.5mg/kg，分 4 次服，连服 30 天。

（七）随访

梅毒随访包括临床和血清随访。早期抗梅治疗后的 1、3、6、12 个月进行随访，其后 2 年每半年随访 1 次。晚期梅毒建议随访 3 年。若脑脊液异常，建议每 6 个月进行一次脑脊液检查直至细胞数正常，脑脊液 VDRL 阴性。

二、淋病

淋病是由革兰阴性双球菌——淋病奈瑟菌引起的细菌感染，以泌尿生殖系统的急性化脓性炎症为主要表现，亦可以感染全身其他器官，可反复发作而成为慢性淋病。见图 195。

【诊断标准】

(1) 可有不洁性生活及接触史。

(2) 成人男性淋病　性接触后 2～10 日发病，尿道口红肿、刺痒、尿痛，可发生排尿困难，常有尿道黄色脓性分泌物。少数病例有微热及疲乏症状，两侧腹股沟淋巴结可受到感染而引起红肿疼痛，甚至化脓、破溃。男性淋病治疗不当可引起后尿道炎、前列腺炎、精囊炎、附睾炎等并发症。

(3) 成人女性淋病　一般感染几天到几周内可以发生淋菌性宫颈内膜炎的特异性症状和体征，可见宫颈口红肿、触痛、脓性分泌物；淋菌性尿道炎、尿道旁腺炎的主要症状有尿频、尿急、尿痛，往往轻于男性，部分可以没有症状；体检可见尿道口充血红肿，黏膜水肿，尿道口有压痛及脓性分泌物，挤压尿道旁腺可有脓液渗出；淋菌性前庭大腺炎表现为单侧前庭大腺红肿、疼痛，严重时形成脓肿，可有全身症状和发热。非特异性的症状，可有排尿困难、阴道分泌物增加或者不正常出血等。盆腔炎是淋球菌感染最重要的并发症。

(4) 其他器官淋病　常见的有淋菌性肛门直肠炎、淋菌性咽炎、淋菌性眼炎等，播散性淋球菌感染少见。

(5) 幼女淋病　阴道排出脓性分泌物，外阴及肛门周围黏膜皮肤发生红肿、破溃、疼痛、排尿困难，严重时可感染直肠，引起淋菌性直肠炎。

(6) 实验室检查　革兰涂片和培养可检出淋球菌。

(7) 应与细菌、沙眼衣原体、念珠菌及滴虫等引起的泌尿生殖道炎进行鉴别。

【治疗原则】

(1) 无合并症淋病　头孢曲松 250mg，肌内注射 1 次；或大观霉素 2g，肌内注射 1 次；如不能排除沙眼衣原体感染，加抗沙眼衣原体感染的药物。替代方案：头孢噻肟 1g，单次肌内注射；或其他第三代头孢菌素类药物。儿童淋病：体重＞45kg，按照成人方案治疗；体重＜45kg 按照以下方案进行。推荐方案：头孢曲松 25～50mg/kg 最大不超过成人用量，单次肌内注射；或大观霉素 40mg/kg(最大剂量 2g)，单次肌内注射。如不能排除沙眼衣原体感染，加用抗沙眼衣原体感染药物。

(2) 有并发症者　头孢曲松 250mg，每日一次肌内注射，共 10 天；或大观霉素 2g，每日一次肌内注射，共 10 天。如不能排除沙眼衣原体感染，加抗沙眼衣原体药物。替代方案：头孢噻肟 1g，每日一次肌内注射，共 10 天。

(3) 治愈标准　症状和体征消失；治疗结束后 4～7 天做淋球菌复查阴性。

三、泌尿生殖道沙眼衣原体感染

沙眼衣原体 D－K 血清型与泌尿生殖道感染的发病有关。泌尿生殖道沙眼衣原体感染临床症状似淋病，但症状和体征较轻。衣原体引起的疾病范围广泛，可累及眼、生殖器官和其他脏器。

【诊断标准】

(1) 询问不洁性生活及接触史。

(2) 男性感染　以沙眼衣原体尿道炎为主：潜伏期 1～3 周，临床表现与淋病尿道炎类似但程度较轻。常见症状为尿道瘙痒、刺痛、尿痛、尿道不适等；表现为尿道黏液或黏液脓性分泌物，可出现晨起尿道口结痂；也可无临床症状，而仅出现不易解释的脓尿或实验室检查阳性发现。易引起后尿道炎、附睾炎、前列腺炎、关节炎、直肠炎、结膜炎等并发症。

(3) 女性感染　以沙眼衣原体宫颈炎为主：大多妇女宫颈感染无症状，可持续数月至数年。有症状发生时，可出现阴道分泌物异常，呈稀薄脓性，体检时可见宫颈充血、水肿、糜烂等，可有非月经期或性交后出血。还可引起尿道炎、盆腔炎、肝周围炎等。

(4) 婴儿及儿童感染　表现为新生儿结膜炎及新生儿肺炎。

(5) 无症状感染　男女均可发生，且感染者较多，是隐性感染源。

(6) 实验室检查　直接免疫荧光、酶联免疫吸附和乳胶免疫扩散试验可证实衣原体的存在，衣原体培养为金标准。

(7) 确诊病例为尿道炎和宫颈炎的临床表现，实验室检查中任一项阳性；无症状感染为实验室检查中任一项阳性且无症状。

(8) 本病应与淋菌、细菌、念珠菌及滴虫等引起的泌尿生殖道炎鉴别，且常有混合感染。

【治疗原则】

(1) 常用治疗方案　多西环素 100mg 口服，一日 2 次，连服 7～10 天；阿奇霉素 1.0g，饭前 1 小时或饭后 2 小时一次顿服；替代治疗：美满霉素 100mg 口服，一日 2 次，连服 10 天；四环素 0.5g，每日 4 次，共 2～3 周；红霉素 0.5g 口服，一日 4 次，连服 7 天或罗红霉素 0.15g，每日 2 次，共 10 天，或克拉霉素 0.25g，每日 2 次，共 10 天。

(2) 妊娠期可用红霉素或阿奇霉素。不宜用四环素类药物。

(3) 新生儿衣原体眼结膜炎红霉素干糖浆粉剂 50mg/(kg·d)，分 4 次口服，连服 2 周，如无效再延长 1～2 周。0.5%红霉素眼膏或 1%四环素眼膏出生后立即涂入眼中，对衣原体感染有一定预防作用。

(4) 治愈标准　规范治疗后，患者自觉症状消失，可判愈。怀疑再感染或未规范治疗者，可能无症状感染或红霉素治疗者，应进行微生物学追访。

四、尖锐湿疣

尖锐湿疣是由人类乳头瘤病毒(HPV)感染所致生殖器肛周增生性损害。HPV 可鉴别出 100 多种亚型，与尖锐湿疣有关的最常见型别为 6 型、11 型。本病主要通过性接触传染，也可垂直传染和通过间接物体传染。见图 196。

【诊断标准】

(1) 询问性接触史及间接感染史或配偶感染史。

(2) 好发于性活跃的中青年，潜伏期一般为 2 周～8 个月，平均为 3 个月。

(3) 好发于外生殖器及肛周皮肤黏膜湿润区，也包括宫颈、阴道及肛门内；少数患者可见于肛门生殖器以外部位(如口腔、腋窝、乳房、趾间等)，皮损初为单个或多个散在的淡红色小丘疹，质地柔软，逐渐增多增大，疣体可呈丘疹状、乳头状、菜花状、鸡冠状及蕈样状，部分顶端尖锐，角化粗糙；常无明显自觉症状。

(4) 实验室检查　醋白试验阳性或具有典型组织病理学表现。

(5) 应与阴茎珍珠状丘疹、假性湿疣、扁平湿疣、鲍温样丘疹病和鳞癌等鉴别。

【治疗原则】

(1) 外用药物治疗 0.5%足叶草毒素酊(鬼臼毒素酊)涂药于疣体，每天 2 次，连续 3 日、停 4 日为 1 个疗程，可用 1～3 个疗程；10%～25%足叶草酯酊涂药于疣体 4～6 小时后洗去，每日 1 次；50%三氯醋酸或二氯醋酸液每日 1 次，连续 1～2 日为 1 个疗程，停 1 周可再用；5-氟尿嘧啶膏每天 1～2 次；5%咪喹莫特霜每周 2～3 次，可连续 16 周，涂药 6～10 小时后洗去。

(2) 物理治疗　激光、冷冻、电灼、微波等，巨大疣体可手术切除。

(3) 内用药物治疗　可配合使用干扰素。

五、生殖器疱疹

本病是由单纯疱疹病毒(HSV)感染引起的一种慢性、复发性、难以治愈的性传播疾病。单纯疱疹病毒分为 2 型，HSV-Ⅱ主要引起生殖器疱疹，少数情况下亦由 HSV-Ⅰ引起。几乎所有的 HSV-Ⅱ为性接触感染，见于肛周和生殖器官感染，HSV-Ⅰ 可见于肛周、生殖器官和口唇感染。见图 197。

【诊断标准】

(1) 询问接触史及配偶感染史。

(2) 原发性生殖器疱疹　即首次感染 HSV-Ⅰ或 HSV-Ⅱ，潜伏期为 2～14 天，平均 3～5 天，病程 2～3 周。皮损好发于生殖器和会阴部，为簇集或散在的小水疱，破溃形成糜烂或溃疡，后结痂自愈，自觉疼痛或瘙痒，常伴腹股沟淋巴结肿痛、发热、头痛、乏力等全身症状。

(3) 复发性生殖器疱疹　常在原发性感染消退后 1～4 个月内复发，皮损一般在原部位出现，类似于原发性生殖器疱疹，但病情较轻，病程较短，发疹前常有前驱症状，病程为 7～10 天，可间隔 2～3 周或月余复发多次。

(4) 亚临床生殖器疱疹　是生殖器疱疹的主要传染源，其不典型皮损可表现为生殖器部位的微小裂隙、溃疡等，易被忽略。

(5) 诊断生殖器疱疹可进行实验室验证，包括 Tzanck 涂片、免疫荧光和酶联免疫的病毒检测以及血清抗体检测。

(6) 本病应与接触性皮炎、带状疱疹、白塞病等鉴别。

【治疗原则】

(1) 注意休息，避免饮酒和过度性生活，出现临床表现时应避免性生活，妊娠期生殖器疱疹如在分娩前出现活动应行剖宫产。

(2) 内用药物治疗　口服核苷类抗病毒药物如阿昔洛韦、泛昔洛韦、伐昔洛韦等。

①原发性生殖器疱疹　阿昔洛韦 200mg，每天 5 次；伐昔洛韦 300mg，每天 2 次；泛昔洛韦 250mg，每天 3 次，疗程为 7～10 天。

②复发性生殖器疱疹　有前驱期症状或发病 24 小时内服药，阿昔洛韦 200mg，每天 5 次；伐昔洛韦 300mg，每天 2 次；泛昔洛韦 125～250mg，每天 3 次。疗程为 5 天。

③复发频繁（每年复发≥6 次）阿昔洛韦 400mg，每天 2 次；伐昔洛韦 300mg，每天 1 次；或泛昔洛韦 125～250mg，每天 2 次，疗程为 4～12 个月。

(3) 外用药物治疗　保持患处清洁、干燥，可外用 3%阿昔洛韦软膏、1%喷昔洛韦乳膏等。

六、细菌性阴道病

细菌性阴道病是由于阴道正常菌群生态平衡失调引起的一种疾病，主要是阴道内乳酸杆菌被大量的加特纳菌、厌氧菌和人型支原体取代而引起。其临床主要表现为阴道分泌物增多，白带伴有鱼腥臭味及外阴瘙痒灼热。本病与多性伴有关，有性传播因素。

【诊断标准】

(1) 细菌性阴道病的主要症状是阴道分泌物增多，伴有鱼腥臭味；体检可发现阴道口有分泌物流出，呈均匀一致的灰白色或灰绿色，如面糊样黏稠度，可有许多气泡。

(2) 阴道分泌物 pH 值比正常高，pH＞4.5（用试纸条直接接触阴道壁或用干棉拭子蘸取阴道分泌物涂于试纸条，测定分泌物 pH 值）。

(3) 氨试验阳性（取一滴 10%氢氧化钾溶液加于阴道分泌物可闻到氨味）。

(4) 实验室检查　革兰染色菌群异常（乳酸杆菌减少，其他细菌增加）或见线索细胞。线索细胞是表面附着有大量加特纳细菌的上皮细胞，特点是上皮细胞表面毛糙或有细小的颗粒，致使边缘不清晰呈锯齿状。此项为诊断必须具备条件。如在上皮细胞中出现 20%线索细胞，可作为本病单一诊断指标。

(5) 本病应与淋菌、沙眼衣原体、滴虫和念珠菌性阴道炎鉴别。

【治疗原则】本病采用抗厌氧菌药物，可有良好疗效。

1. 一般治疗

积极消除易感因素，不宜食用辛辣刺激性食品。保持外阴清洁干燥，避免搔抓。勤换内裤，并用温水进行洗涤，不可与其他衣物混合洗，避免交叉感染。

2. 药物治疗

(1) 甲硝唑片　每次 2g，每日 1 次(或每日 0.5g，每日 2 次)，口服 7 日。如剂量大或为避免胃肠道反应，可加用维生素 B_6。甲硝唑有致畸作用，不能用于妊娠早期。

(2) 氯洁霉素　每次 300mg，每日 2 次，共用 7 日。

(3) 氨苄西林　每次 500mg，每日 4 次，连用 7 日。

(4) 局部疗法　2%氯洁霉素霜每晚 1 次置入阴道，共 7 日；或早晚各 1 次，共 5 日。定期用 5%醋酸溶液冲洗，可改善症状。

3. 合并症治疗

有其他病原体检出者，须针对其他病原体用药。

七、阴道毛滴虫病

阴道毛滴虫病是由阴道毛滴虫引起的一种常见炎症性疾病，主要通过性行为传播，也可通过间接接触感染。

【诊断标准】

(1) 潜伏期为 4～28 天，平均 7 天。

(2) 10%～50%感染者可无症状，是该病的重要传染源。有症状者表现为阴道炎，特征为大量黄绿色泡沫状阴道分泌物，有异味，可伴外阴瘙痒、性交痛和性交后阴道出血。男性患者表现为尿道内痒感明显，排尿时疼痛，有脓性分泌物等。

(3) 查体见外阴、阴道壁及宫颈充血或糜烂、出血、溃疡等。

(4) 取阴道分泌液用悬滴法或涂片染色检查，在镜下找到滴虫可确诊。

(5) 需与其他引起阴道分泌物增多疾病鉴别。

【治疗原则】

(1) 滴虫检查阳性患者不论有无症状均应治疗，同时治疗性伴。

(2) 系统治疗优于局部给药，用药方案：甲硝唑 2g，1 次顿服；或甲硝唑 400～500mg，每日 2 次，口服，7 日为一疗程。治疗失败或复发者：甲硝唑 500mg，每日 3 次，口服，7 日一疗程，同时阴道内应用甲硝唑栓剂；或甲硝唑 2g，每日 1 次，1 个疗程为 3～5 日；或替硝唑 400～500mg，口服，每日 2 次，1 个疗程为 7 日。

(3) 局部治疗　不主张单独应用局部治疗，除非不能系统治疗时才考虑。甲硝唑片剂 200mg 或甲硝唑栓剂 500mg，阴道内用药，每晚 1 次，10 日为一疗程。

(4) 妊娠期及哺乳期妇女均可应用甲硝唑。妊娠 3 个月内应慎用。妊娠早期可采用局部治疗缓解症状，如克霉唑栓剂 100mg，阴道内用药，一日 1 次，7 日为一疗程。哺乳期用甲硝唑 2g，顿服，应中断哺乳 24 小时。

八、艾滋病的皮肤表现

艾滋病，又称“获得性免疫缺陷综合征(AIDS)”，是由艾滋病毒(HIV)感染引起人体免疫系统受损而产生的机体免疫功能缺陷所致的多系统发病的临床综合征。

绝大多数 HIV 感染的患者在其生命过程中都会发生皮肤损害。在 HIV 感染或 AIDS 的各个阶段可发生皮肤黏膜表现。HIV 感染的皮肤表现通常分为四大类：炎症性/高度增殖性疾病、感染性疾病、寄生虫感染、肿瘤。

【诊断标准】

1. 炎症性/高度增殖性疾病

(1) 皮肤瘙痒和瘙痒性皮疹　皮肤瘙痒是 AIDS 患者最常见的主诉，亦可发生在疾病的早期。瘙痒性皮疹可表现为丘疹、结节或湿疹样改变。

(2) 嗜酸性毛囊炎　最常见的瘙痒性毛囊性发疹，见于 Th 细胞计数约 200μl 的患者。表现为躯干上部、面部、头颈部风团性毛囊性丘疹，少有脓疱损害。

(3) 脂溢性皮炎　80%的 HIV 感染者可发生。主要发生在头面部的红斑和脱屑，常比较严重。病损亦可发生在躯干、腹股沟和四肢，表现为弥漫性红斑。

(4) 皮肤干燥和皮脂缺乏性湿疹　早期 HIV 感染者常出现皮肤干燥和瘙痒，进而发展成乏脂性湿疹。

(5) 银屑病　HIV 感染并不增加银屑病的发病率。原有的银屑病可表现为加重或发生不典型变异。

(6) Reiter 病　典型表现为溢脓性皮肤角化病，表现为角化过度，红斑基础上的黄色丘疹和斑块，上有水疱或脓疱；另一种表现为环状龟头炎，表现为阴茎头的浅表糜烂，互相融合成大扇形边缘糜烂面。

(7) 药物反应　HIV 感染者可发生多种药物性皮肤反应，如麻疹样中毒性红斑、多形红斑、药物超敏综合征、荨麻疹、银屑病、光敏性皮炎、固定性药疹、嗜酸性毛囊炎、肢端发绀症等。严重的多形红斑或 Stevens-Johnson 综合征亦可发生。

(8) 光敏反应　AIDS 患者的光敏反应多与药物治疗有关。临床表现可有获得性皮肤卟啉症、慢性光化性皮炎、光线性环状肉芽肿、苔藓样疹等。

(9) 血管炎　HIV 感染者血清中的循环免疫复合物沉积在血管壁，导致血管炎发生。

(10) 色素性疾病　HIV 感染者常发生炎症后色素沉着和色素减退性疾病。

(11) 毛发和指甲改变　可有多种毛发和指甲的改变，如斑秃、睫毛过多、杵状甲、白甲等。

2. 感染性疾病

HIV 感染者由于机体免疫力下降可发生各种细菌、真菌、病毒、寄生虫等感染。

(1) 病毒感染　可有各种病毒感染如单纯疱疹病毒Ⅰ、Ⅱ型所致单纯疱疹；水痘带状疱疹病毒(VZV)致带状疱疹；人乳头瘤病毒(HPV)致各种疣；痘病毒致传染性软疣；EB 病毒所致口腔黏膜毛状白斑。

(2) 真菌感染　HIV 感染者可发生浅部真菌病和深部真菌病。浅部真菌病临床表现常不典型。白色念珠菌是常见皮肤黏膜感染菌属，表现为口腔念珠菌病或鹅口疮；还可有咽、食管念珠菌病，念珠菌性甲沟炎，念珠菌性龟头炎等。深部真菌病常见病原菌有孢子丝菌、组织胞质菌、新生隐球菌、球孢子菌等，他们可引起播散性皮肤损害及系统损害。

(3) 细菌感染　HIV 感染者可出现多种细菌感染，如毛囊炎、脓疱疮、蜂窝织炎、皮肤结核、杆菌性血管瘤等。

(4) 寄生虫感染　可有疥疮。

3. 肿瘤

HIV 可发生多种类型肿瘤。

(1) Kaposi 肉瘤　最常见的肿瘤，是第一个被报道的 HIV 感染的特异性表现，为红色或紫红色的斑疹或丘疹，圆形或卵圆形，大小不等，可累及全身，后期可呈结节样或蕈样。

(2) 淋巴瘤　最常见的淋巴瘤是非霍奇金淋巴瘤，为中度或高度恶性的 B 细胞淋巴瘤。

(3) 宫颈和肛门肿瘤　HIV 阳性的女性宫颈新生物发生率比阴性者要增加。HIV 感染者的男性肛门侵袭性鳞癌和表皮内新生物发生率均较 HIV 阴性者高。

(4) 皮肤肿瘤　HIV 感染者常见非黑素细胞恶性肿瘤，如皮肤鳞状细胞癌、基底细胞癌。

【治疗原则】

HIV 感染可发生多种多样皮肤表现，其治疗的根本是阻止 HIV 在体内复制、增殖，控制疾病发展，减少皮肤并发症发生。

1. 炎症性或增殖性疾病

(1) 对皮肤瘙痒性皮疹可给予抗组胺制剂、皮肤润滑剂、局部止痒剂等以缓解症状，严重病例需要紫外线治疗。

(2) 嗜酸性毛囊炎　泼尼松治疗有效，初始剂量 70mg/d，7～14 天后减量；亦可口服异维 A 酸，开始剂量可大，皮损控制后，可减量维持数周。

(3) 脂溢性皮炎可局部给予糖皮质激素制剂或抗真菌制剂亦有一定疗效。

(4) 银屑病的局部治疗包括规则使用润肤剂，维 A 酸和维生素 D 衍生物等；而系统用药常有限制，甲氨蝶呤和激素应避免使用。

(5) HIV 感染者可发生多种类型药物反应，首先应停用可疑致敏药物，再根据皮疹特点予对症治疗。

2. 对于感染性疾病根据感染类型予相应治疗

如抗细菌、病毒、真菌、寄生虫等。

3. 肿瘤

HIV 可发生多种类型肿瘤。根据肿瘤类型采取不同的治疗方法如手术，放、化疗等。

第 三 篇

实验室检查技术操作常规

一、真菌镜检和培养

【方法】

1. 取材部位

(1) 体癣、股癣、足癣　刮取皮损边缘部位的鳞屑或水疱、脓疱。

(2) 甲癣　取正常甲与病甲交界部位的甲屑。

(3) 头癣　拔取失去光泽和包绕菌鞘的病发、断发。

(4) 深部真菌　脑脊液、腹水、痰液、尿液等，离心后取沉淀物。

2. 操作方法

真菌镜检

(1) 直接涂片　将标本置于载玻片上，加一滴10%氢氧化钾溶液，盖上盖玻片，在酒精灯上加热数秒，帮助角质溶解，轻压盖玻片，吸去溢液，置普通光学显微镜下检查，先用低倍镜扫视，找到可疑孢子和菌丝，再用高倍镜证实。

(2) 墨汁涂片　取一滴墨汁与标本混合盖上盖玻片后直接镜检。用于检查隐球菌和其他有荚膜孢子。

(3) 涂片和组织切片染色　皮肤活检和组织切片制作，除了常规HE染色外，还有几种特殊染色，包括革兰染色(白色念珠菌)、瑞氏染色(组织胞浆菌)、PAS染色(多数真菌)和荧光染色。

真菌培养

将标本接种于不同培养基，最常用的是葡萄糖蛋白胨琼脂培养基，37℃培养1～3周。

【结果判断】

真菌镜检　显微镜下见真菌菌丝和(或)孢子判为阳性。

真菌培养　培养基可见真菌呈菌落生长，不同菌落形态可帮助确定菌种。

二、疥虫镜检

【方法】

1. 取材部位

手指缝、腕部、腹部、阴囊等处新发丘疹与小水疱、丘疹、结节或隧道。

2. 操作方法

针尖或刀尖挑破皮损并轻拨，观察有无可疑虫体或虫卵。将标本置于载玻片上，加一滴生理盐水，盖上盖玻片，置显微镜低倍镜下检查。

【结果判断】

见到以下任何一项均可以判断为阳性。

(1) 成虫　可见完整或破碎的成虫。如果用生理盐水，可能发现活动的成虫。

(2) 虫卵　可见成堆或散在的虫卵。

三、阴虱检查

【方法】

1. 取材部位

阴毛、腋毛等皱褶部位体毛丛中夹取活动的阴虱成虫或虫卵。

2. 操作方法

镊子夹取标本，置于载玻片上，加一滴生理盐水，盖上盖玻片，置显微镜低倍镜下检查。

【结果判断】

见到以下任何一项均可以判断为阳性。

(1) 成虫　可见完整或破碎的成虫。如果用生理盐水，有可能发现活动的成虫。

(2) 虫卵　可见成堆或散在的虫卵。

四、毛囊虫的检查方法

【方法】

1. 取材部位

鼻、颊或颧部，尤其是毛囊扩张部位。

2. 操作方法

用手挤压或用刀片稍加用力刮出些皮脂，置于玻片上，加一滴生理盐水，加上盖玻片轻压，使皮脂变薄。置显微镜下检查。

【结果判断】低倍镜下发现活的毛囊虫判为阳性。

五、淋球菌检查

(一) 淋球菌镜检

【方法】

1. 男性患者

生理盐水拭尽尿道口后，用手挤出尿道内脓液，用无菌棉拭子伸入男性尿道 2～4cm，轻转动取出分泌物，涂在玻片上。

2. 女性患者

无菌脱脂棉擦掉阴道内黏液，用无菌棉拭子插入宫颈内 1～2cm，轻转动，取脓液涂在玻片上。

男性或女性的脓液涂片，经过自然干燥，加热固定后，行革兰染色，油镜下检查。

【结果判断】

涂片中见大量多形核白细胞，细胞内有革兰阴性淋球菌，呈卵圆形或圆形，成对排列，为阳性结果。

(二) 淋球菌培养

【方法】

取材方法同淋球菌镜检，但不做涂片。

取材后立即接种于血琼脂或巧克力琼脂培养基中，在 5%～10%二氧化碳培养箱，37℃培养 24～48 小时后观察结果。

【结果判断】

在血琼脂培养基中可见圆形、平滑、透明或灰白色菌落，直径 0.5～1.0mm，革兰染色阴性。必要时做生化检查确定菌种。

六、衣原体检查

（一）免疫荧光法

【方法】

取材方法同淋球菌。

取材后在玻片上涂片，干燥后，加荧光素标记的抗衣原体单克隆抗体，37℃温育30分钟后磷酸盐缓冲液洗涤3次。封片后在荧光显微镜下观察结果。

【结果判断】

阳性标本可以见到亮绿色荧光的上皮细胞内的原体颗粒。本方法敏感性可以达到70%～90%，但是判断结果需要具备一定的经验。

（二）细胞培养法

【方法】

（1）标本取材方法同"免疫荧光法"。取材后标本可以直接接种，也可－80℃保存备用。

（2）利用滋养细胞培养沙眼衣原体。将标本接种于3个培养瓶（McCoy单层细胞管），37℃吸附2小时，洗涤2～3次，加生长液37℃培养3～4天，吉姆萨染色或直接荧光染色后镜检。

【结果判断】

观察到荧光染色或红色吉姆萨染色的包涵体为阳性。

（三）衣原体抗原检测法

【方法】

取材方法同"免疫荧光法"。目前国内外许多生物技术公司都提供沙眼衣原体快速酶免疫分析（EIA）试剂盒，按说明书操作。

【结果判断】

指控窗和结果窗均显示一条染色条带为阳性，结果窗无变化为阴性。此类方法的特点是快速、简单，不足之处在于敏感性较低，不稳定。

七、皮肤斑贴试验

【方法】

1. 取材方法

选择可疑的致敏原，按受试物性质配置成不同浓度的溶液或软膏，放在斑试器中，贴在患者没有皮肤损害的部位（一般在后背部或前臂屈侧），用医用胶布固定，48小时后揭去斑试器，72～96小时观察斑贴局部皮肤反应，判读结果。

2. 注意事项

（1）致敏原的斑贴时间一般为48小时，如果过敏反应严重或瘙痒剧烈，应及时到医院就诊，必要时立即停止试验。

（2）斑贴试验不宜在患者皮肤病急性发作期进行。

（3）受试前至少1周且受试期间避免系统使用糖皮质激素或免疫抑制剂，受试前3天避免应用抗组胺药物。

（4）受试期间避免淋浴或过度牵拉斑贴部位。

（5）可疑反应可重复试验。

【结果判断】

−：受试部位无反应。

±：淡红斑。

+：红斑，少量丘疹。

++：水肿性红斑、丘疹、水疱。

+++：显著水肿性红斑、聚合性水疱或大疱。

八、梅毒实验室检查

（一）梅毒螺旋体直接检查

【方法】

取患者病灶的组织渗出液或组织研磨液，直接在暗视野显微镜下观察，或镀银染色、吉姆萨染色后，在普通光学显微镜下观察。

【结果判断】

暗视野显微镜下可见折光性强、沿纵轴旋转并前后运动的细长梅毒螺旋体。镀银染色为棕黑色，吉姆萨染色为桃红色。显示结果为阳性。

（二）快速血浆反应素环状卡片试验（RPR）

非梅毒螺旋体抗原血清试验，用于筛选和疗效判断。

【方法】

采集患者血样，收集血清。

1. RPR 定性实验

在 RPR 卡片上每个圆圈内各加入 50μl 血清，轻微旋转使之均匀扩散，加入 1 滴 RPR 抗原，轻微摇晃 8 分钟后观察结果。

2. RPR 定量实验

用生理盐水梯度稀释血清（1:1，1:2，1:4，1:8，1:16，1:32），同定性方法测定患者血清滴度。

【结果判断】

1. RPR 定性实验

(1) 阳性　卡片圆圈内出现黑色凝集颗粒或絮片，根据沉积物的多少记录为++、+或±。

(2) 阴性　不出现沉淀物。

本方法是非梅毒螺旋体抗原血清试验，用于初筛和疗效判断。

2. RPR 定量实验

在哪个血清滴度出现定性实验类似的阳性反应，则判定哪个滴度为阳性。

本方法用于二期梅毒患者或治疗后随访的患者。

（二）不加热血清反应素试验（USR）

【方法】

取待检测血清 50μl 加入玻片圆圈内，轻微旋转使之均匀扩散，用专用针头加入 1 滴 USR 抗原，轻微摇晃 4 分钟，静止 3 分钟后观察结果。

【结果判断】

强阳性（+++～++++）：肉眼可见较大团块状沉淀物，液体清亮。阳性（++）：肉眼可见小团块状沉淀物，显微镜下见大团块状沉淀。弱阳性（+）：显微镜下小团块状沉淀物，分布均匀。可疑阳性(±)：颗粒分布不均匀，为细小粗糙物。

阴性(–)：颗粒细小或呈短杆状，分布均匀，无沉淀物。

用途与RPR基本相同。相类似的检查还有性病研究实验室试验(VDRL)，除了脑脊液检查，目前该方法临床极少应用。

(三) 梅毒螺旋体血凝试验(TPHA)

【方法】

(1) 用含有经过超声处理过的绵羊红细胞膜、正常兔睾丸提取物以及Reiter株螺旋体提取物的吸收剂处理待检测血清，除去非特异性螺旋体抗体。

(2) 在塑料微型滴定板的U形孔中滴入3滴吸附了梅毒螺旋体的羊红细胞，1滴经过处理后的待检测血清。

(3) 在微型振荡器上振摇微型板5分钟，室温下孵育2小时。

【结果判断】

(1) 阳性　出现血凝反应。

(2) 阴性　无血凝反应。本方法主要用于确证试验。

(四) 梅毒螺旋体明胶凝集试验(TPPA)

TPPA试验原理与TPHA基本相同，都是梅毒螺旋体抗原血清实验。以梅毒螺旋体为抗原，致敏红色明胶颗粒，此致敏颗粒与人血清或血浆中的梅毒螺旋体抗体结合，产生肉眼可见的凝集反应。是梅毒的确证实验。

【方法】

定性和定量实验均按试剂盒说明操作。

【结果判断】

++～++++：颗粒凝集覆盖整个孔底，可呈多边形膜状，边缘粗糙。

+：颗粒凝集呈多形性粗糙大环状。

±：颗粒浓集呈边缘光滑的小环状。

–：颗粒聚集在孔中央、光亮、边缘光滑。

(五) 荧光螺旋体抗体吸收实验(FTA–ABS)

【方法】

(1) 非致病性Reiter株螺旋体吸收剂处理血清。

(2) 将处理过的血清加在涂有致病性Nichol株梅毒螺旋体的涂片上。

(3) 加荧光素标记羊抗人或兔抗人IgG。

(4) 在荧光显微镜下观察结果。

【结果判断】

(1) 在镜下可见螺旋体呈亮绿色为阳性。

(2) 根据亮度的强弱区分阳性结果的强度为(+～++++)。

(3) 无荧光为阴性。本方法用于确证试验。

十一、皮肤组织活检法

【方法】

(1) 选定活检部位，行局部浸润麻醉，采用2%利多卡因溶液皮损局部皮下注射。

(2) 一般皮损可采用环钻法取材，使用环钻器切入病变部位，深达皮下脂肪组织，取出环钻器，用尖嘴镊子夹取出标本。

(3) 如果取材较深部位的组织(如皮下脂肪、肌肉、肿瘤等)可以采用手术切取组织。

【注意事项】

(1) 局部浸润麻醉时，注射药物后轻轻压迫局部，停留 2～5 分钟后行活检。

(2) 取材时不可挤压组织块。

(3) 选取取材部位时应根据病变的性质选择最具有临床特征的皮损，同时还需要考虑病变的范围、时间、与周围组织的关系等。

(4) 某些疾病在不同疾病时期具有不同的病理组织学特征，可以选择多部位同时取材，以及多次取材。

(5) 取材获得的标本立即置于固定液中，常规采用 10%福尔马林溶液，特殊检查时标本可采用 95%乙醇、戊二醛、冰冻等进行固定，或采用生理盐水浸泡、OTC 包埋新鲜组织。

第四篇

皮肤科常用物理治疗

一、电解法

电解法指通过电流作用于组织，引起一系列生物反应，以达到治疗目的的一种方法。

【适应证】

(1) 小的、浅表皮肤赘生物，如皮赘、睑黄疣、寻常疣等。

(2) 浅表毛细血管扩张、蜘蛛痣、色素痣、汗管瘤等。

(3) 多毛症，破坏毛囊可达到永久性脱毛。

【注意事项】无明显不良反应。

二、冷冻治疗

冷冻治疗为利用低温冷却和冻结使生物组织产生生理性或代谢性抑制或结构破坏，从而治疗某些增生性皮肤病的一种方法，常用的有液氮和二氧化碳雪。

【适应证】

寻常疣、扁平疣、尖锐湿疣、结节性痒疹、脂溢性角化、化脓性肉芽肿、浅表血管瘤等。

【注意事项】

(1) 可产生疼痛、水疱、色素增加及色素减退等副作用。

(2) 冷冻时间过长或冻融周期过多可能造成较多组织破坏而遗留瘢痕。

(3) 患有寒冷性荨麻疹、冷球蛋白血症等对寒冷敏感者慎用。

三、激光治疗

激光治疗为利用高能量光，极短的时间内作用于组织，产生不同的治疗作用。

【适应证】

1. 传统激光

(1) 二氧化碳激光　波长为10600nm，为远红外线，利用局部热效应而非特异性破坏病变组织，使靶组织碳化。用于治疗寻常疣、尖锐湿疣及体表的浅表肿物等。

(2) 氦氖激光　波长主要为630nm，为弱激光，有促进炎症消退和组织修复的作用，用于治疗毛囊炎、带状疱疹、斑秃及慢性溃疡等。

2. 新型脉冲激光

利用某一特定波长的激光，选择性破坏相应颜色的靶组织，对正常组织损害小，很少或不留瘢痕。

(1) Q开关755nm或1064激光　可治疗太田痣、去除黑色文身、文眉等。

(2) 585/595染料激光和532nm激光　可治疗鲜红斑痣、毛细血管扩张及浅表血管瘤等。

(3) 激光脱毛　波长755～800nm的长脉宽进行脱毛，不同部位治疗次数不同，可达到永久性脱毛的效果。

【注意事项】

(1) 激光治疗后暂时避免水洗、强烈日晒和剧烈运动，不要去掉痂皮而待其自然脱落。

(2) 二氧化碳激光后可在治愈部位遗留瘢痕。

四、放射治疗

放射治疗为通过破坏细胞，阻止细胞分裂增生而达到治疗目的的一种方法。

【适应证】

(1) X线　调节电压可控制对皮肤的穿透深度，主要用于治疗深在的皮肤血管瘤、瘢痕疙瘩、顽固性跖疣、基底细胞上皮瘤及鳞状细胞癌、局限性皮肤淋巴瘤、腋臭及多汗症等。

(2) 电子束　通过直线加速器使高能量电子高速穿透皮肤，主要治疗皮肤恶性肿瘤，特别是皮肤T细胞淋巴瘤。

五、光疗法

紫外线多用长波紫外线(UVA，波长为320～400nm)和中波紫外线(UVB，波长为 280～320nm)。

【适应证】

(1) 小剂量UVB能促进血液循环、改善代谢、杀菌、止痒、促进上皮再生和溃疡愈合，大剂量UVB可损伤细胞DNA，抑制上皮增生，用于治疗玫瑰糠疹、银屑病、蕈样肉芽肿等。

(2) UVA可穿透至真皮，抑制表皮的过度增生，并有免疫调节作用，常与光敏剂合用。

【注意事项】有光敏性皮肤病、红斑狼疮、活动性肺结核、白内障等禁忌。

六、光化学疗法

内服或外用光敏剂如8－甲氧补骨脂素后照射长波紫外线。

【适应证】

银屑病、白癜风、蕈样肉芽肿、斑秃等。

【注意事项】

(1) 在服药24小时内避免强烈日晒，防止光感性眼炎及白内障的发生。

(2) 肝、肾功能不全，光敏性疾病，皮肤癌，活动性结核的患者及儿童和孕妇禁用。

七、水疗

水疗指用不同温度和含有不同药物的温水做全身或局部浸浴，也称为“药浴”，具有清洁、润肤、去痂、除臭的作用，配合不同药物发挥治疗作用。种类分为：温泉浴(含硫黄)、淀粉浴、高锰酸钾浴、中药浴、海水浴等。

【适应证】

(1) 皮疹泛发的皮肤病如银屑病、红皮病、湿疹、特应性皮炎、皮肤瘙痒症等。

(2) 部分感染性皮肤病或皮肤病继发性感染。

八、光动力疗法

光动力疗法(PDT)是一种针对血管增生性病变组织的选择性治疗技术。光动力作用是指在光敏剂参与下，在光的作用下，使有机体细胞或生物分子发生功能或形态变化，严重时导致细胞损伤和坏死作用。

【适应证】

配合特定的光敏剂，可以治疗尖锐湿疣、痤疮、扁平疣、跖疣以及鲜红斑痣、日光角化病、鲍温病、浅表型基底细胞上皮瘤等皮肤肿瘤。

【治疗过程】

局部常规消毒，敷光敏剂(盐酸氨基酮戊酸)2～3 小时，局部光照射 20～30 分钟，局部外涂抗生素防止感染。

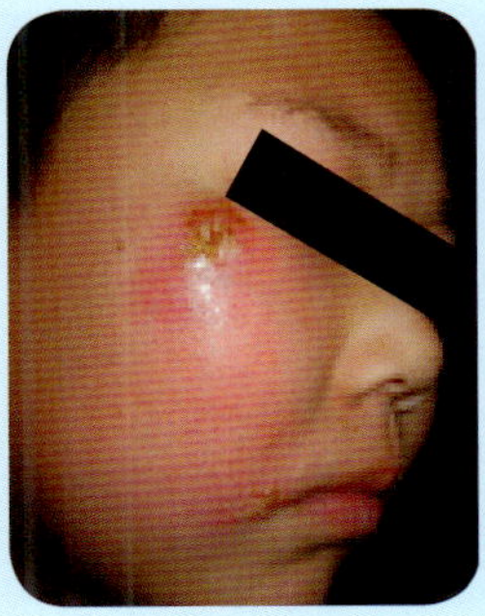

图1　面部单纯疱疹

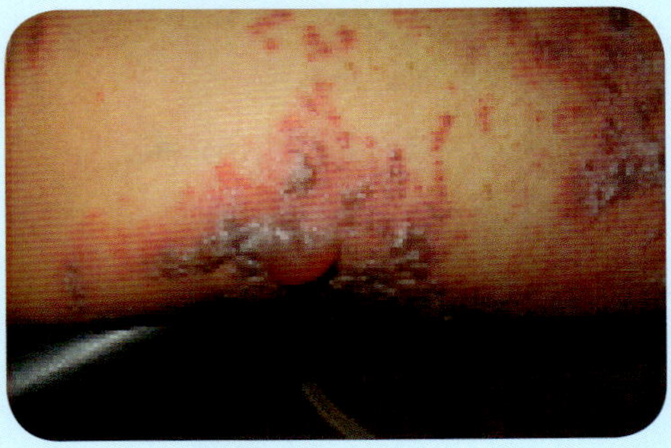

图2　下肢带状疱疹

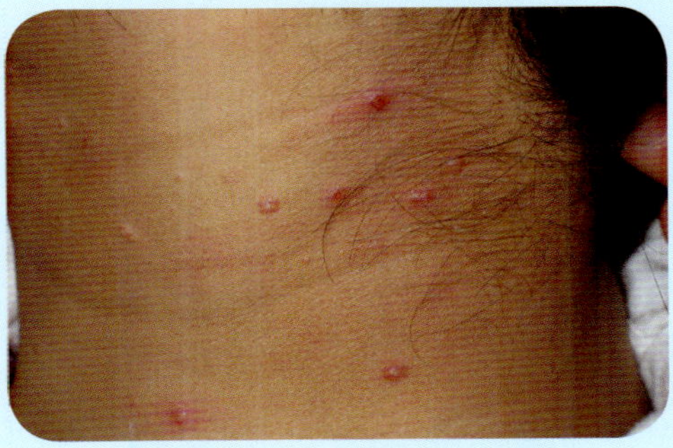

图3　传染性软疣

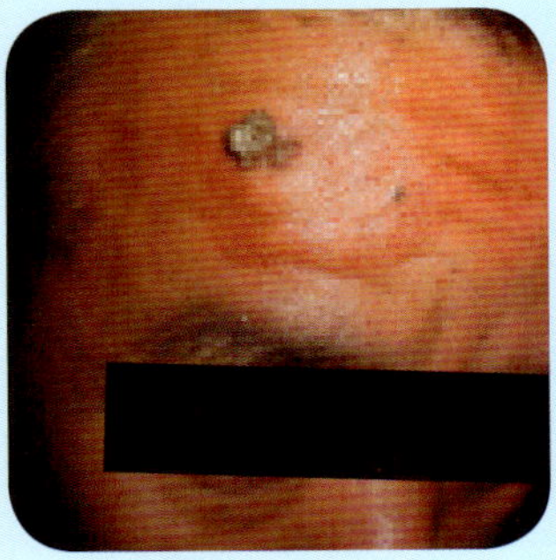

图4　面部寻常疣

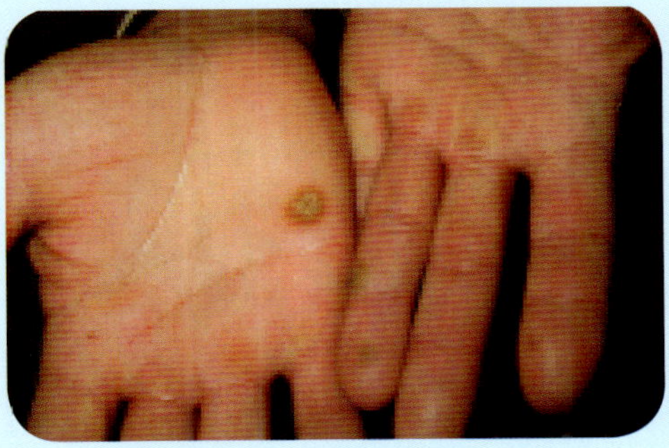

图5　手部寻常疣

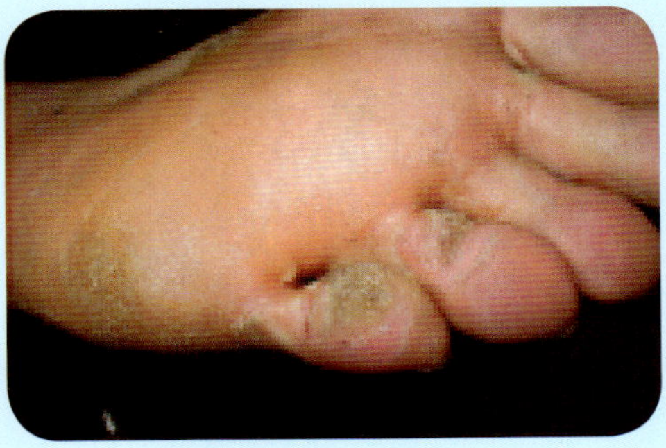

图6　跖疣

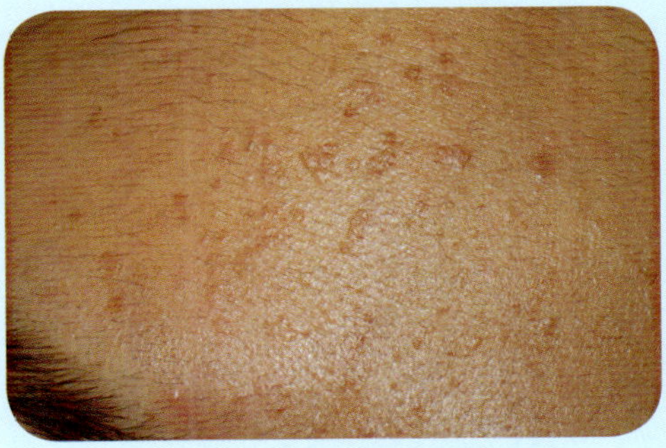

图7　面部扁平疣

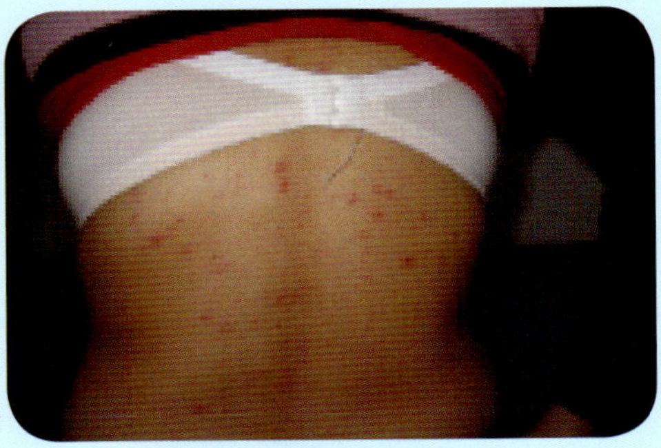

图8　（背部）水痘

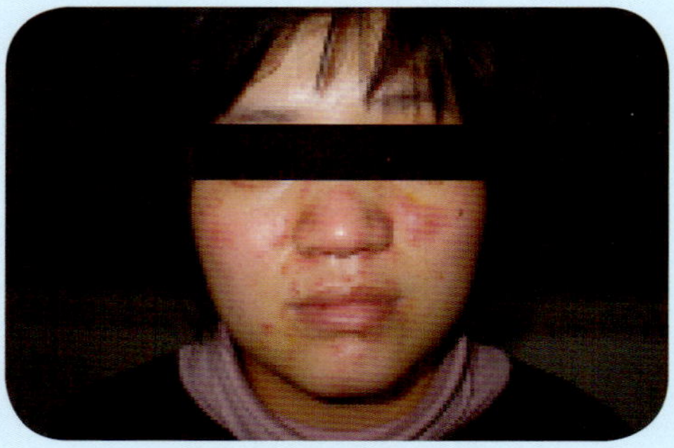

图9　水痘（面部）

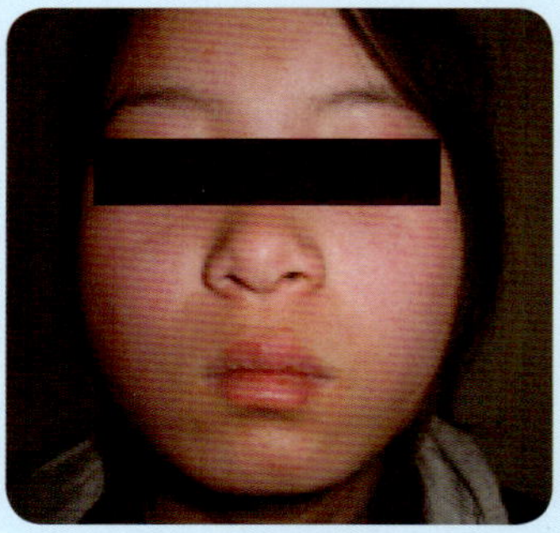

图10　麻疹

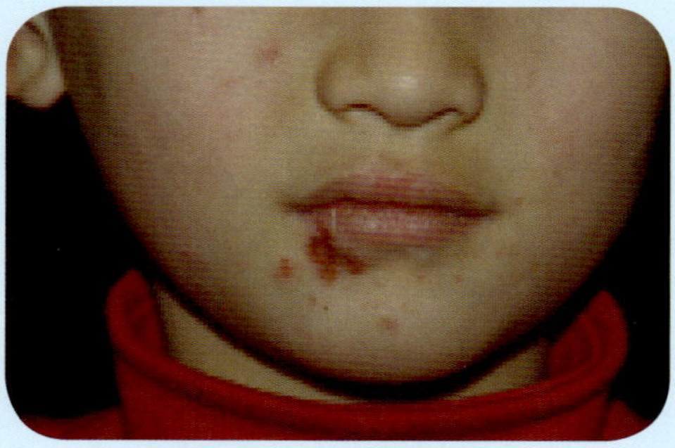

图11　脓疱疮（面部）

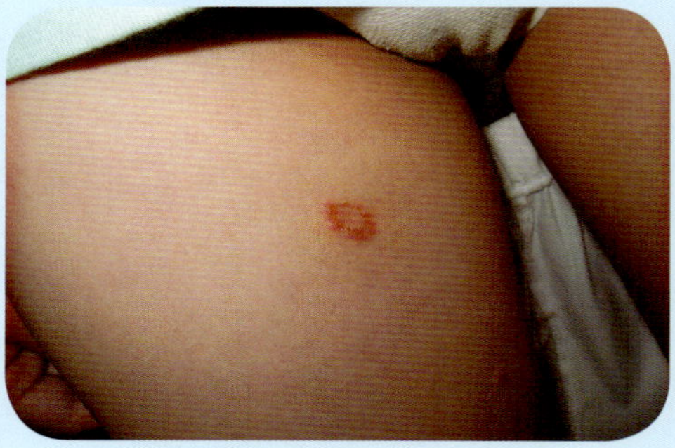

图12　脓疱疮（下肢）

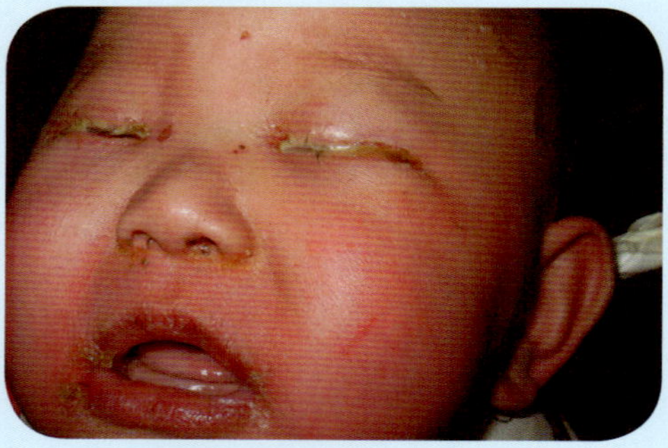

图13　葡萄球菌烫伤样综合征（面部）

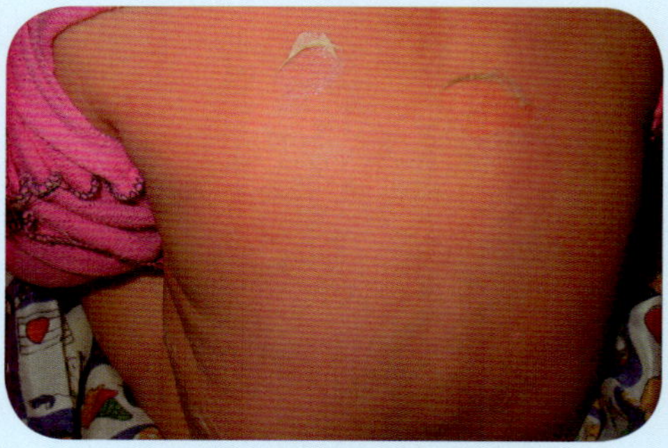

图14　葡萄球菌烫伤样综合征（背部）

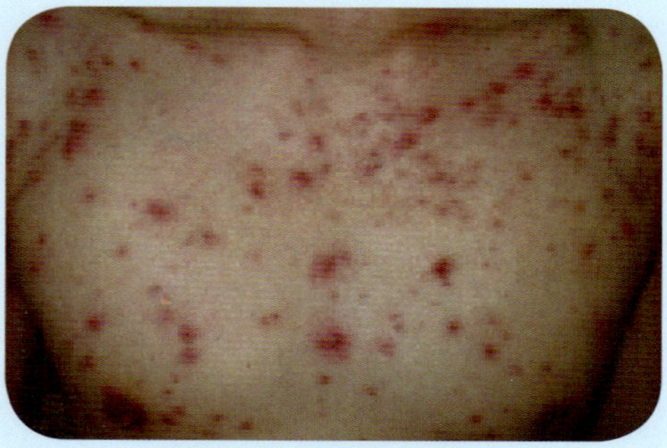

图15　毛囊炎（胸前）

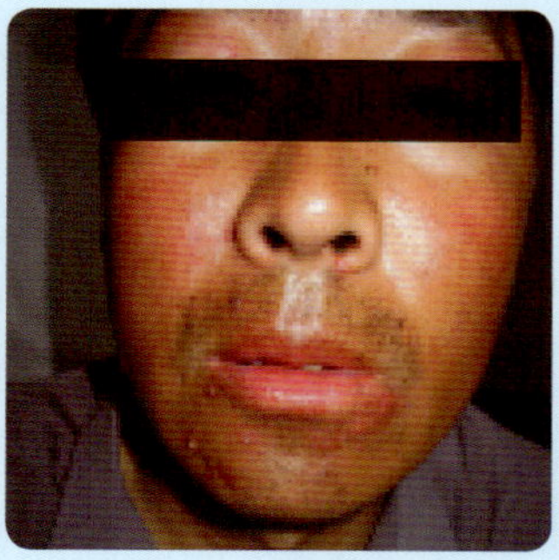

图16　毛囊炎（面部）

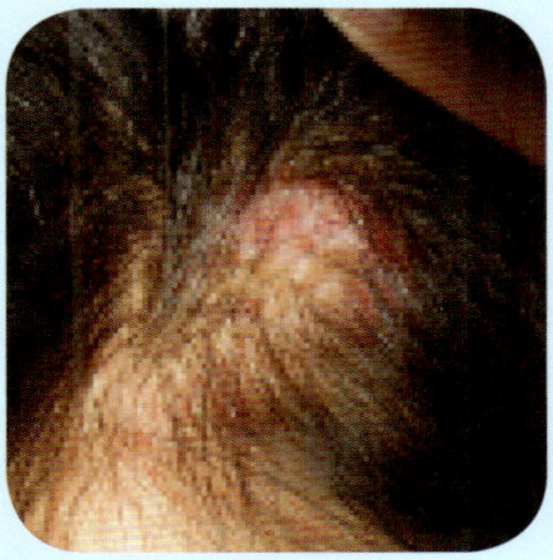

图17　项部瘢痕疙瘩性毛囊炎

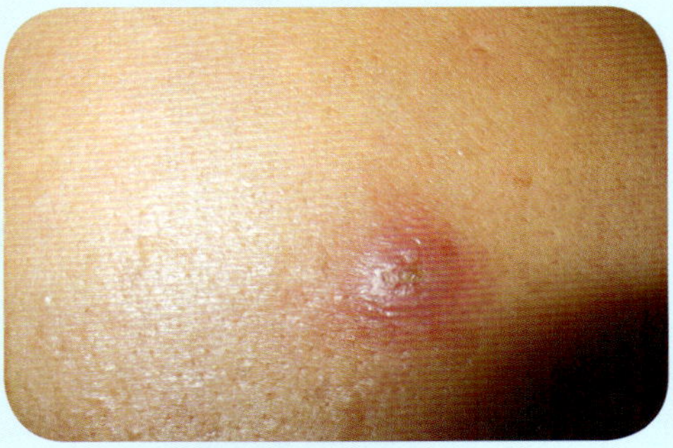

图18　疖（背部）

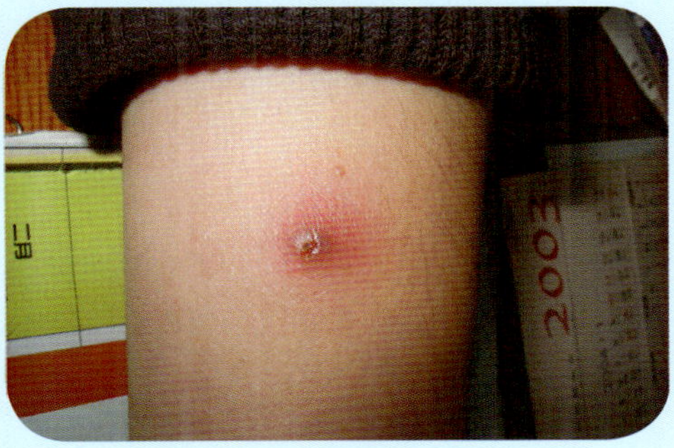

图19　疖（上肢）

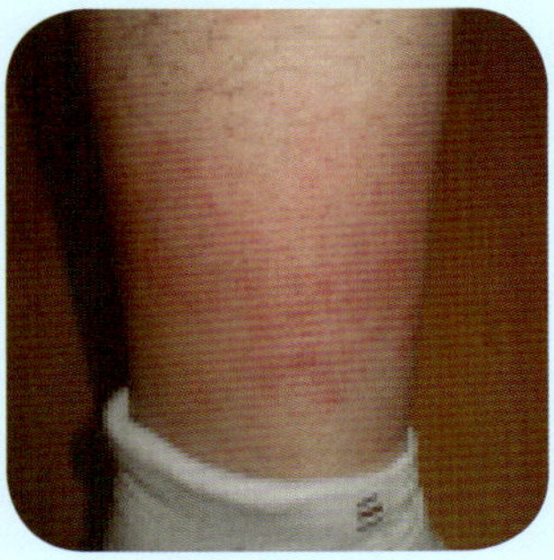

图20　下肢丹毒

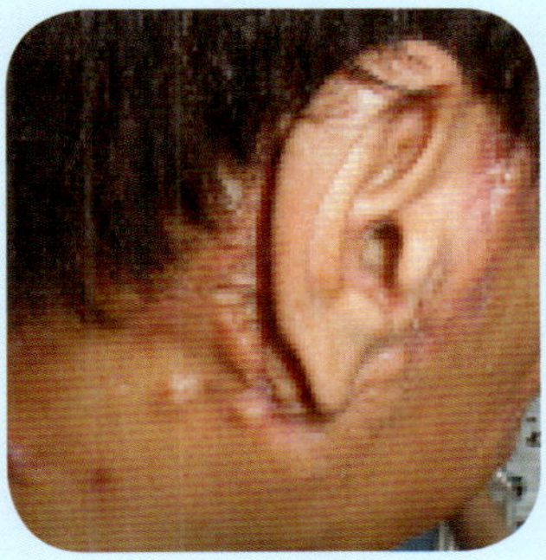

图21　化脓性汗腺炎

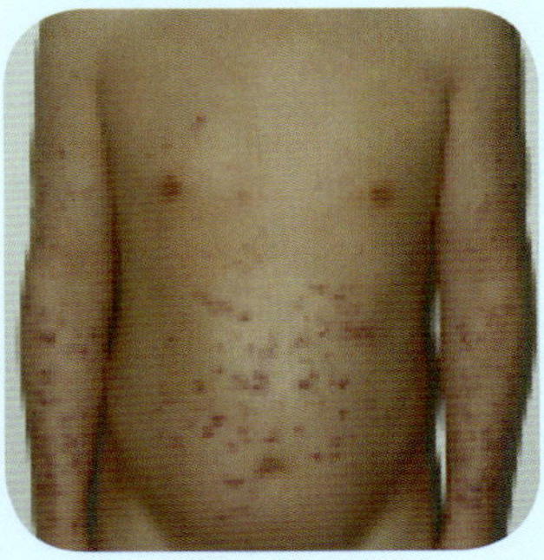

图22　麻风（体前）

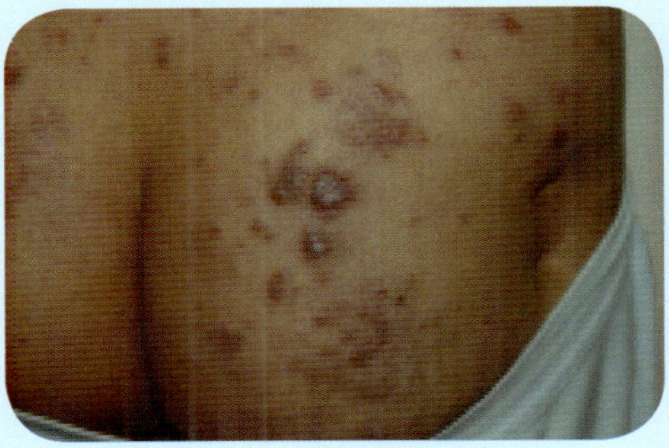

图23　麻风（臀部）

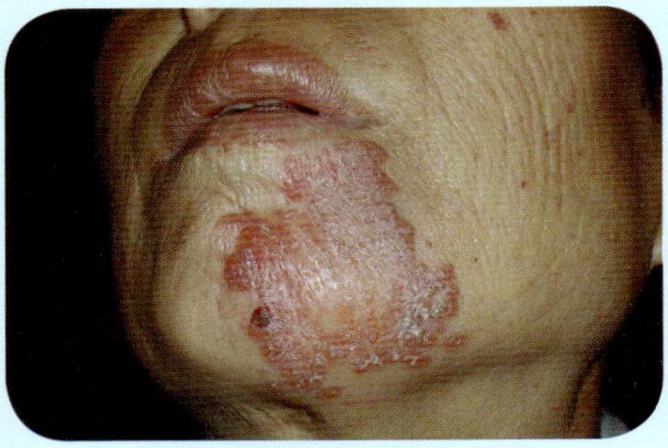

图24　皮肤结核（下颌）

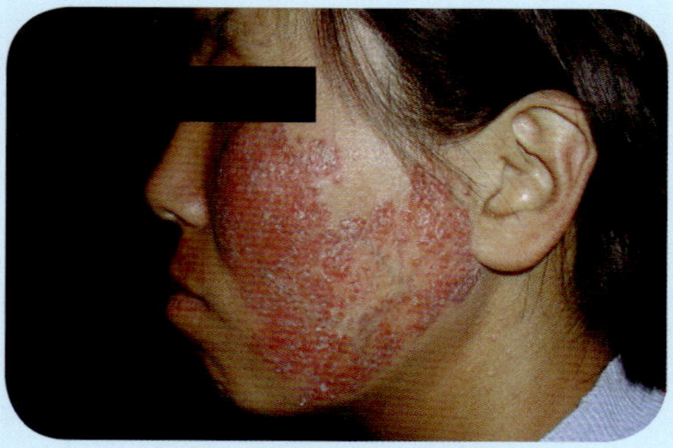

图25　皮肤结核（面部）

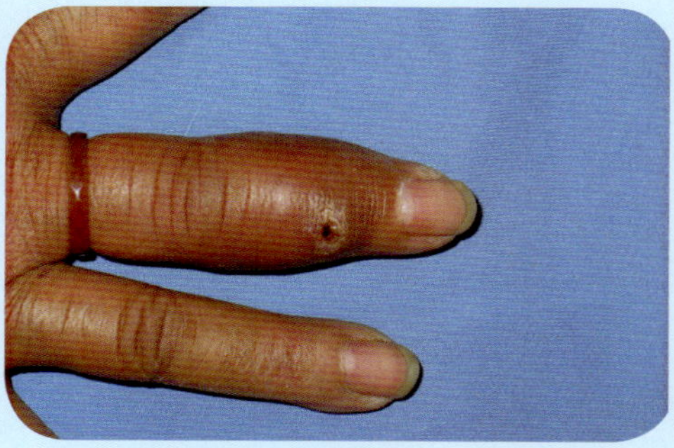

图26　游泳池肉芽肿

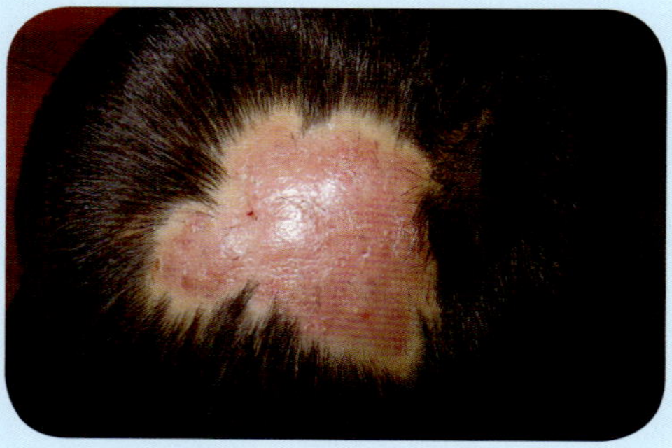

图27　头癣（一）

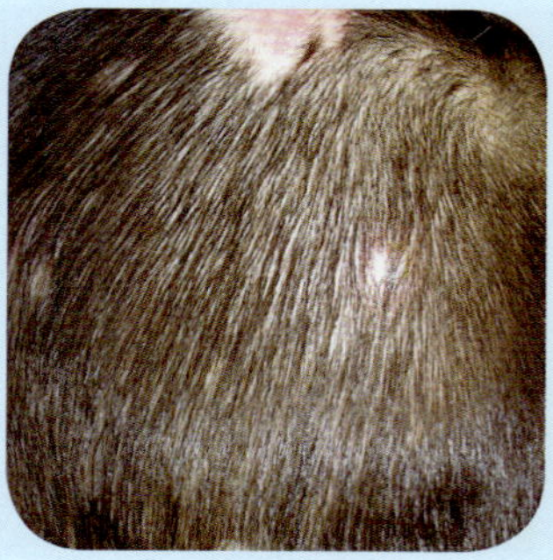

图28　头癣（二）

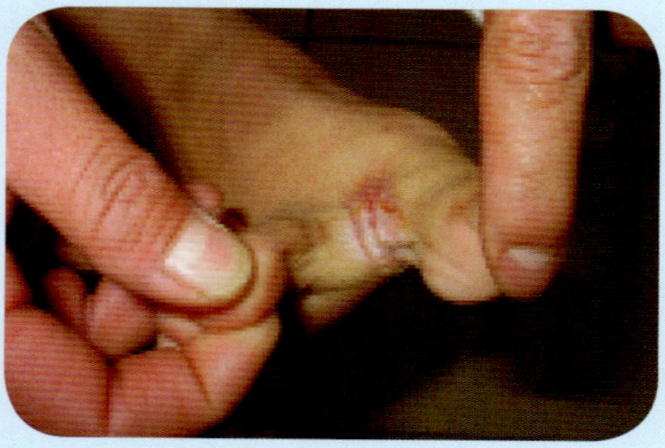

图29　足癣

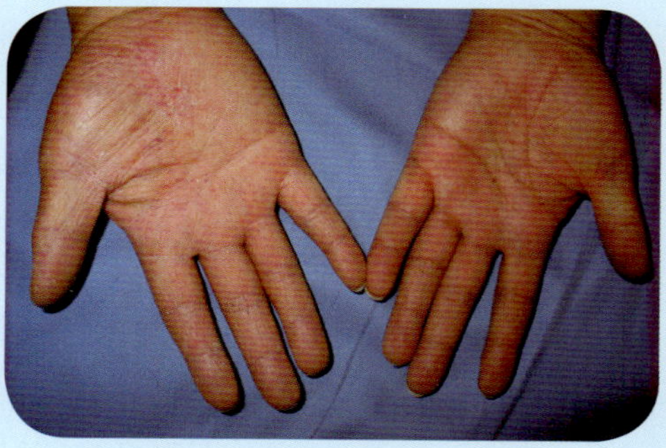

图30　右手癣

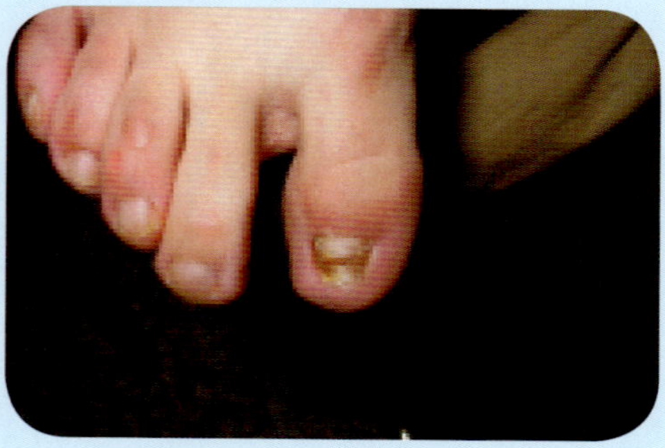

图31　甲癣

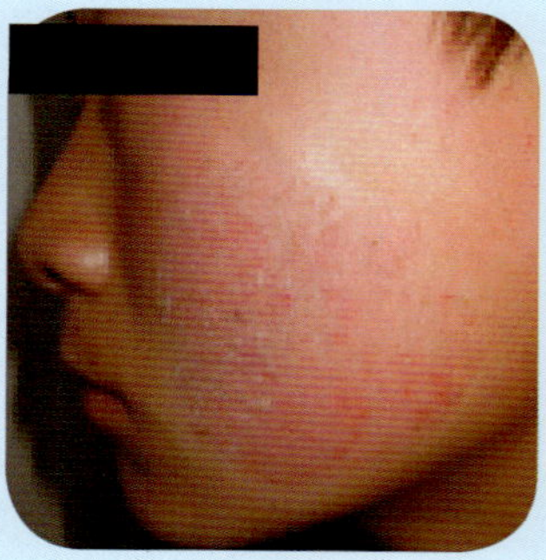

图32　体癣

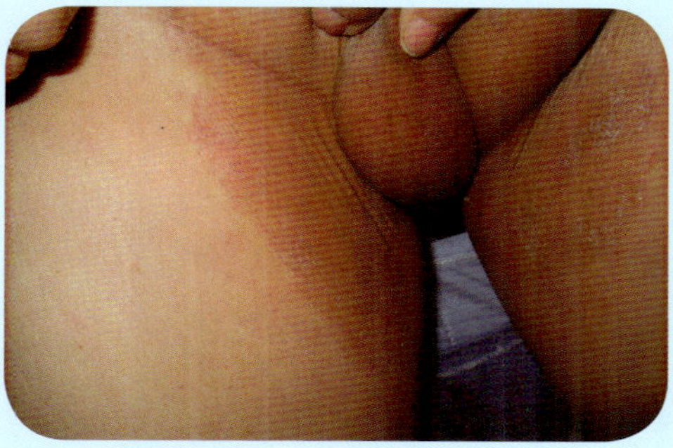

图33　股癣

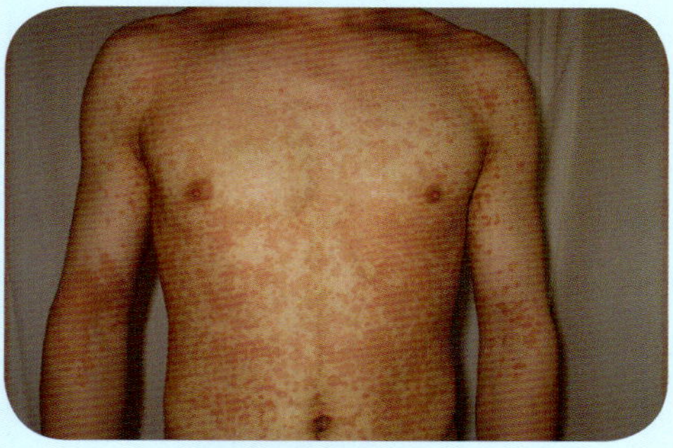

图34　花斑癣

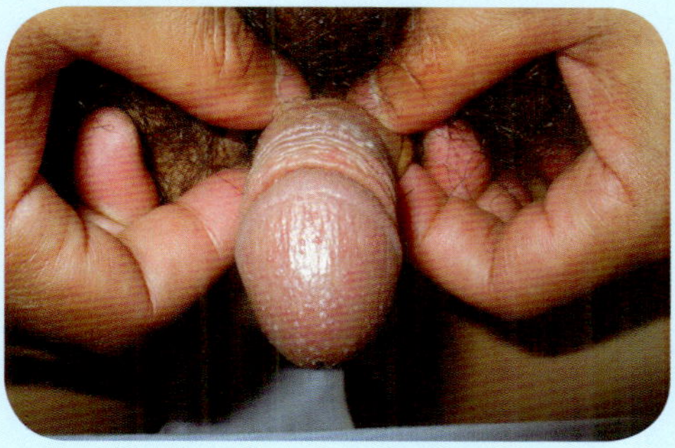

图35　念珠菌病

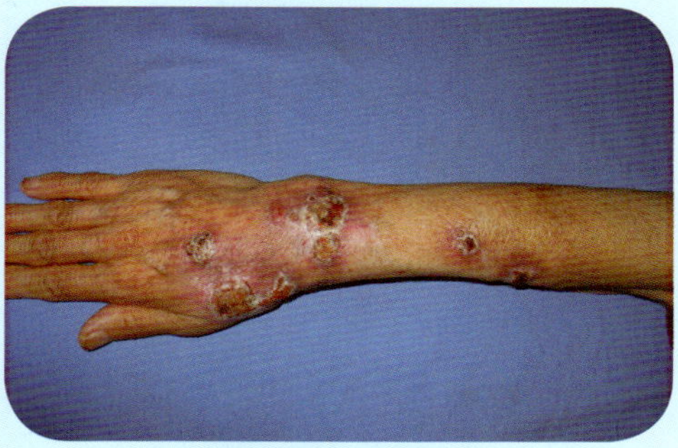

图36　孢子丝菌病（上肢）

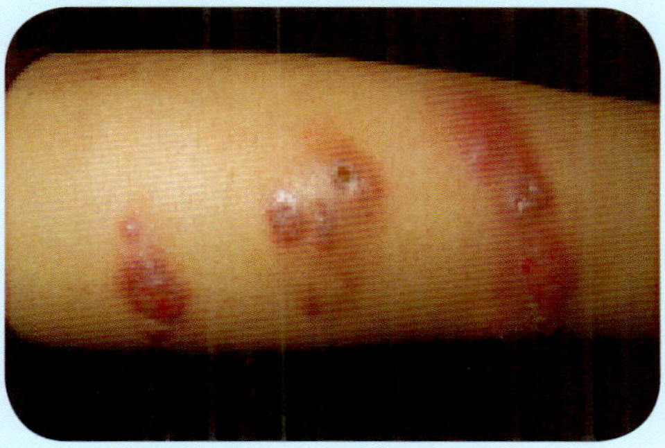

图37　孢子丝菌病（前臂）

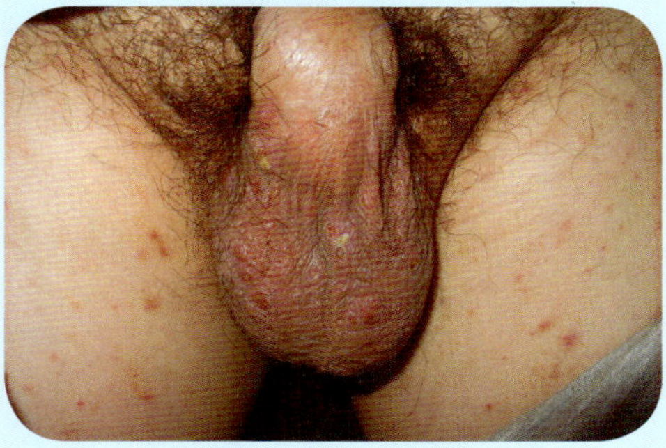

图38　疥疮（阴部）

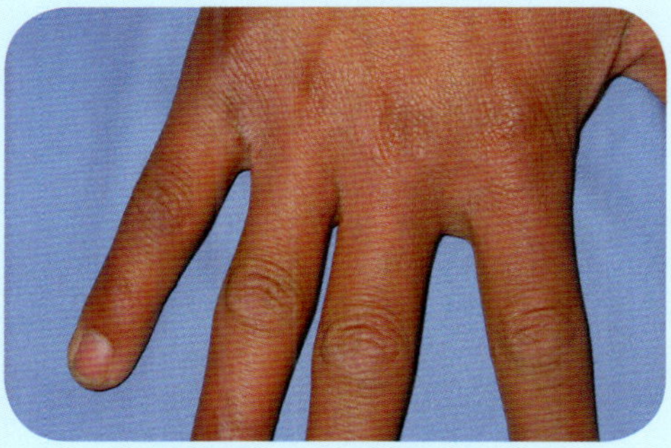

图39　疥疮（手部）

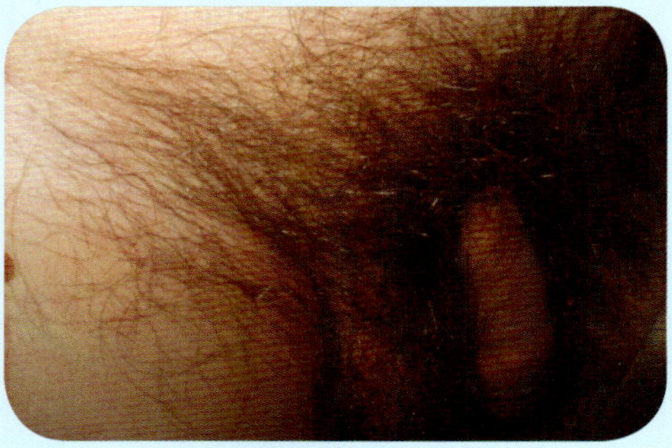

图40　阴虱

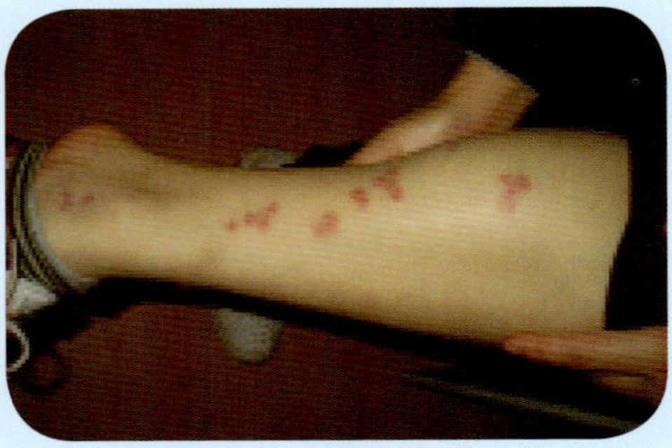

图41　虫咬皮炎

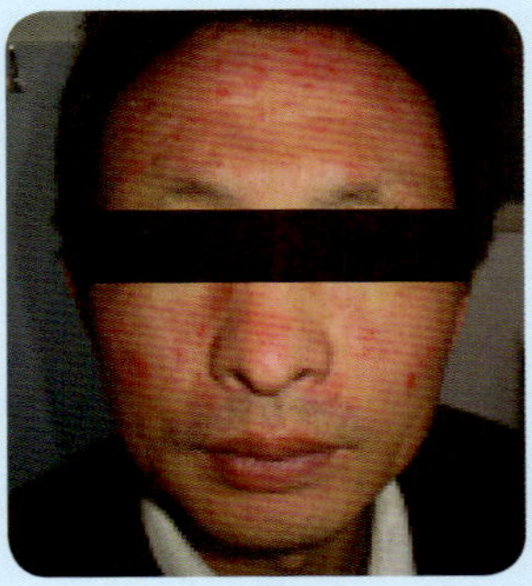

图42　日光性皮炎

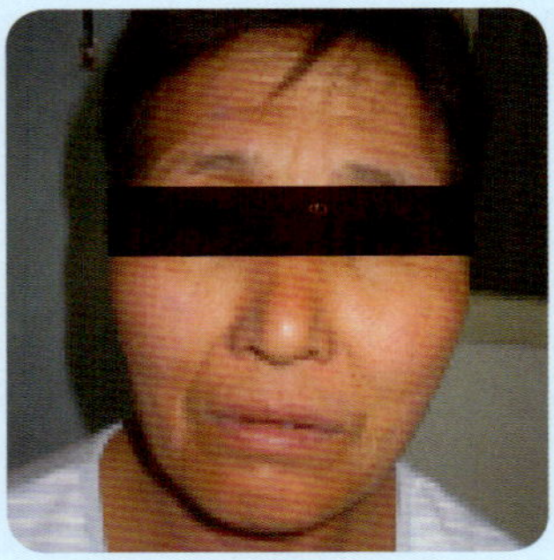

图43　多形性日光疹（面部）

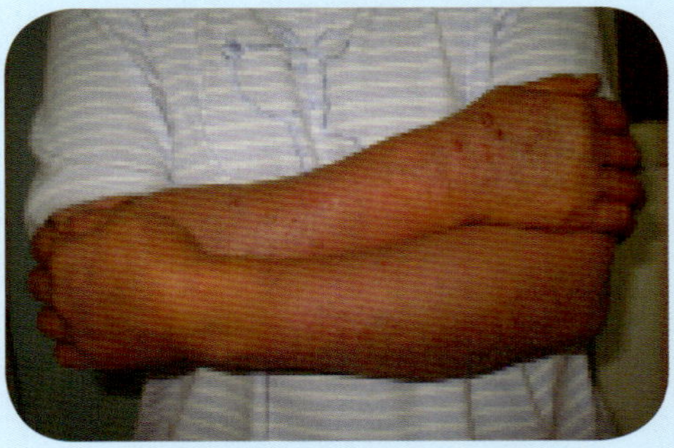

图44　多形性日光疹（前臂）

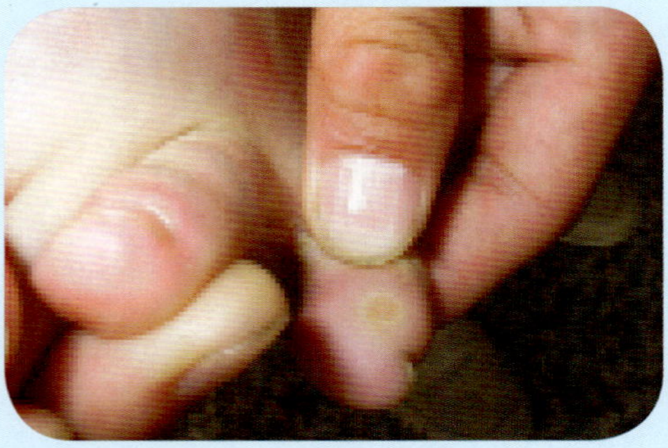

图45　鸡眼

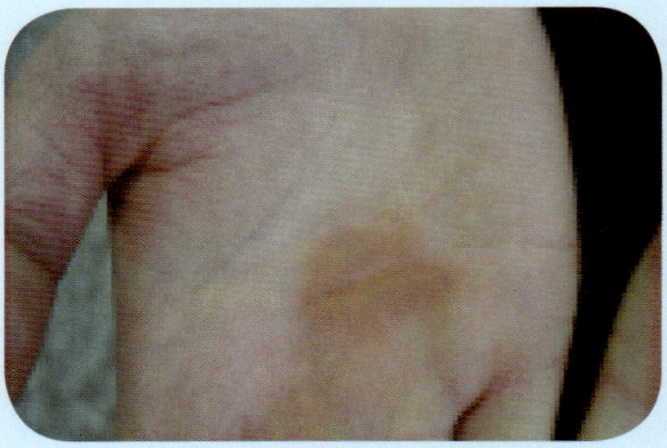

图46　手部胼胝

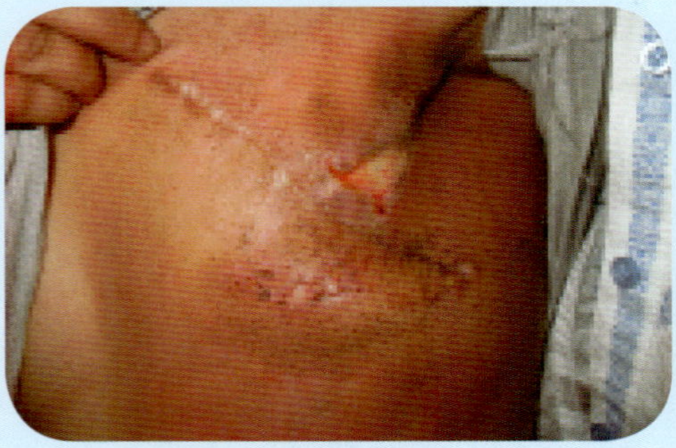

图47　放射皮炎

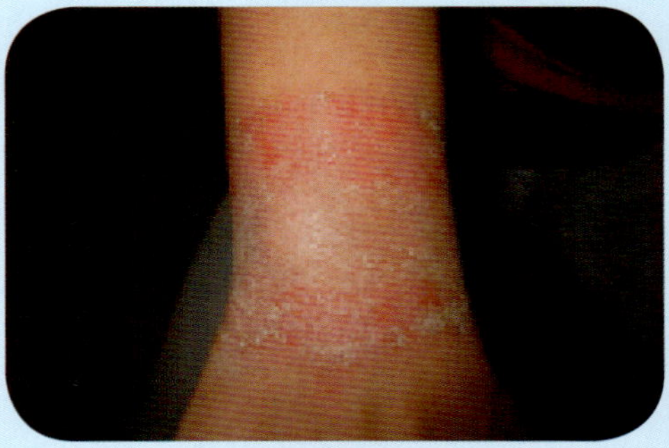

图48　接触性皮炎

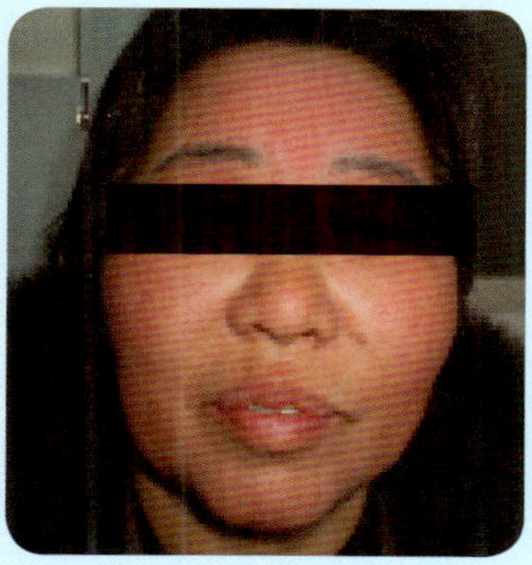

图49　糖皮质激素依赖性皮炎

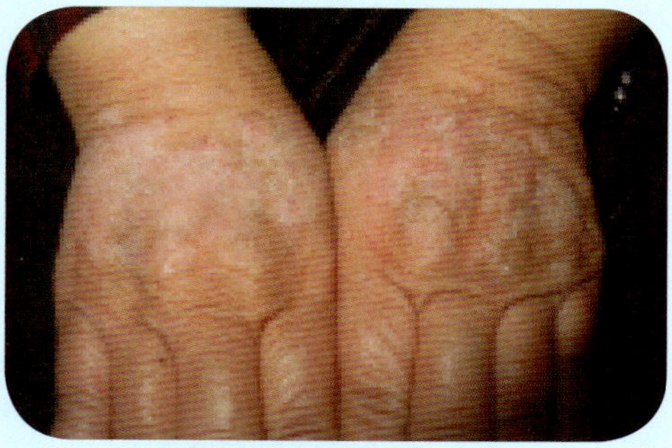

图50　慢性湿疹

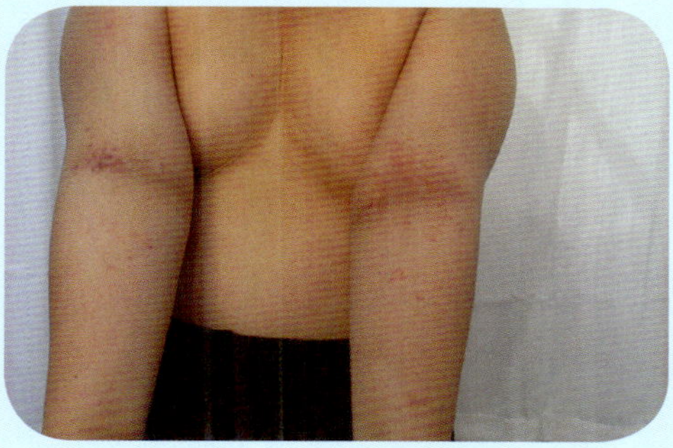

图51　特应性皮炎

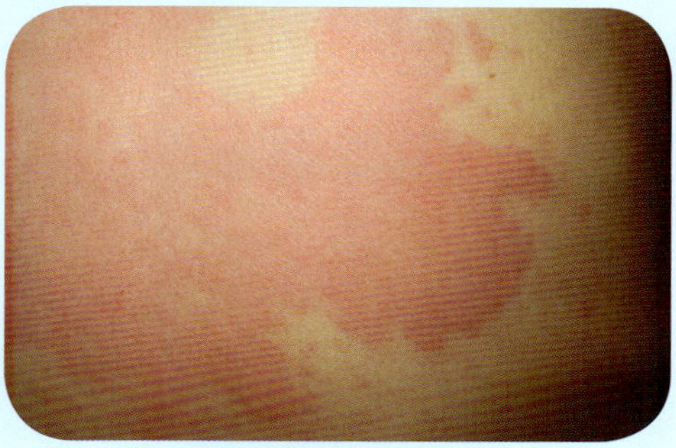

图52　荨麻疹

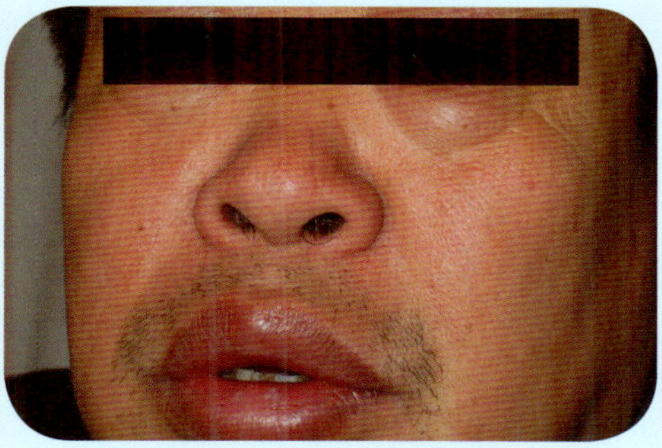

图53　血管性水肿

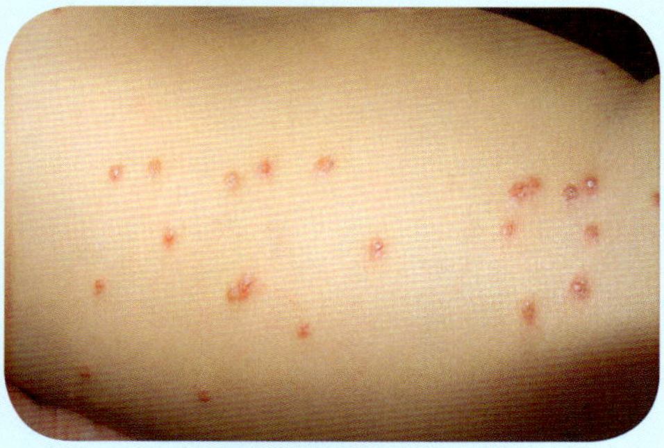

图54　丘疹性荨麻疹

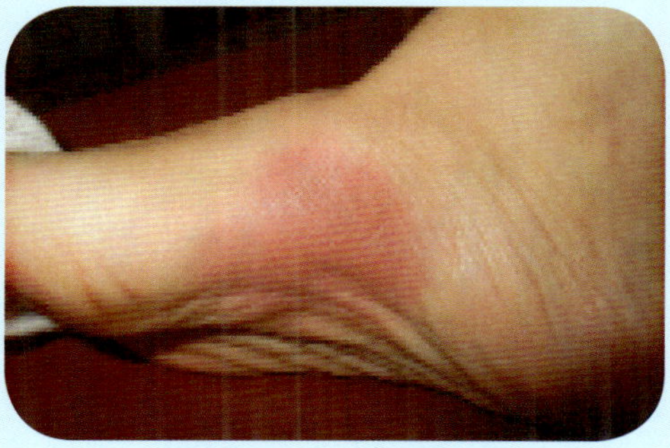

图55　固定药疹

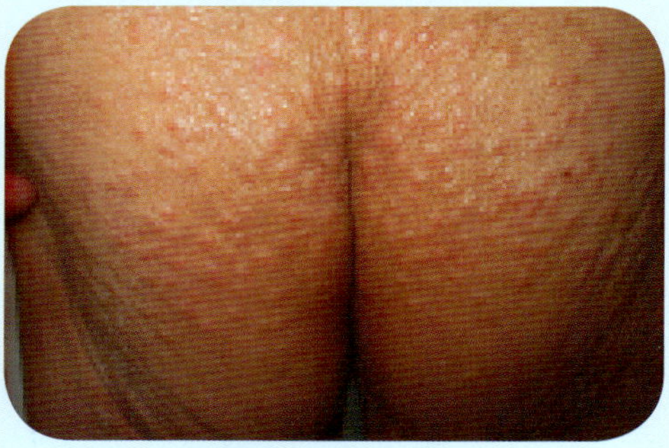

图56　嗜酸性粒细胞增多性皮炎

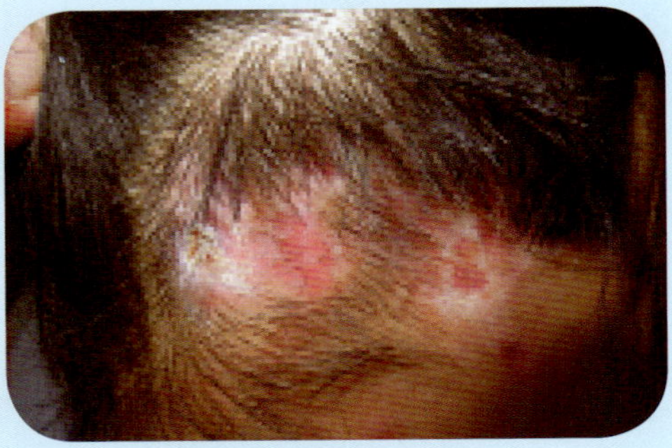

图57　盘状红斑狼疮

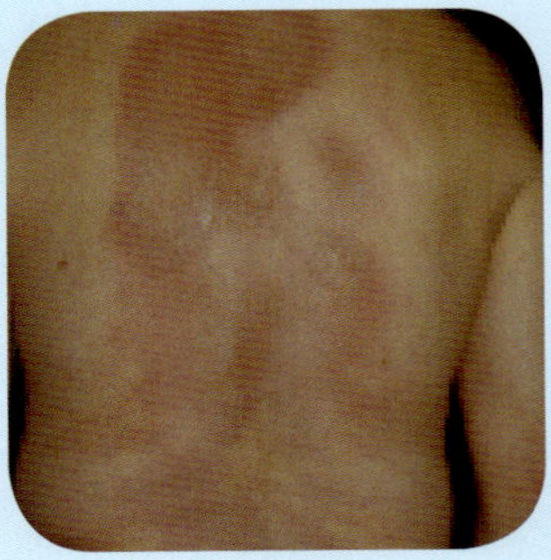

图58　亚急性皮肤型红斑狼疮

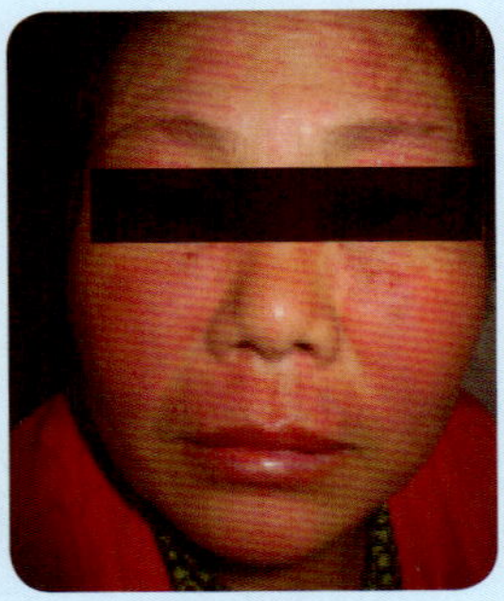

图59　系统性红斑狼疮

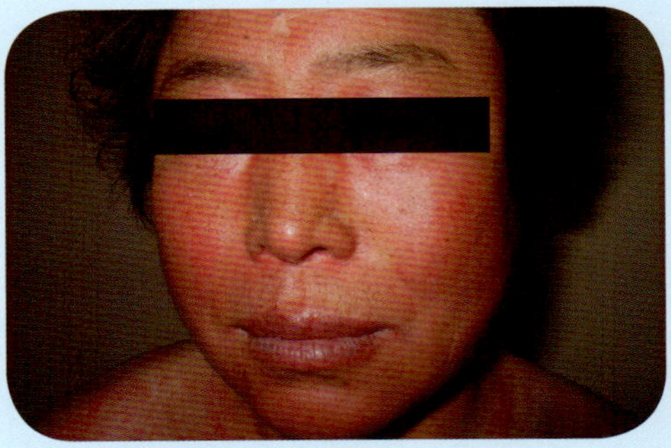

图60　皮肌炎

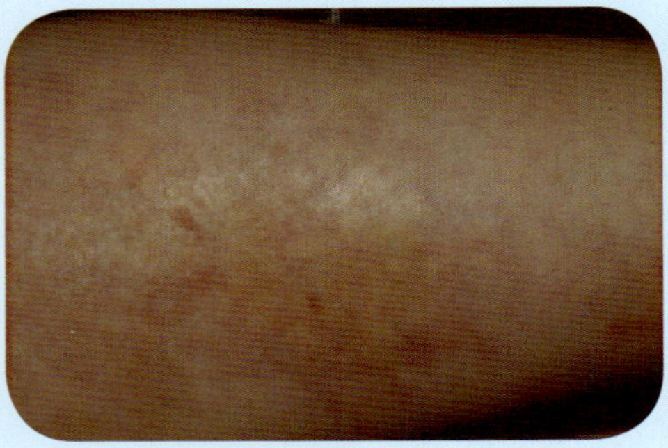

图61　局限性硬皮病

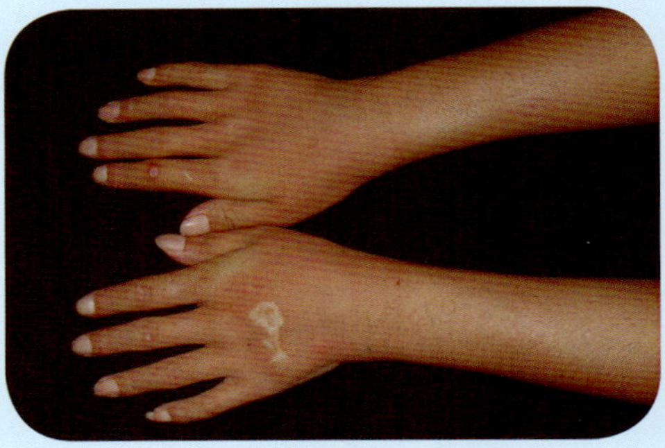

图62　系统性硬皮病的上肢表现

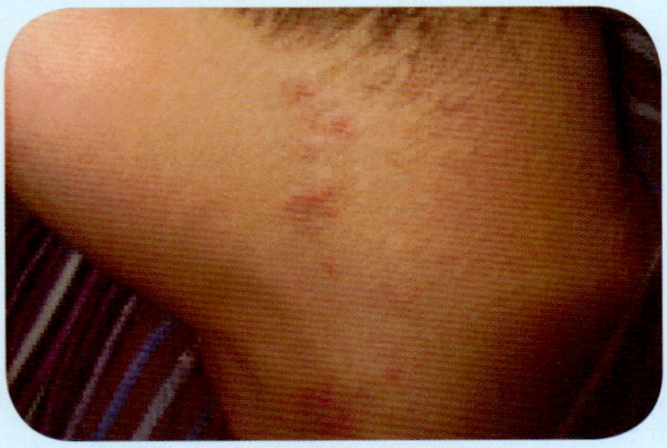

图63　慢性单纯性苔藓

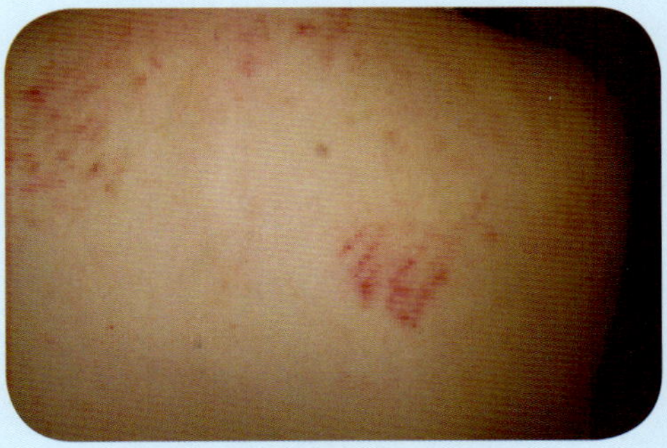

图64　瘙痒症

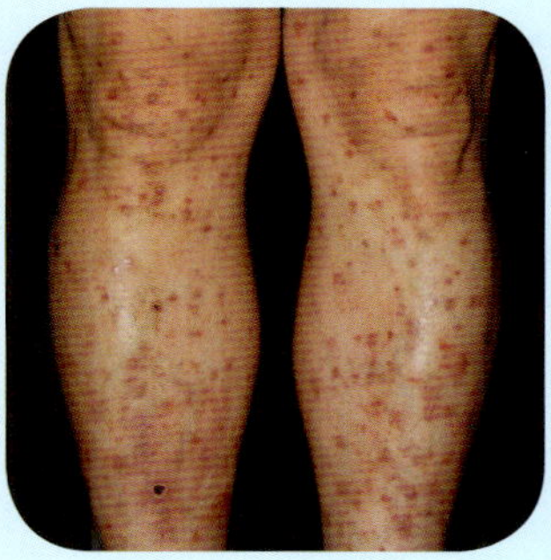

图65　结节性痒疹

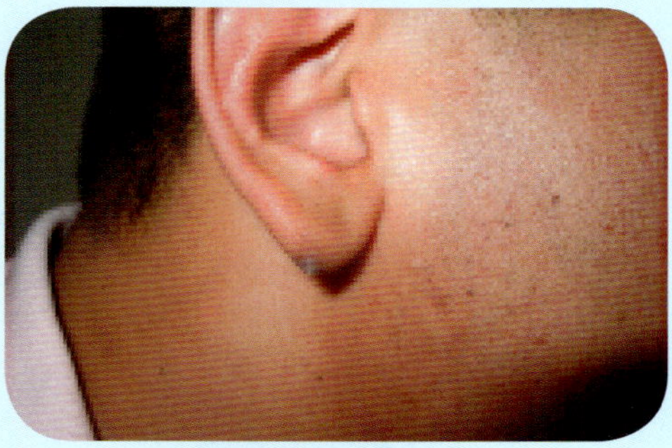

图66　人工皮炎

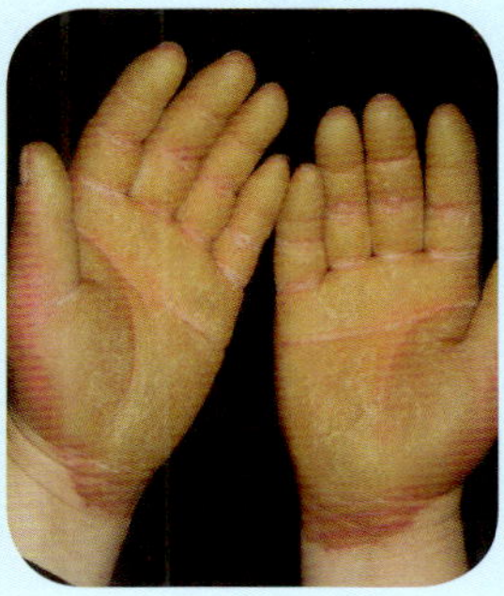

图67　掌跖角皮症（手部）

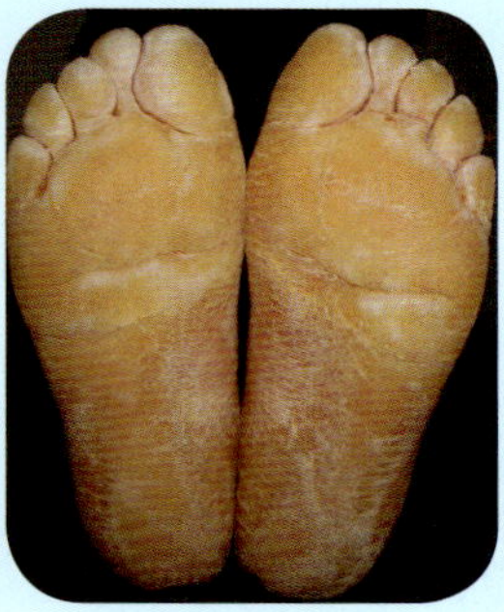

图68　掌跖角皮症（足部）

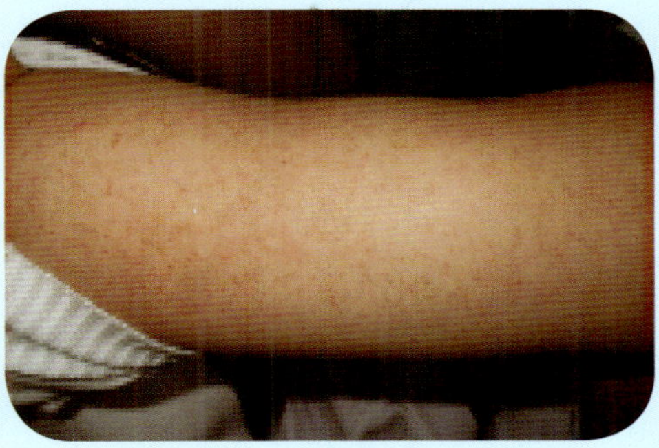

图69　毛发角化病

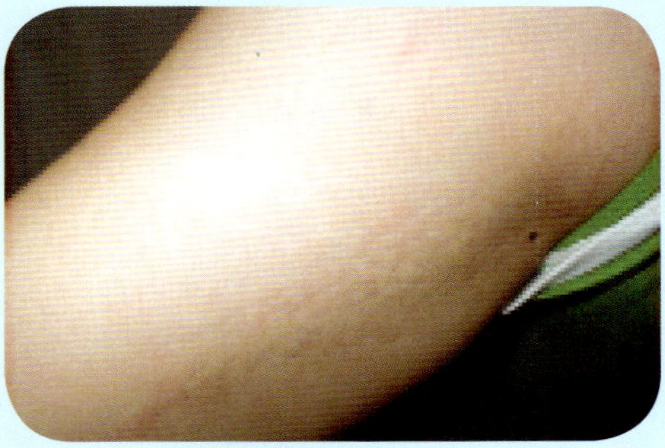

图70　萎缩纹

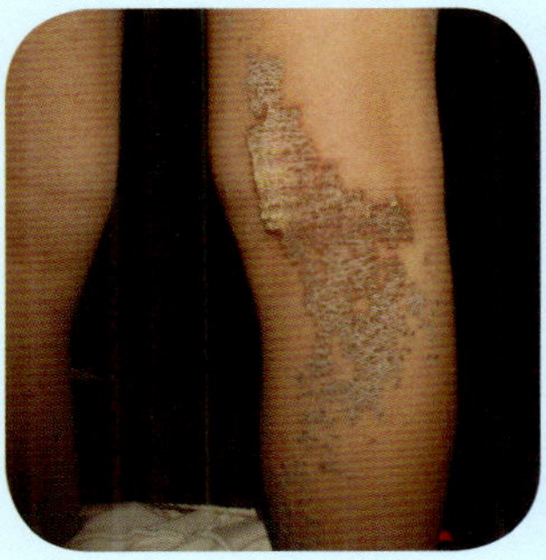

图71　Mibelli 汗孔角化病

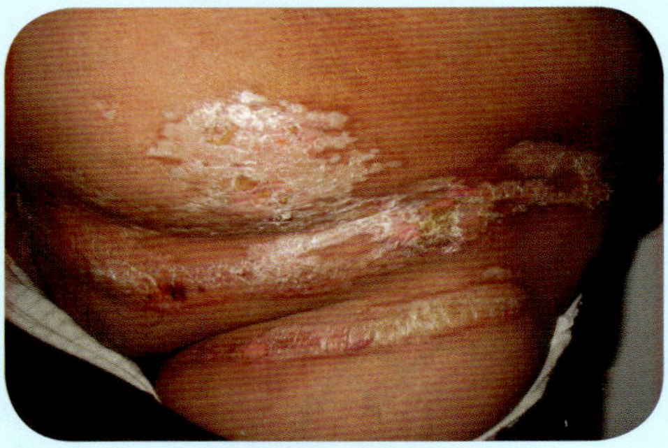

图72　硬化萎缩性苔藓

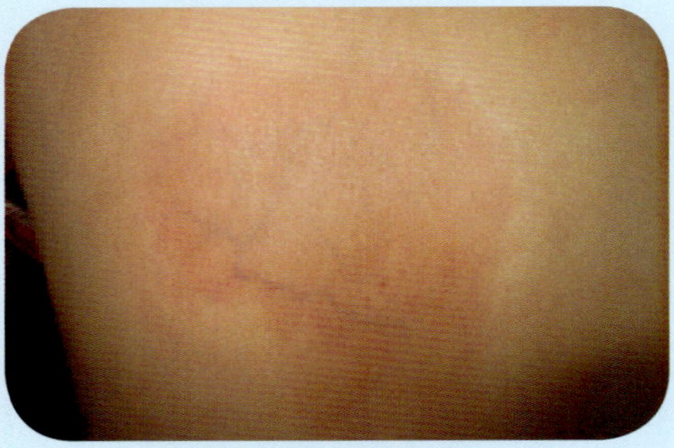

图73 Pasini–Pierini进行性特发性皮肤萎缩

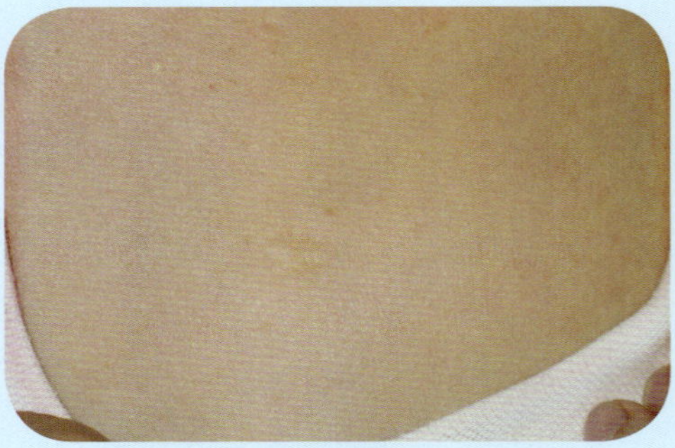

图74 斑状萎缩

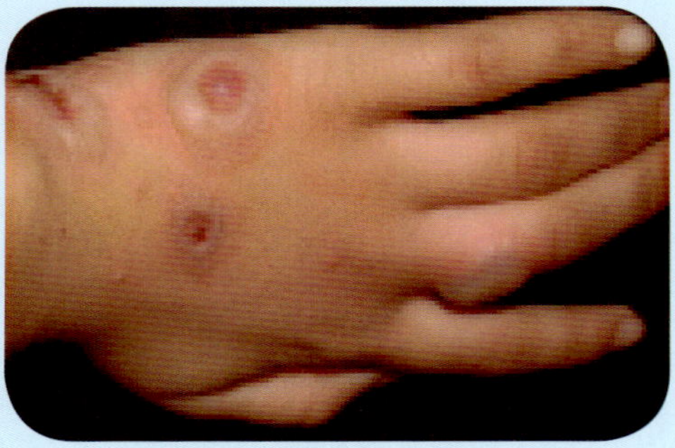

图75 多形红斑

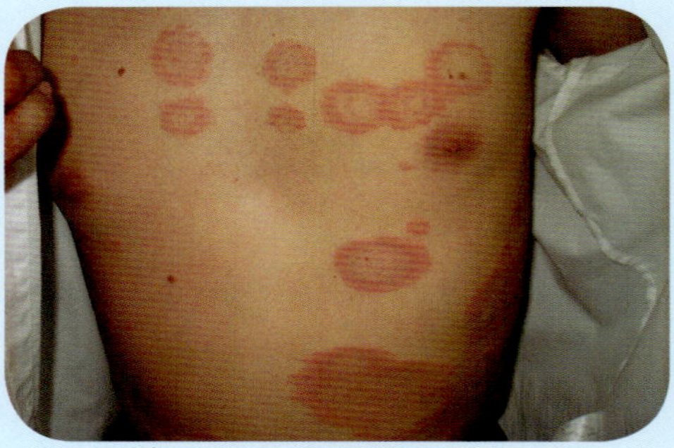

图76 离心性环状红斑

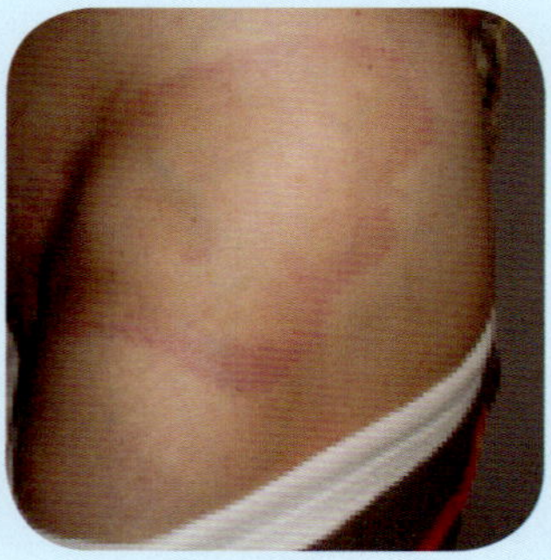

图77 游走性红斑

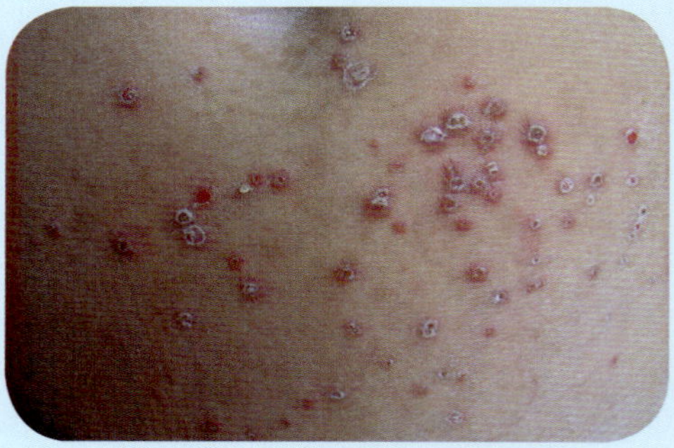

图78 点滴状银屑病

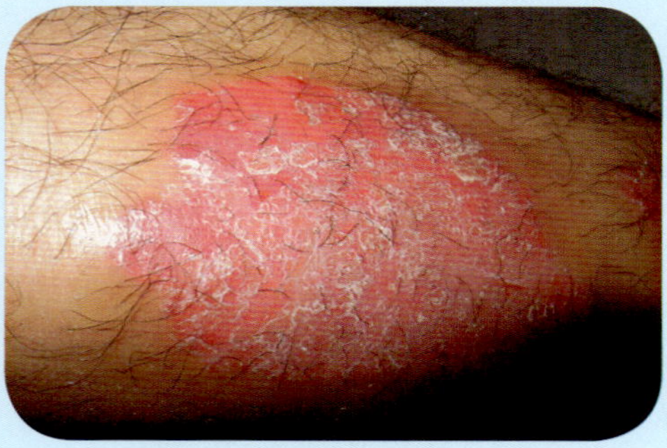

图79 斑块状银屑病

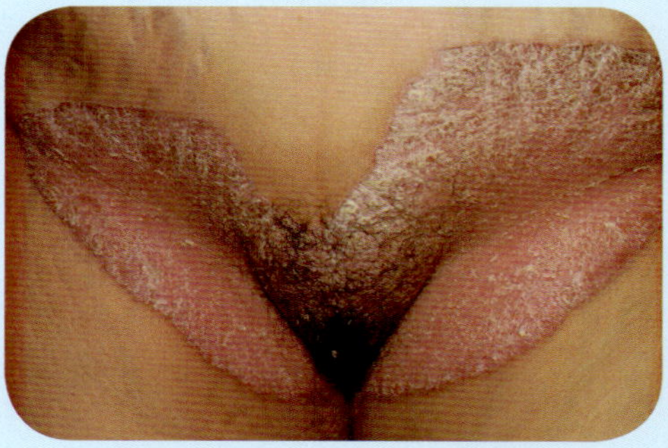

图80 反向型银屑病

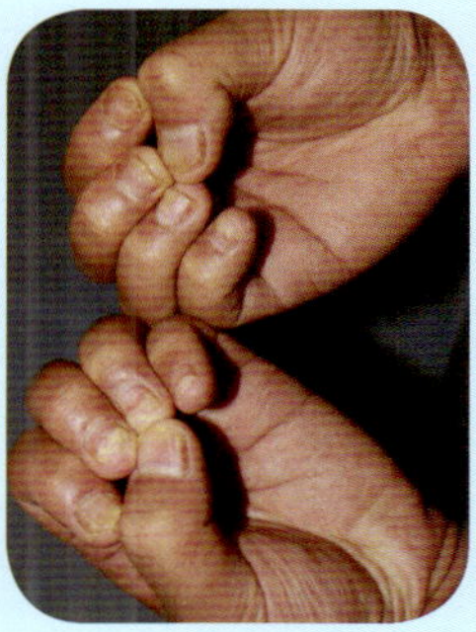

图81　甲银屑病

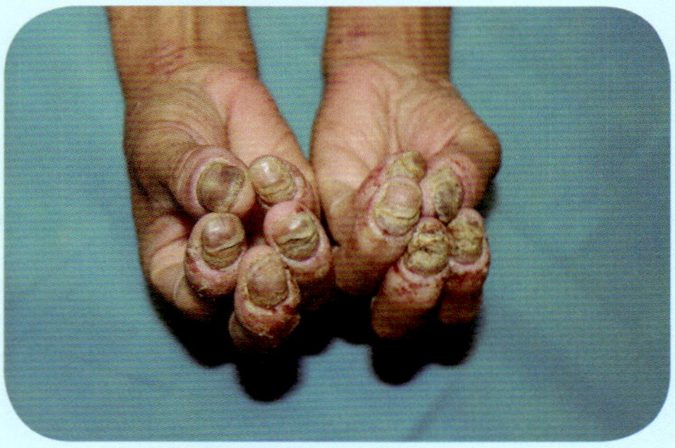

图82　连续性肢端皮炎

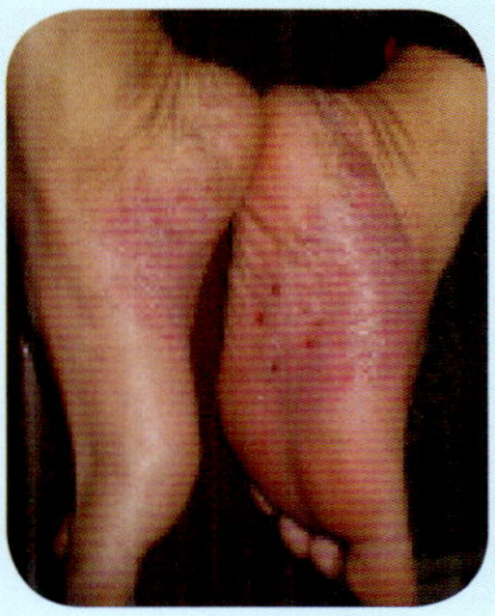

图83　掌跖脓疱病

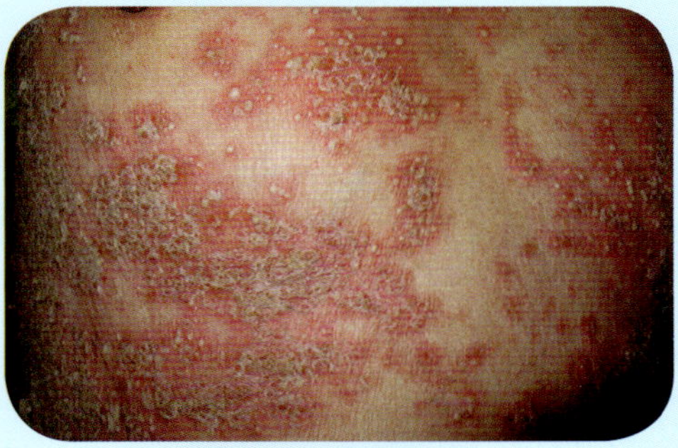

图84　泛发性脓疱型银屑病

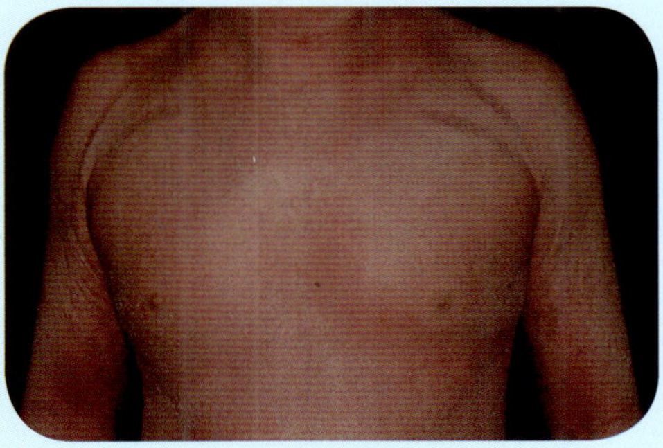

图85　红皮病型银屑病

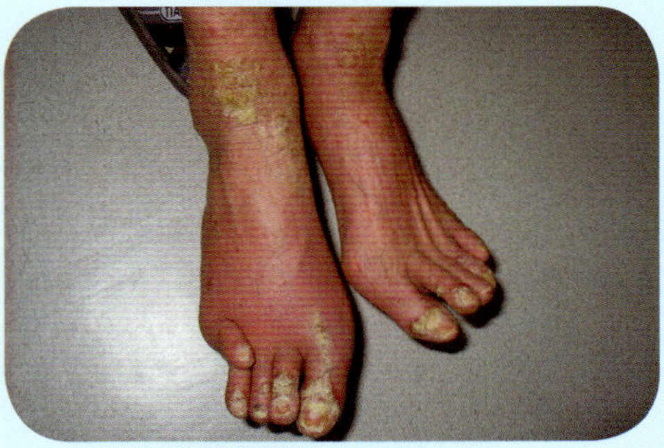

图86　关节病型银屑病

图87　小斑块型副银屑病

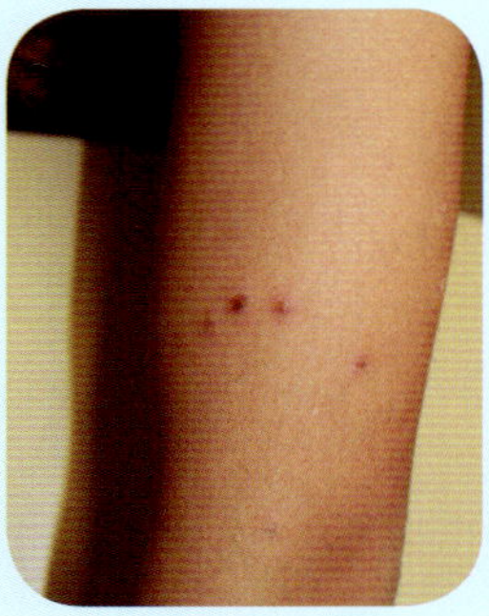

图88　急性痘疮样苔藓样糠疹

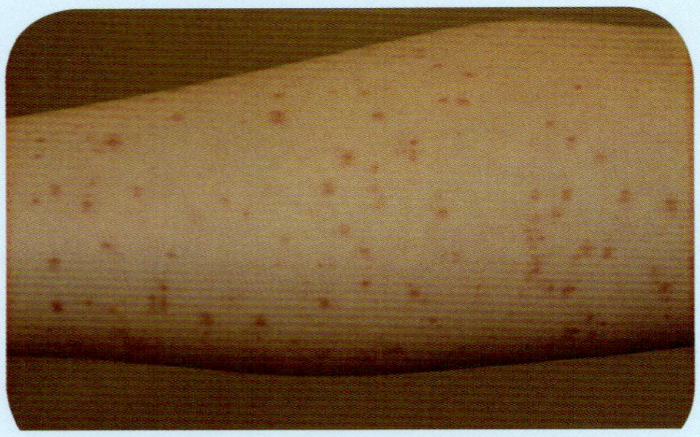

图89　慢性苔藓样糠疹

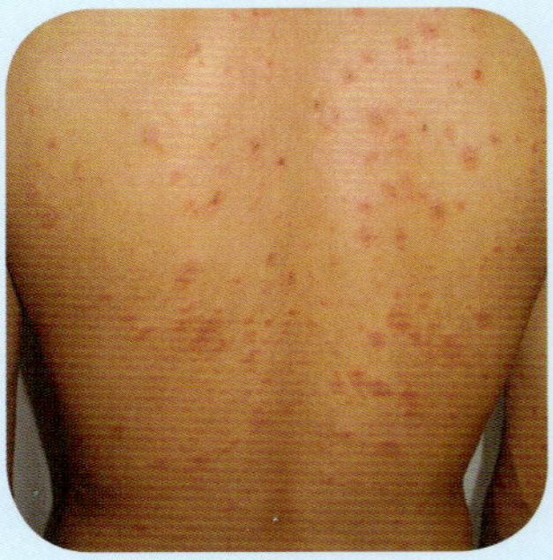

图90　玫瑰糠疹

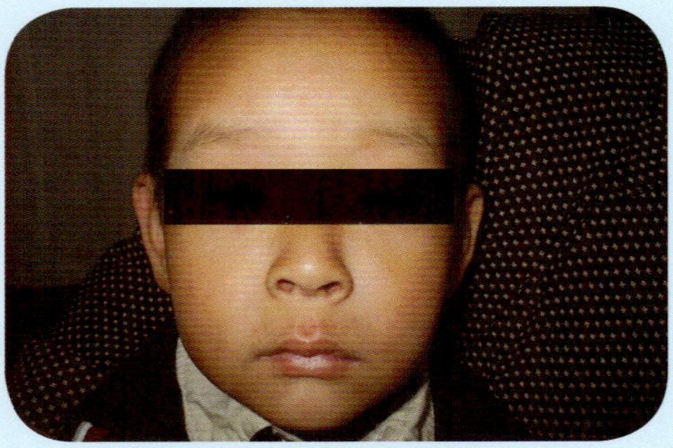

图91　单纯糠疹

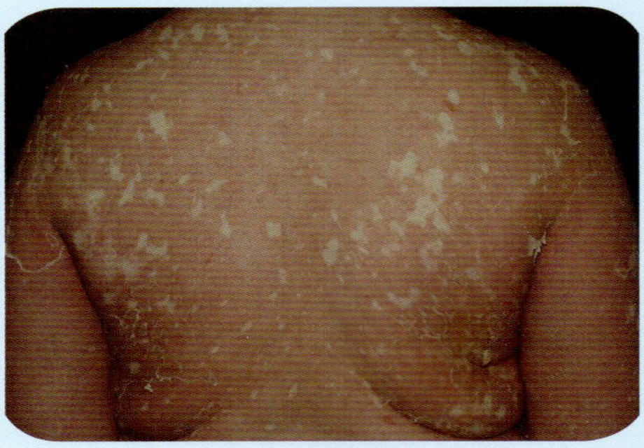

图92　毛发红糠疹

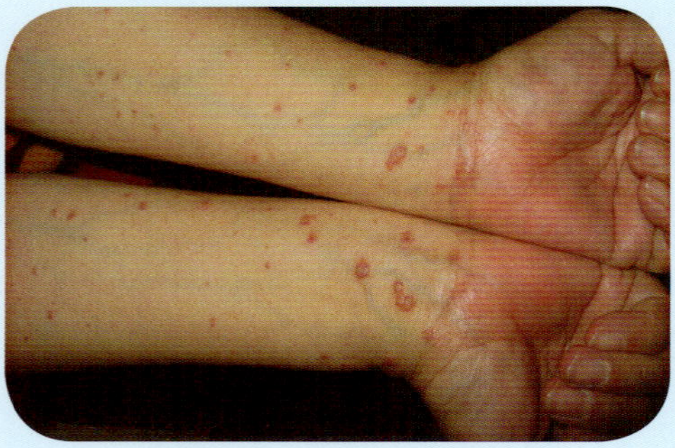

图93　扁平苔癣

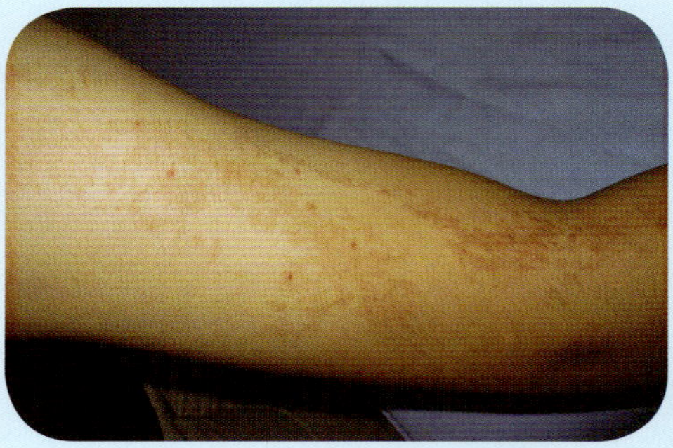

图94　线状苔癣

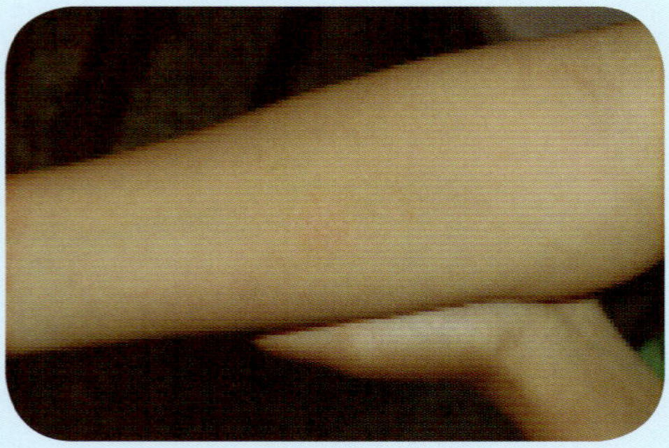

图95　光泽苔癣

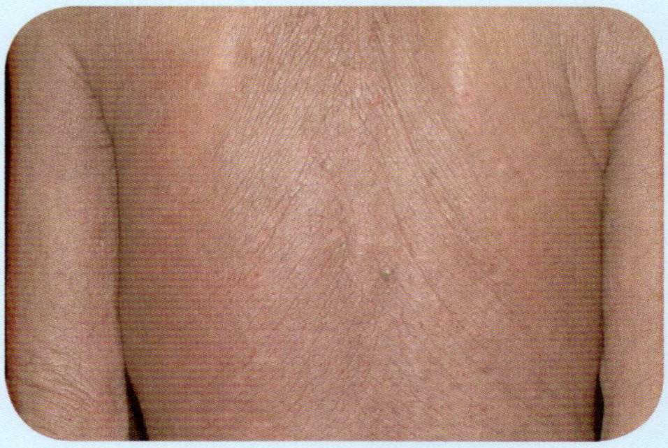

图96　红皮病

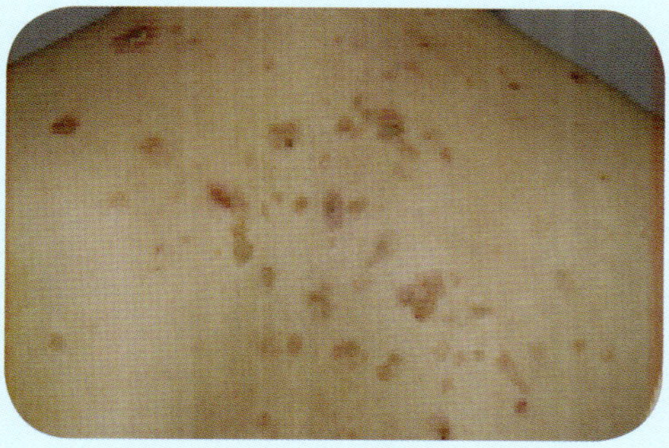

图97　天疱疮

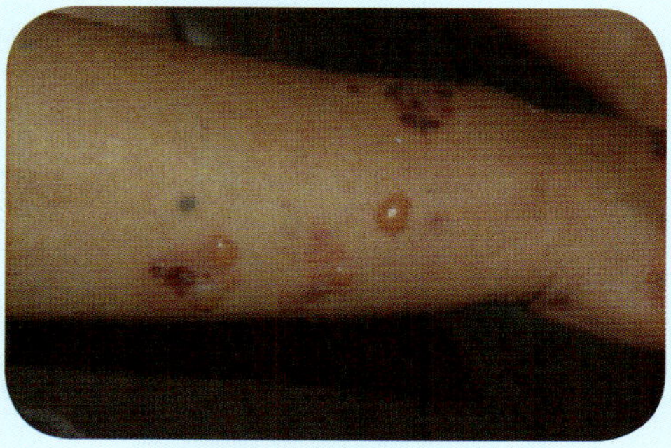

图98　大疱性类天疱疮

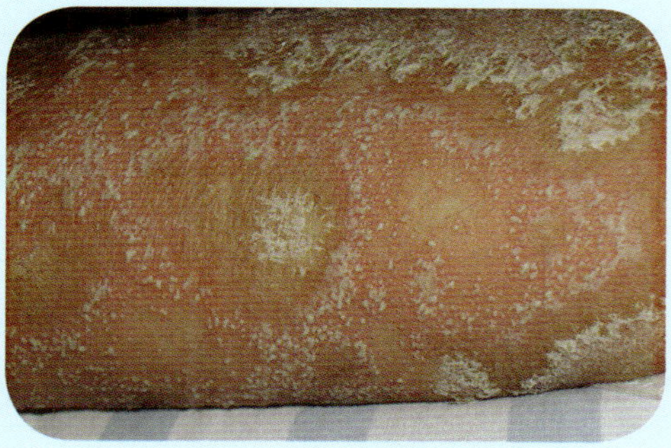

图99　角层下脓疱病

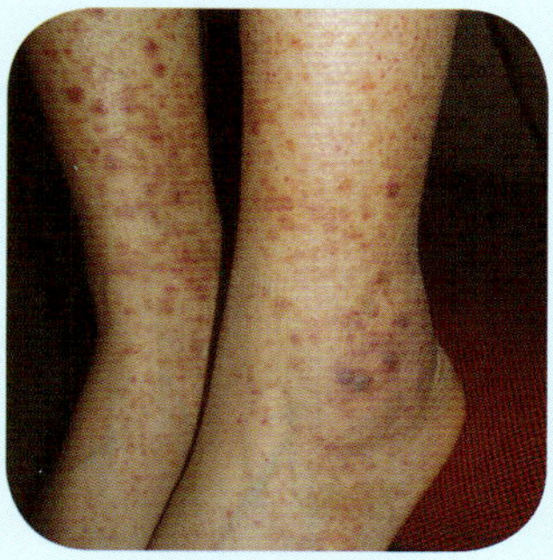

图100　变应性皮肤血管炎

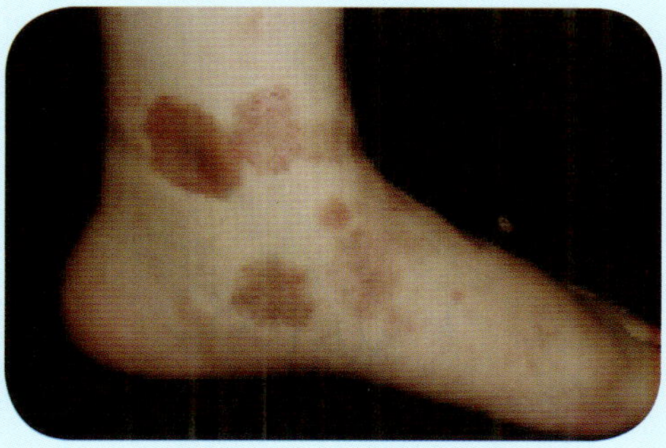

图101　过敏性紫癜

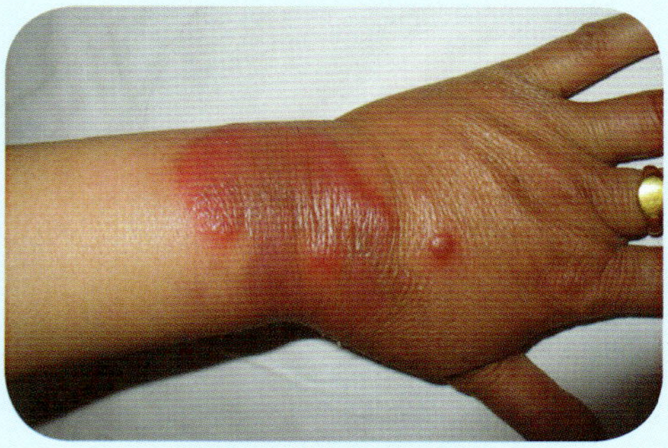

图102　急性发热性嗜中性皮病

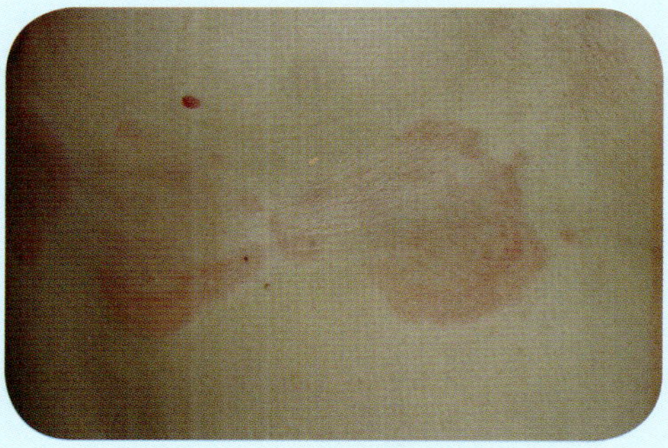

图103　荨麻疹性血管炎

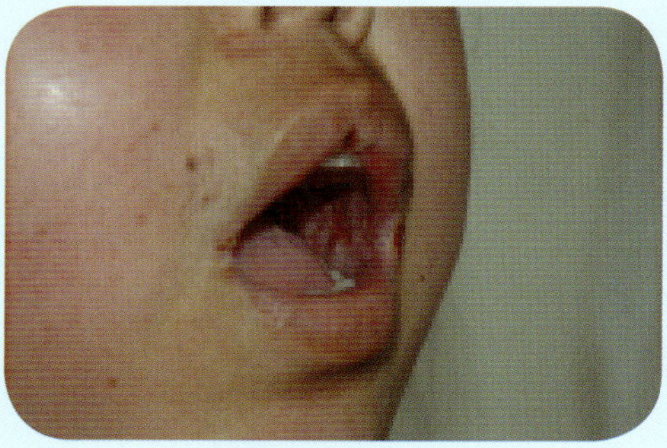

图104　白塞病（口腔溃疡）

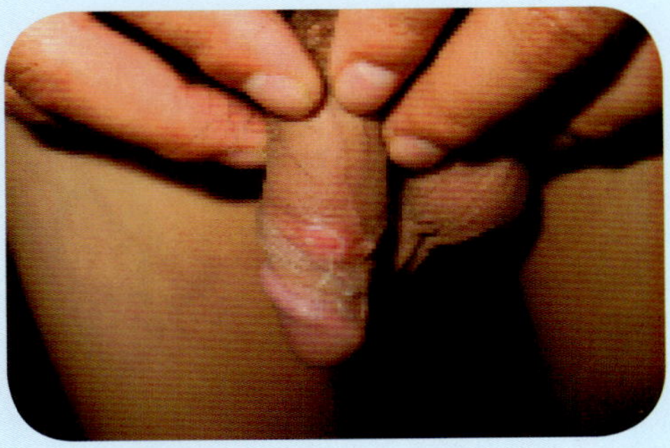

图105　白塞病（外生殖器溃疡）

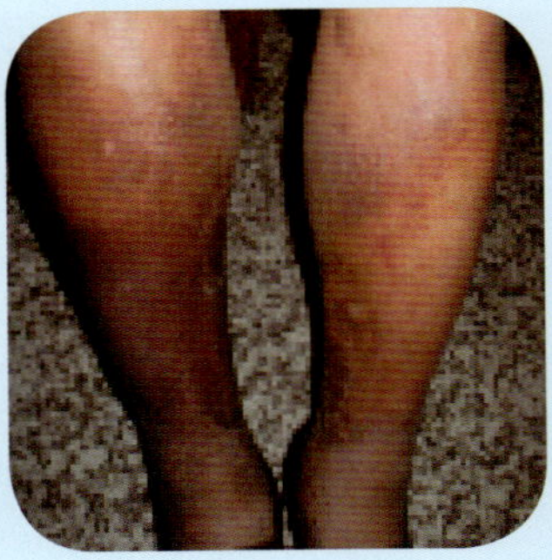

图106　淤积性皮炎

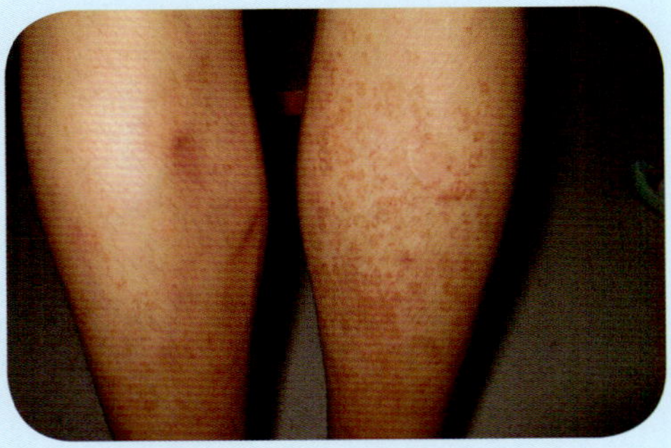

图107　进行性色素性紫癜样皮肤病

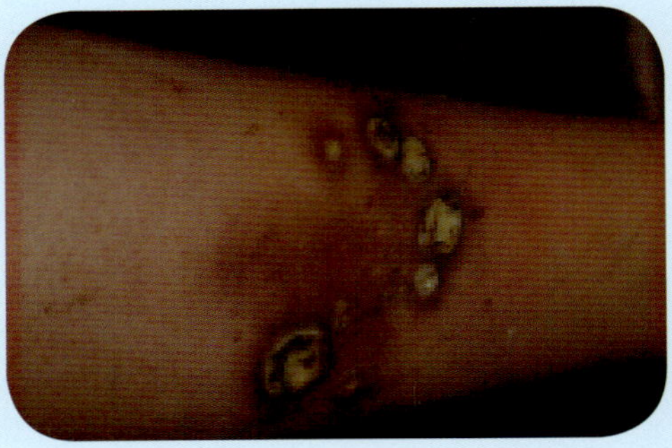

图108　硬红斑

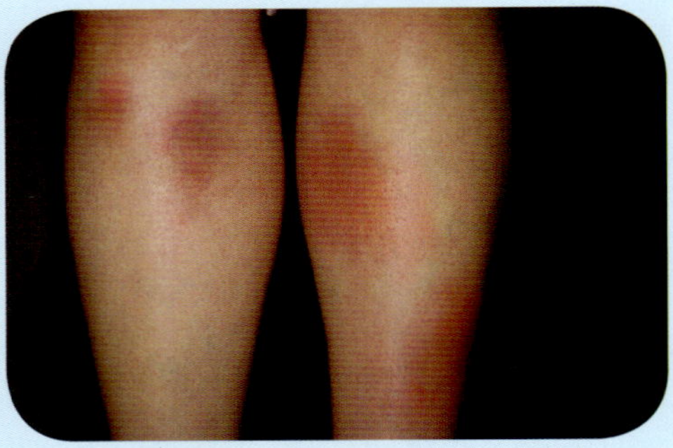

图109　结节性红斑（小腿伸侧）

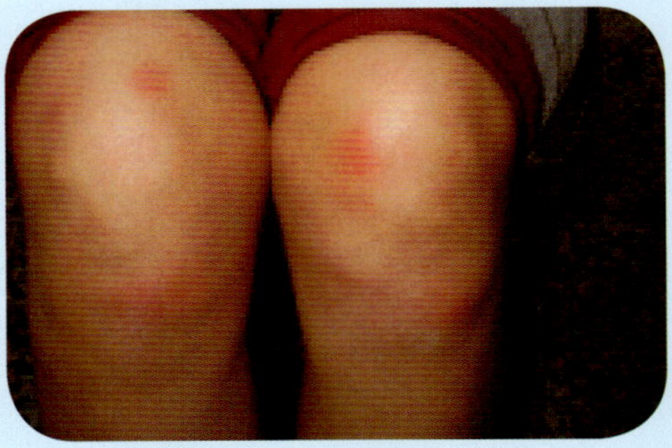

图110　结节性红斑（膝部）

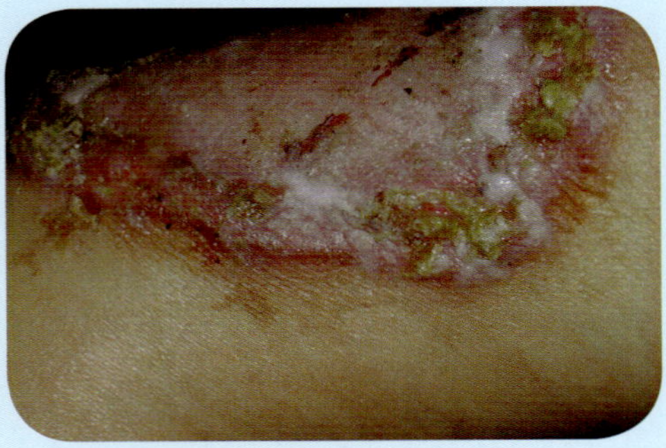

图111　坏疽性脓皮病

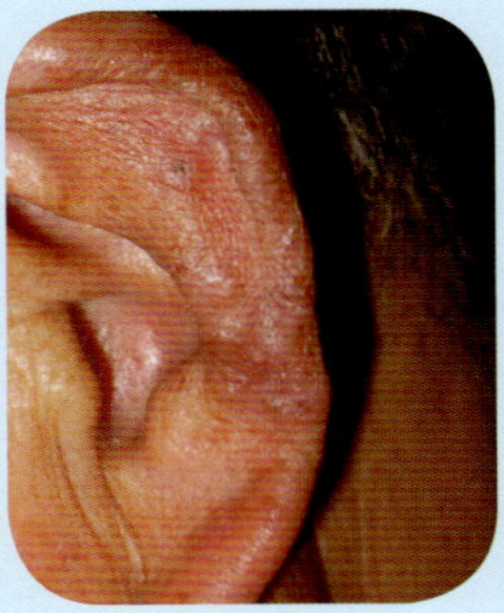

图112　皮肤结节病

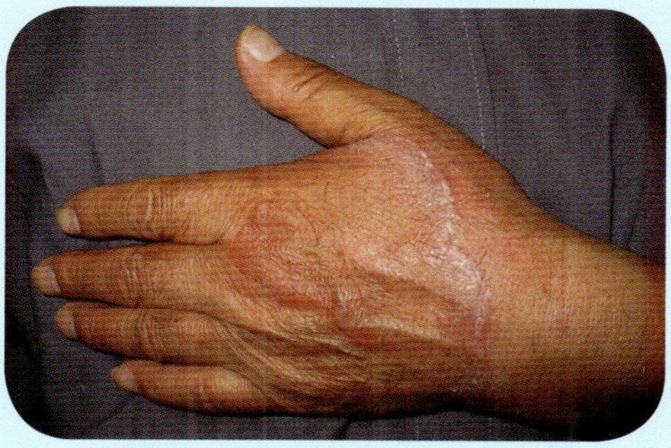

图113　环状肉芽肿

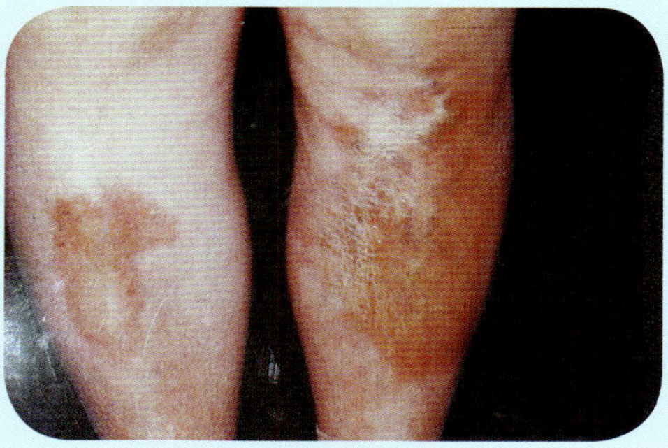

图114　类脂质渐进性坏死

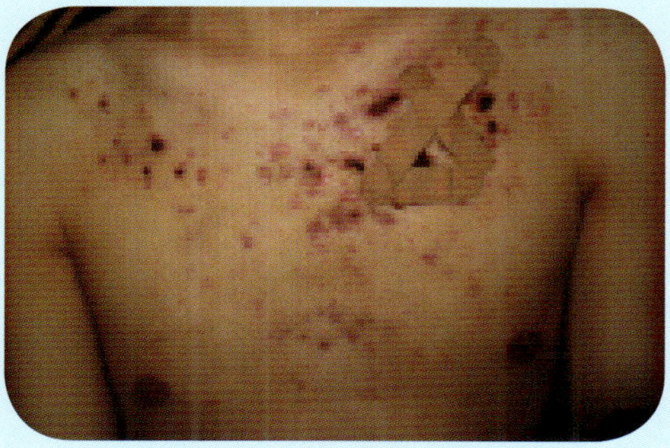

图115　痤疮

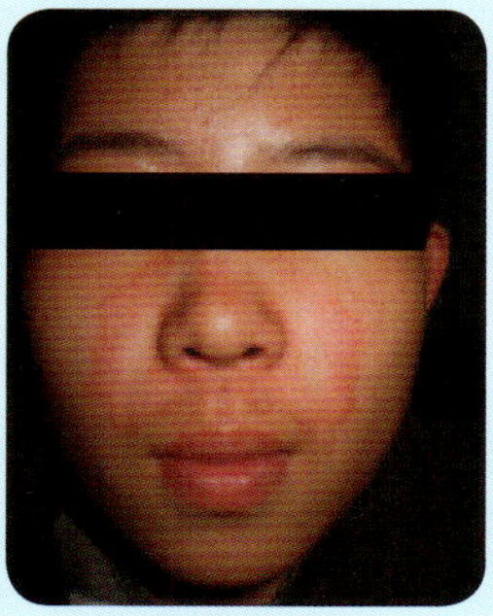

图116　脂溢性皮炎

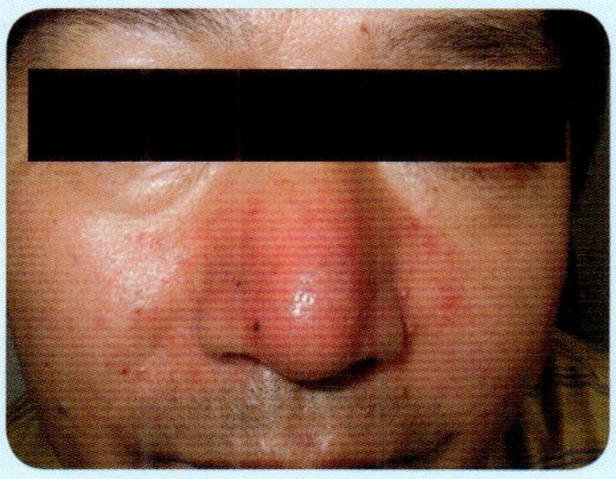

图117　酒糟鼻

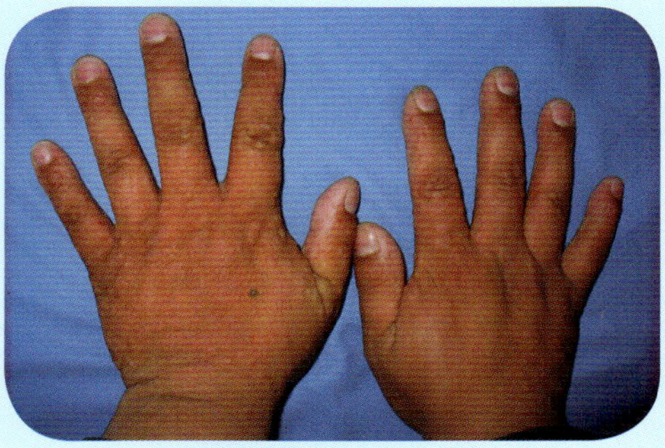

图118　汗疱疹

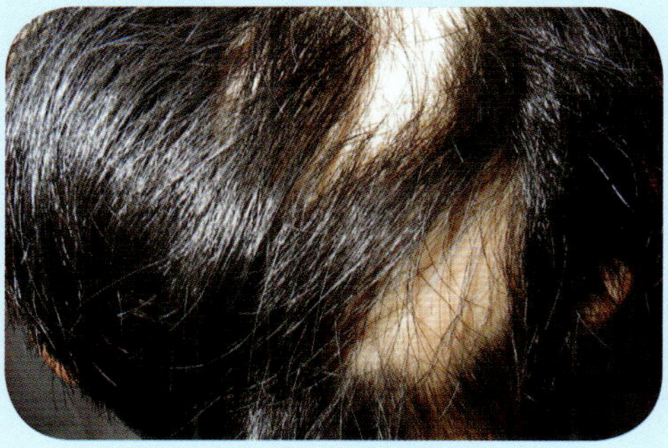

图119　斑秃

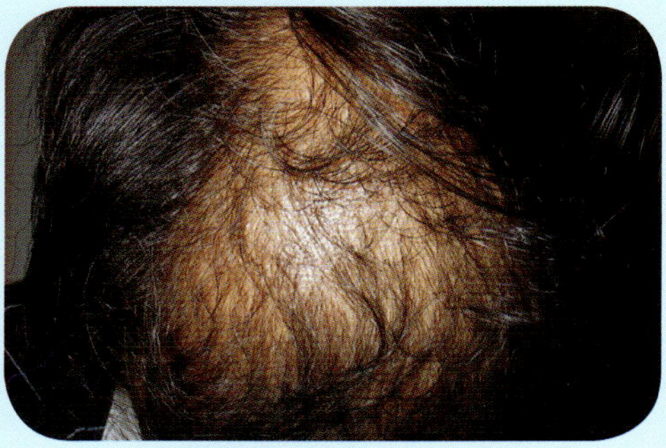

图120　男性型脱发

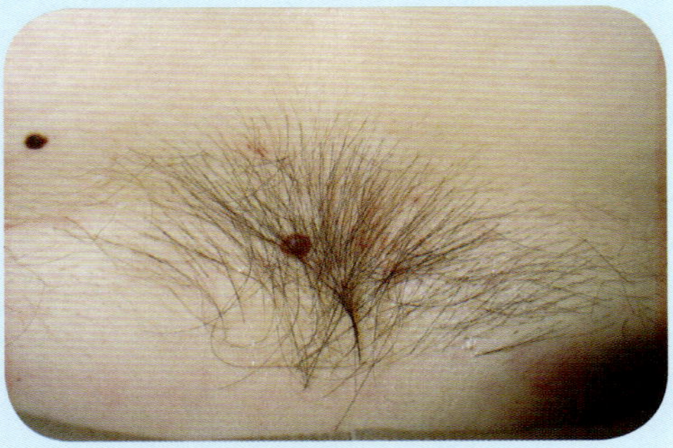

图121　多毛症

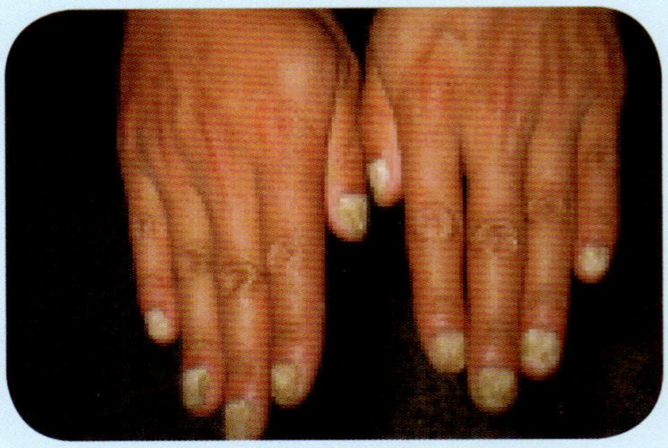

图122　甲营养不良（手甲）

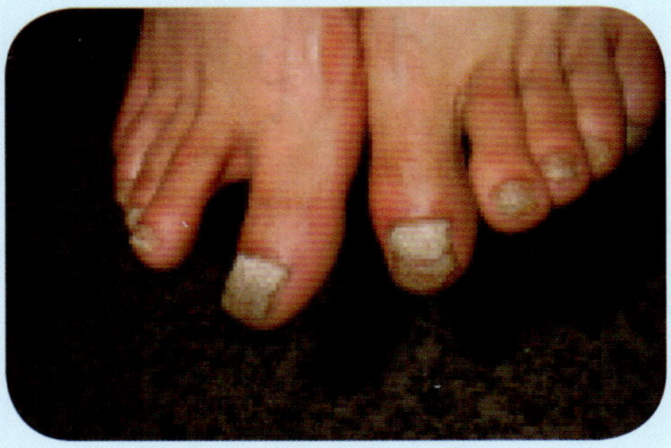

图123　甲营养不良（足甲）

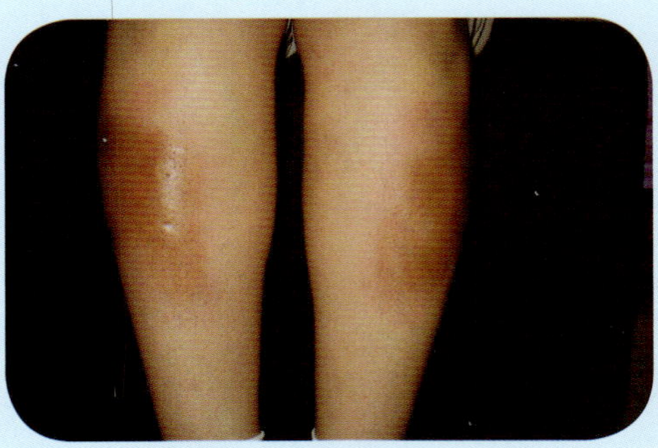

图124　胫前黏液性水肿

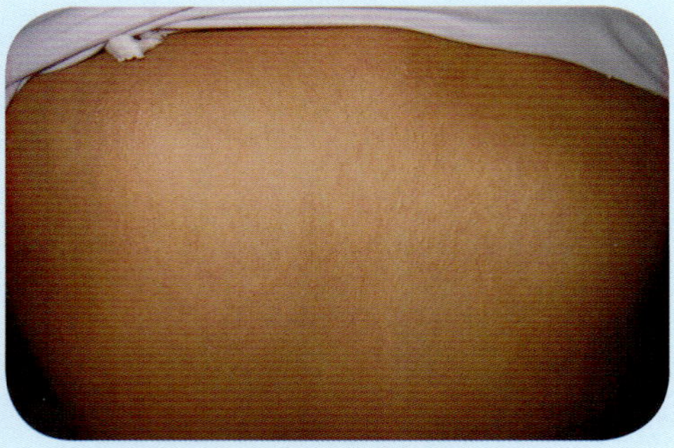

图125　黏液水肿性苔藓

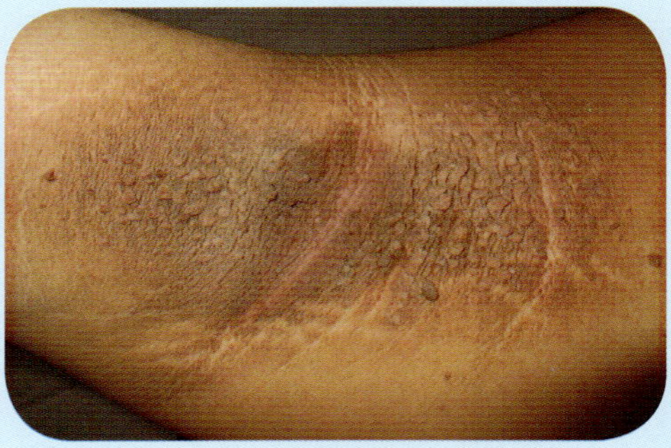

图126　黑棘皮病（肘部）

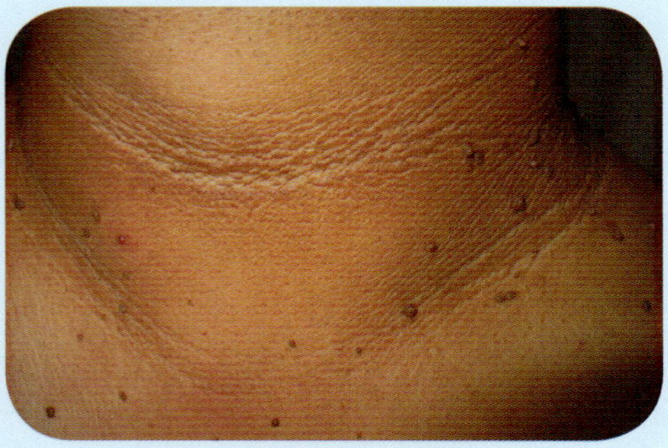

图127　黑棘皮病（颈部）

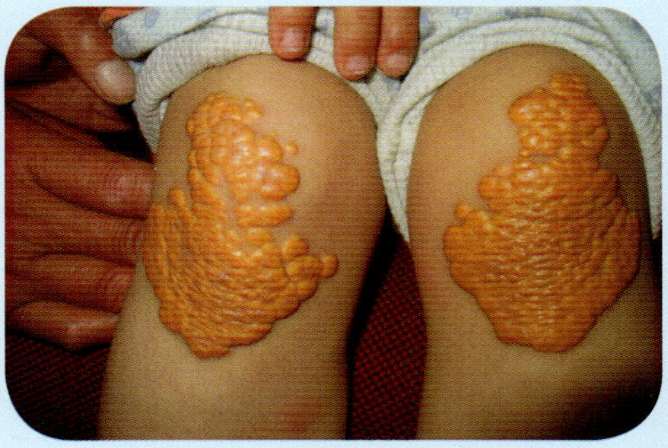

图128　扁平黄瘤

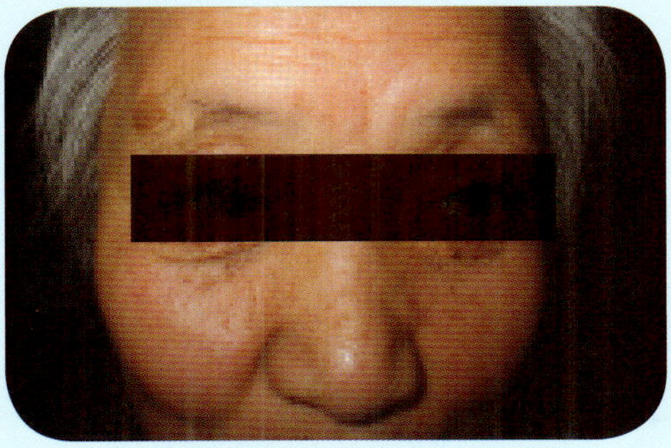

图129　睑黄瘤

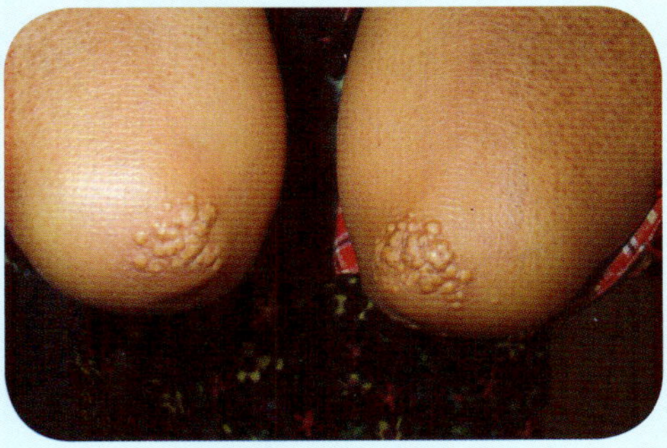

图130　结节性黄瘤

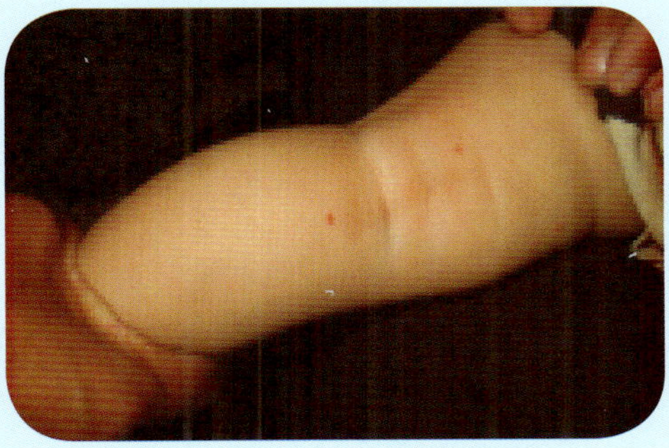

图131　幼年性黄色肉芽肿

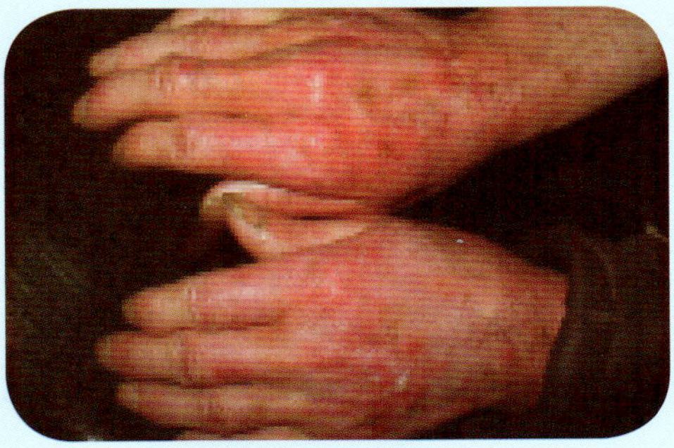

图132　卟啉症（手部）

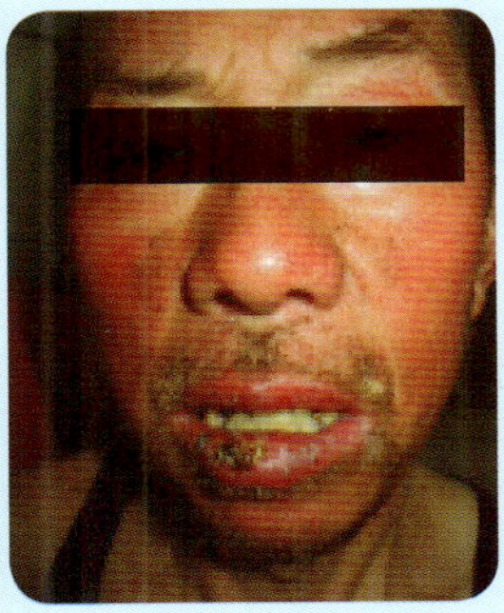

图133　卟啉症（面部）

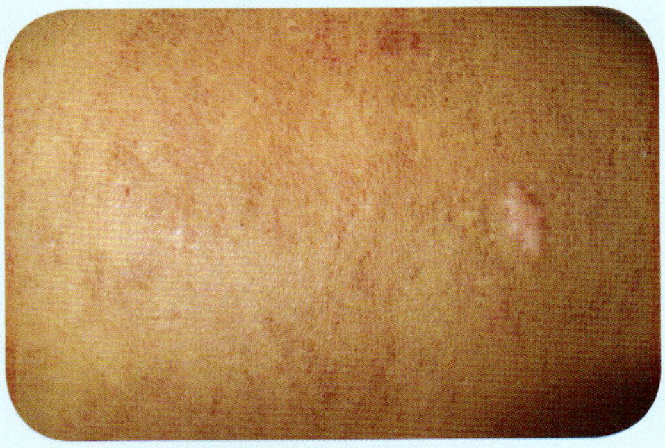

图134　原发性皮肤淀粉样变性

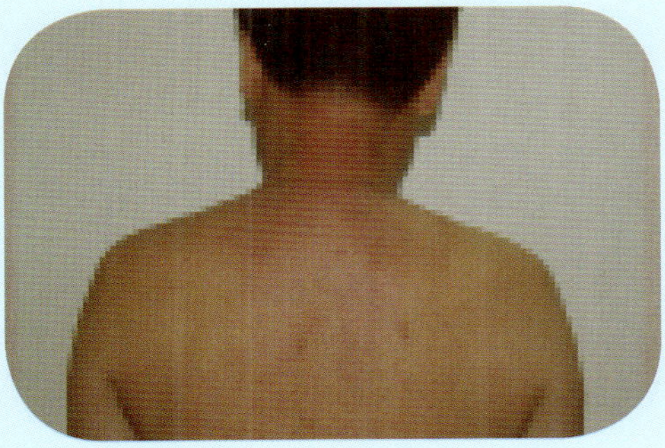

图135　硬肿病

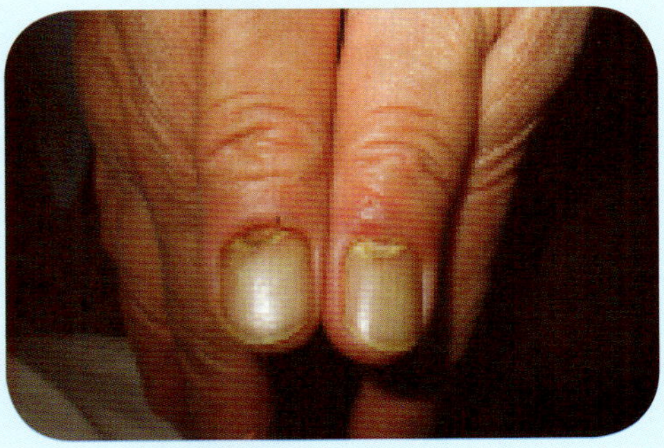

图136　糖尿病甲

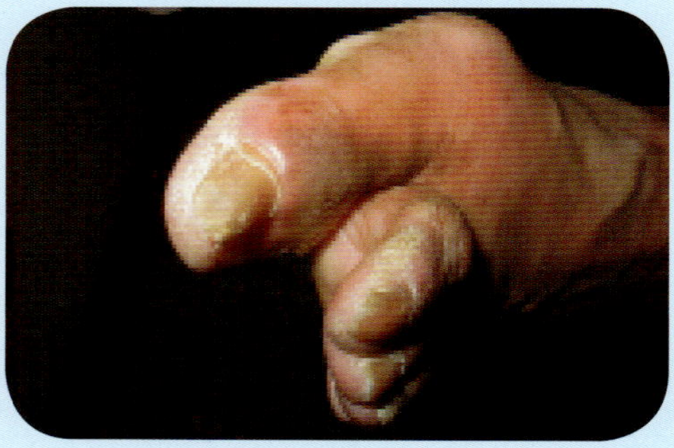

图137　糖尿病足

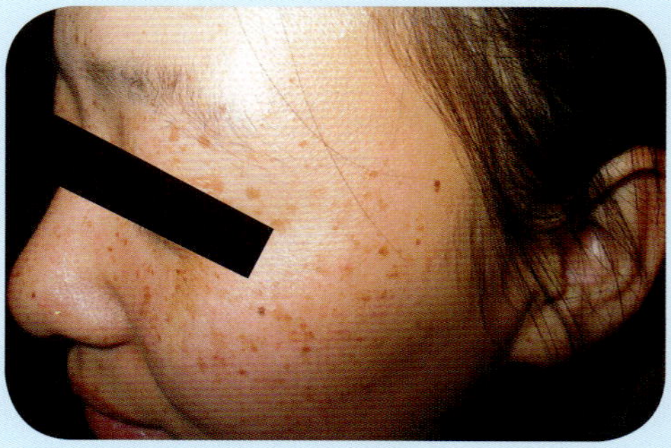

图138　雀斑

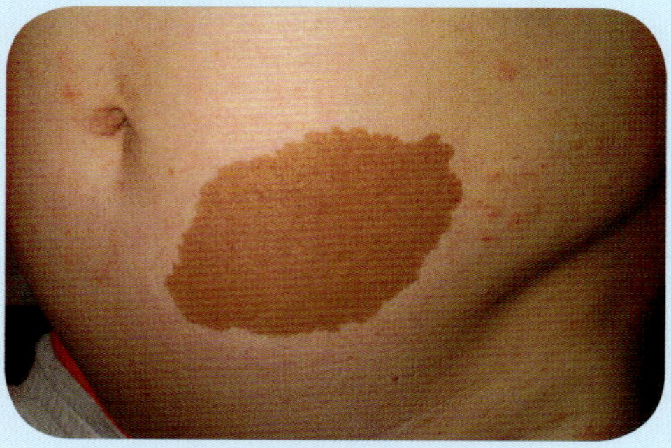

图139　咖啡斑

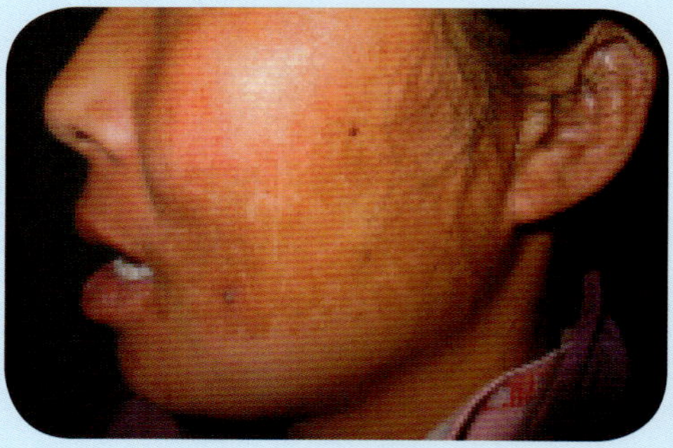

图140　黄褐斑

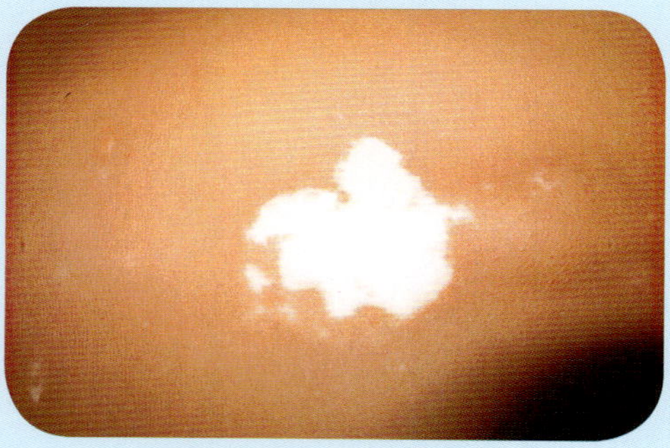

图141　白癜风

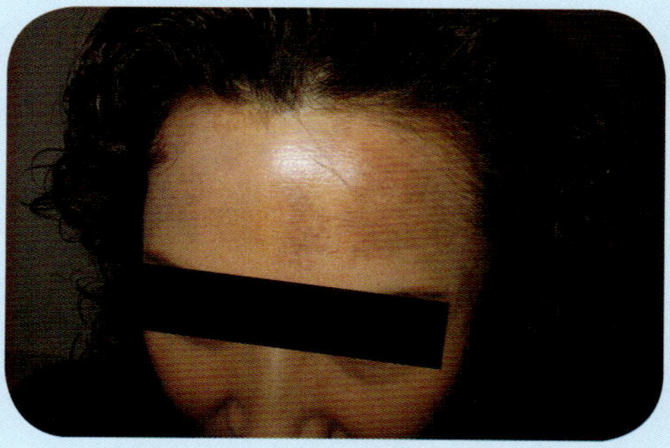

图142　Riehl黑变病

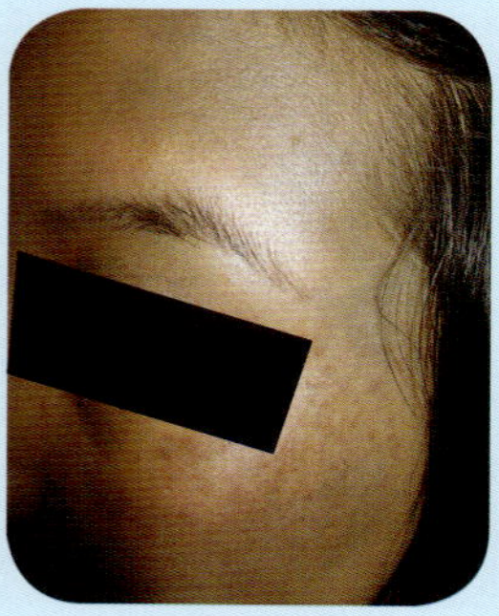

图143　太田痣

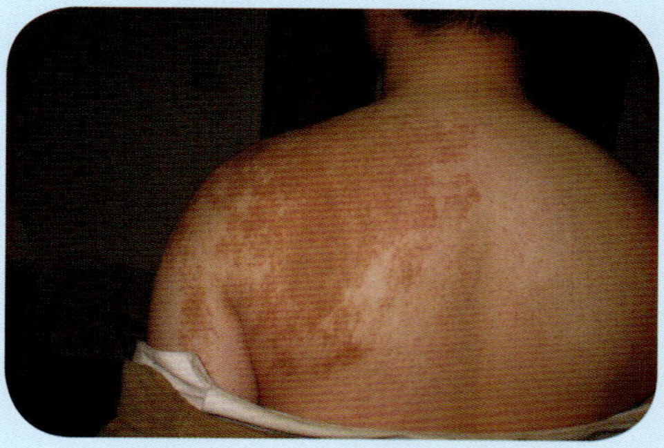

图144　伊藤痣

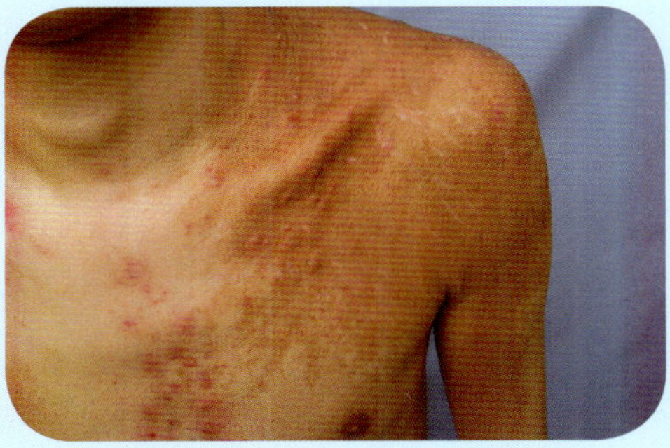

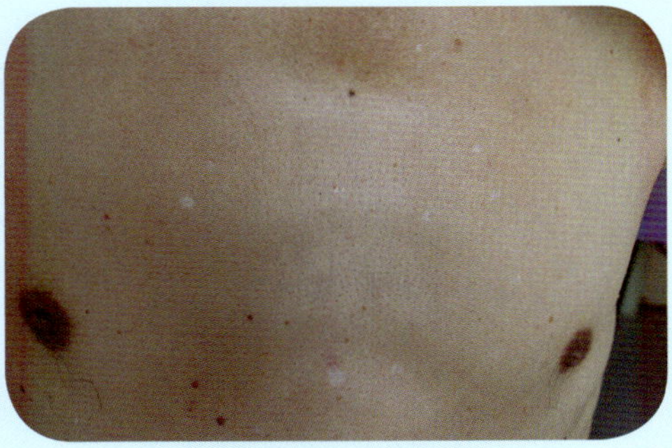

图145　色素性毛表皮痣

图146　老年性白斑

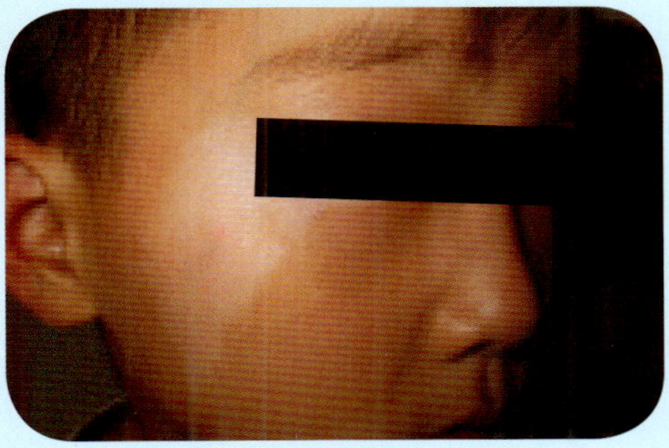

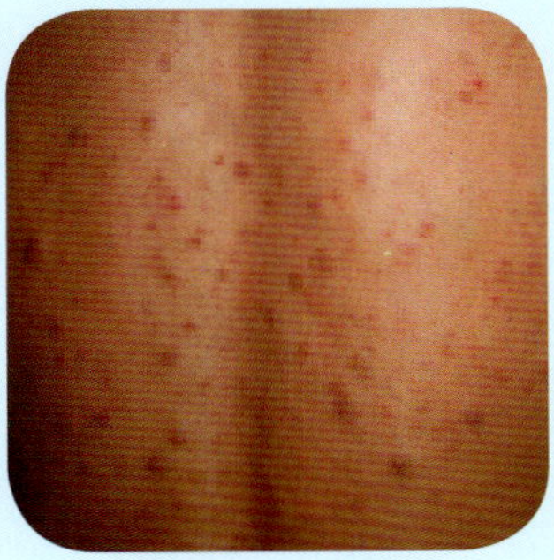

图147　贫血痣

图148　神经纤维瘤病（背部）

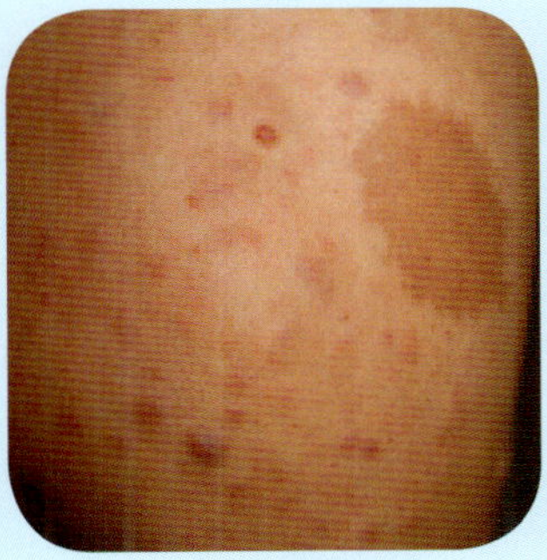

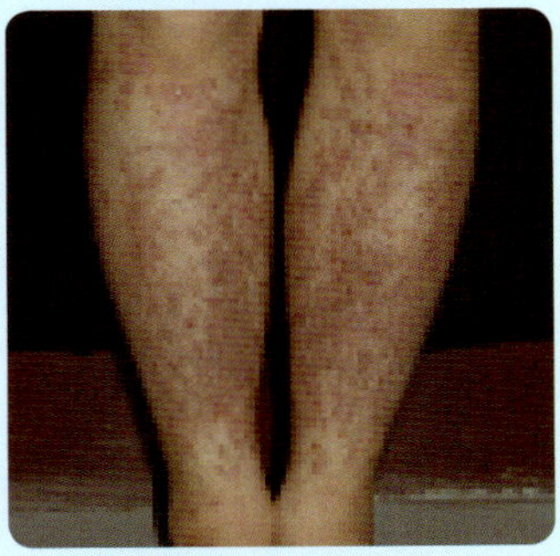

图149　神经纤维瘤病（臀部）

图150　大疱性表皮松解症

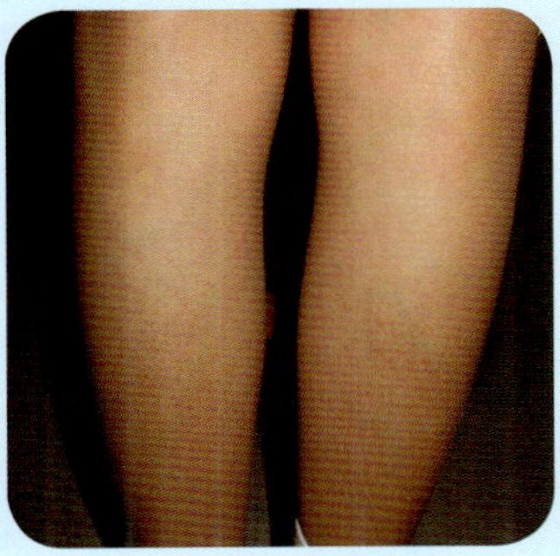

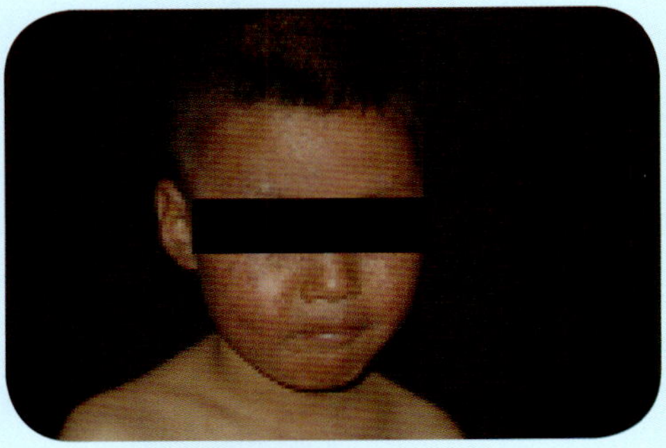

图151　寻常性鱼鳞病

图152　着色性干皮病

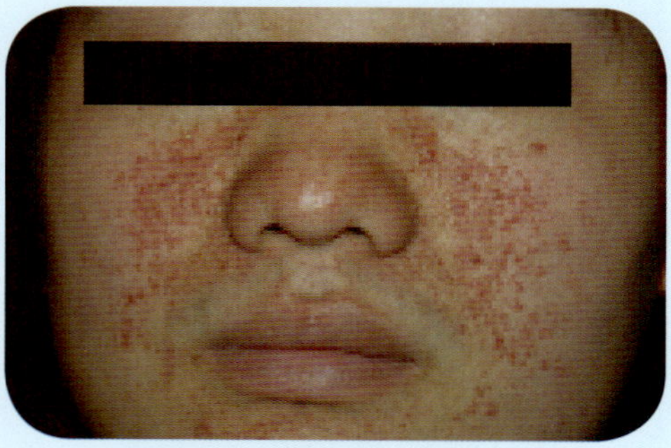
图153　结节性硬化症

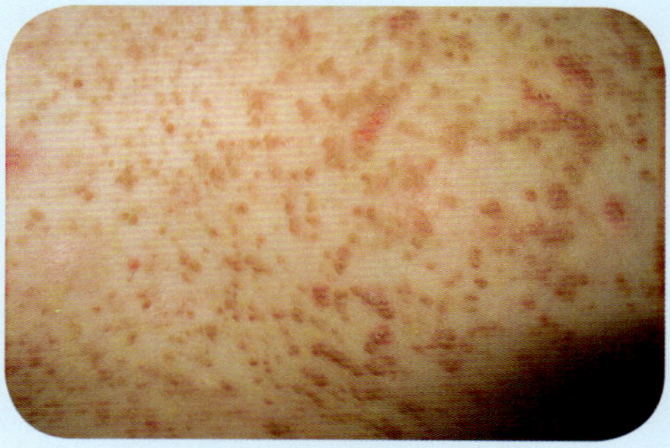
图154　毛囊角化病

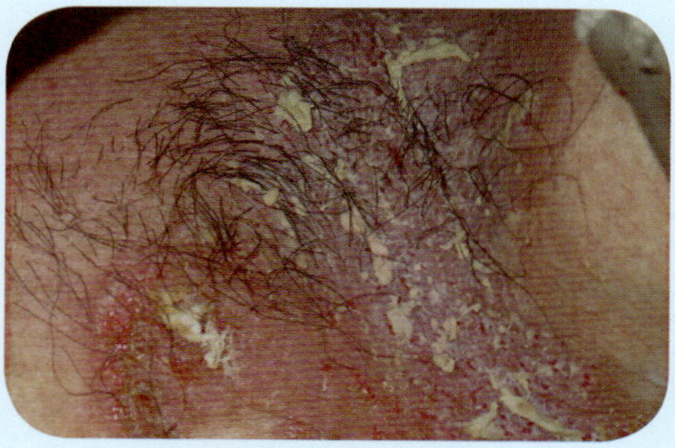
图155　家族性良性慢性天疱疮

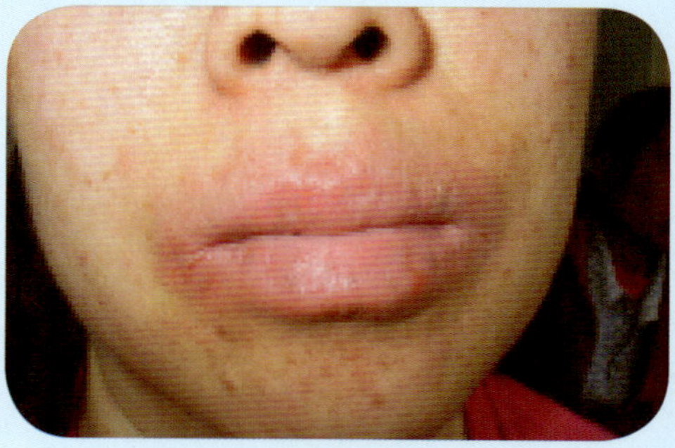
图156　剥脱性唇炎

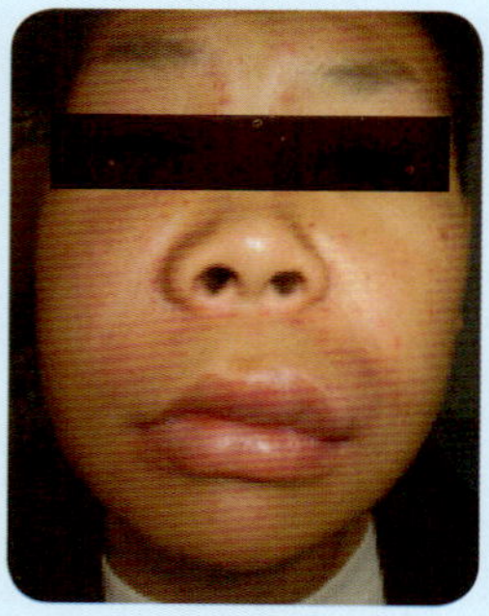
图157　肉芽肿性唇炎

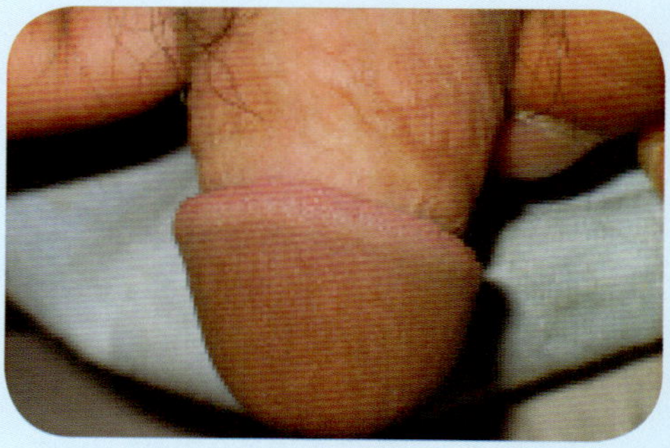
图158　阴茎珍珠状丘疹病

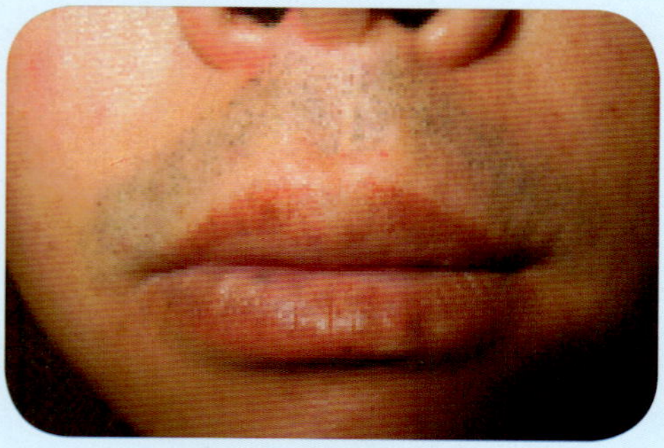
图159　皮脂腺异位

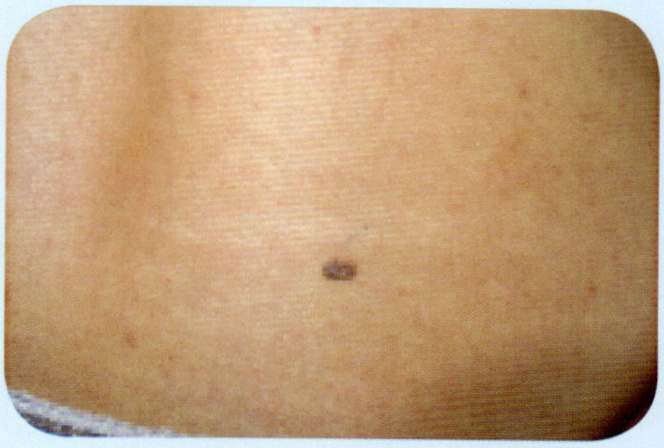
图160　色素痣（腹部）

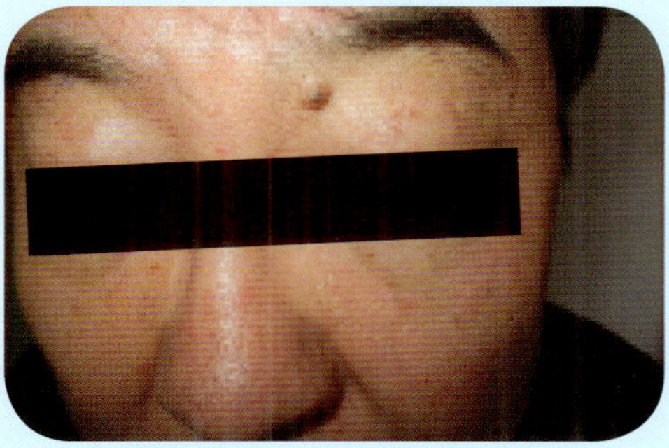

图161　色素痣（面部）

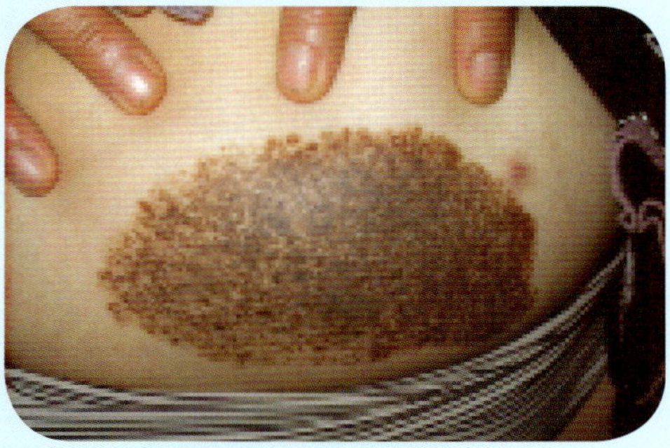

图162　先天性色素痣

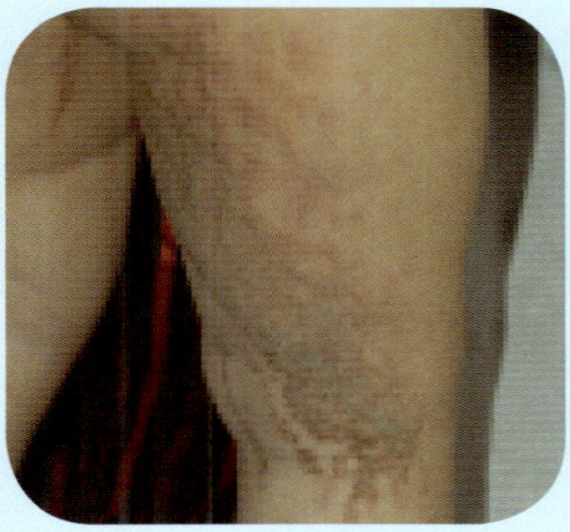

图163　表皮痣

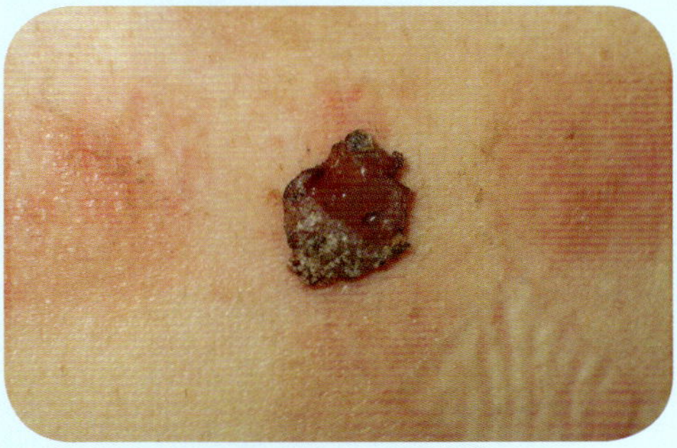

图164　脂溢性角化病

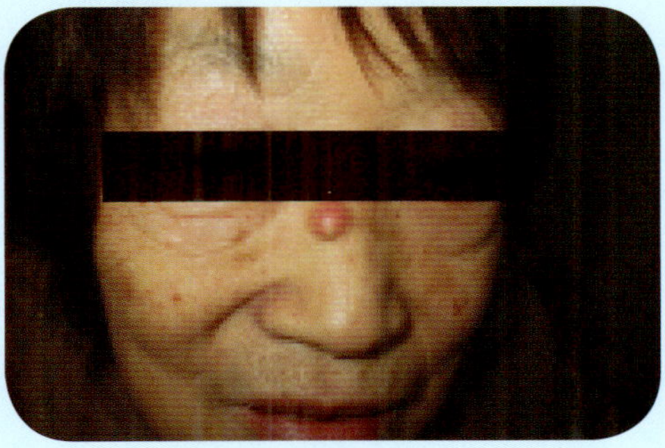

图165　表皮囊肿

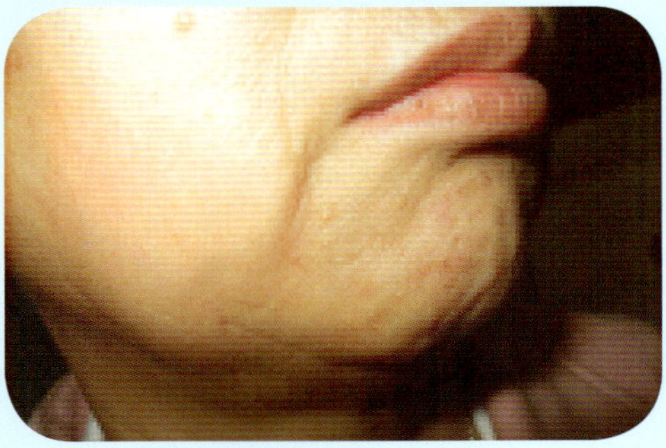

图166　粟丘疹

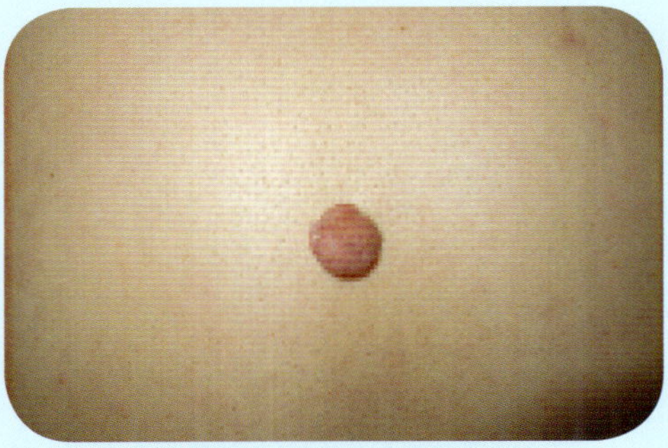

图167　软纤维瘤

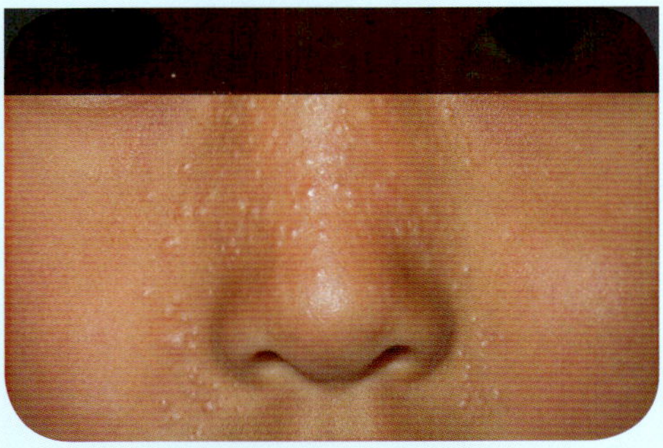

图168　毛发上皮瘤

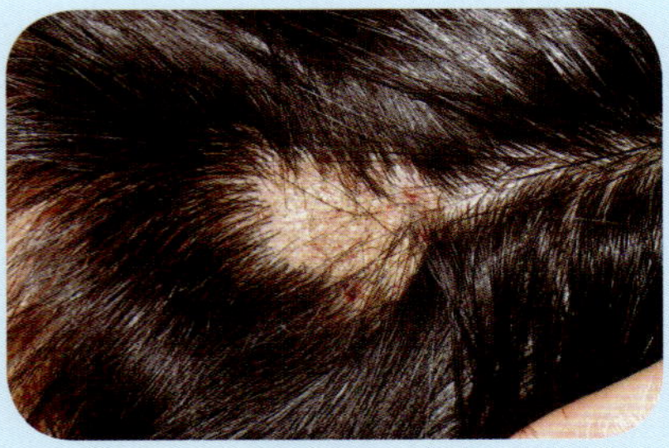
图169　皮脂腺痣（头皮）

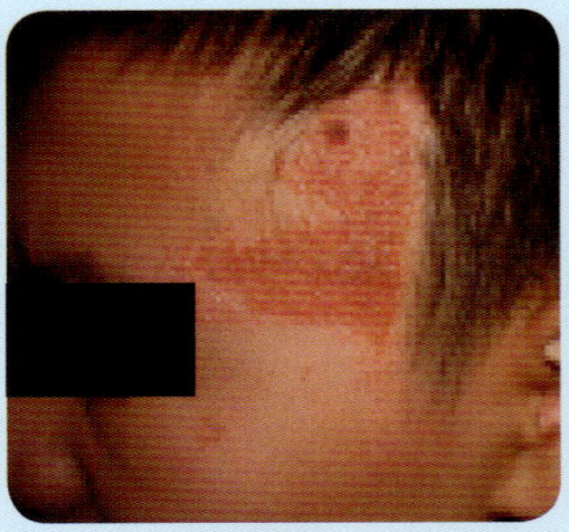
图170　皮脂腺痣（面部）

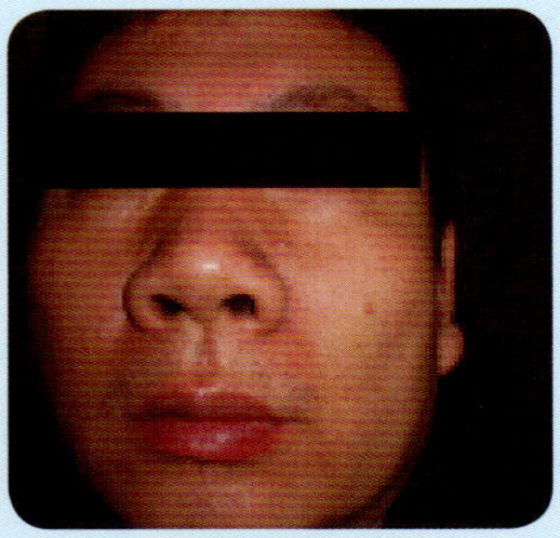
图171　老年性皮脂腺增生

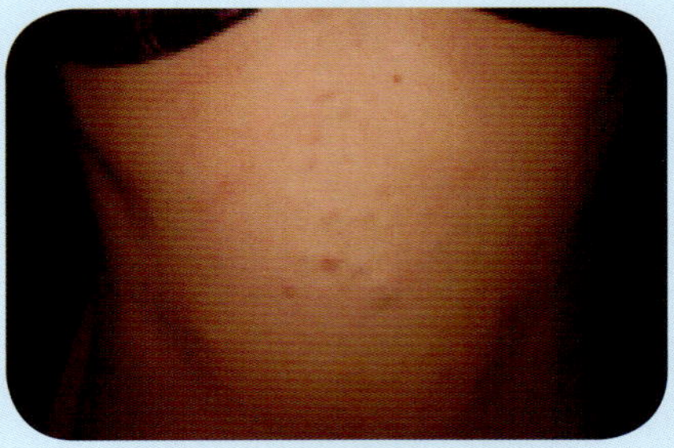
图172　多发性脂囊瘤

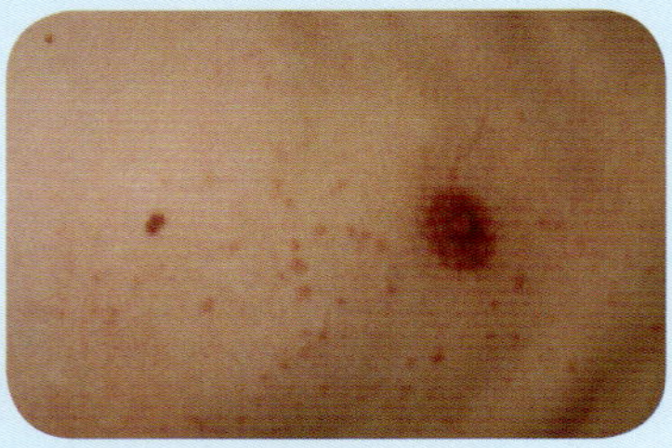
图173　汗管瘤

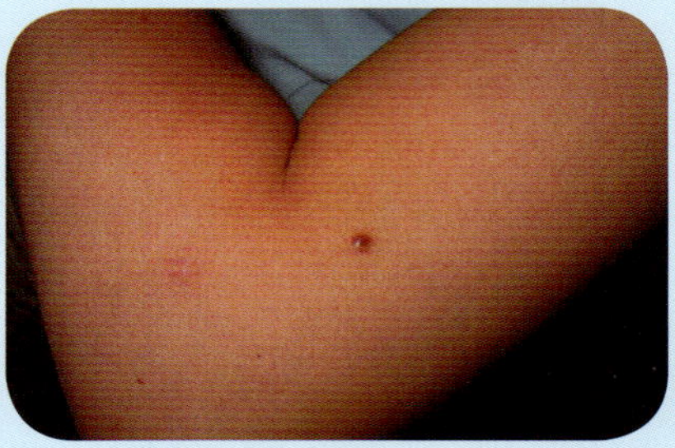
图174　皮肤纤维瘤

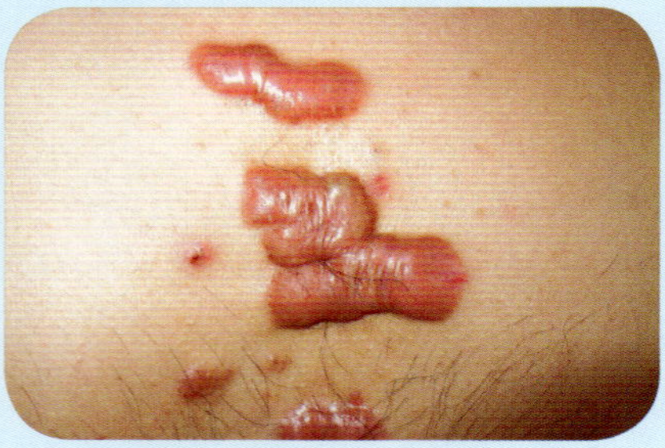
图175　瘢痕疙瘩

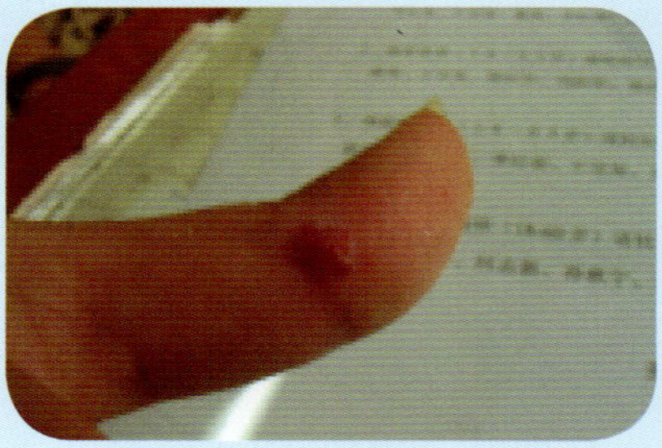
图176　化脓性肉芽肿

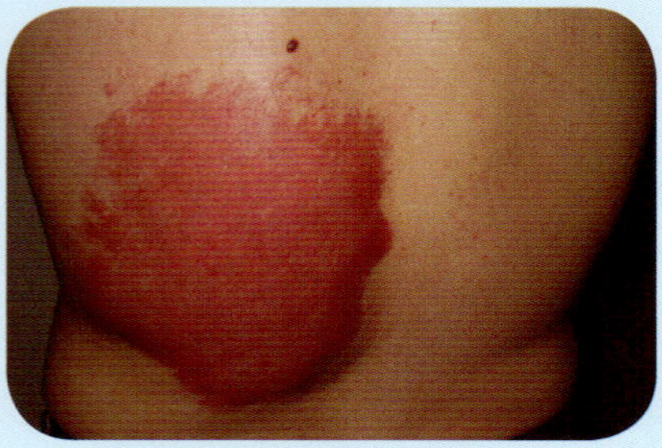
图177　海绵状血管瘤

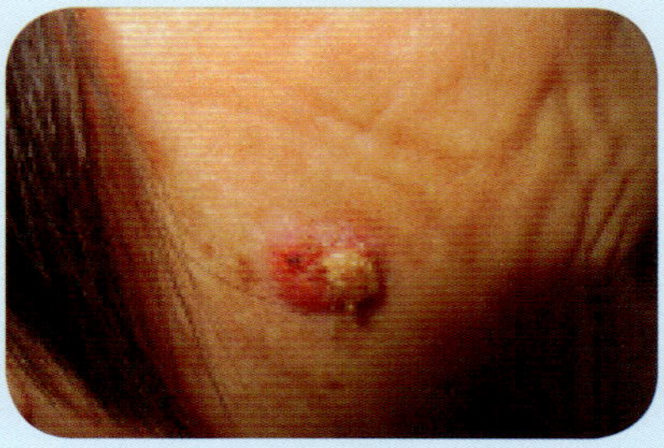
图178　日光性角化病

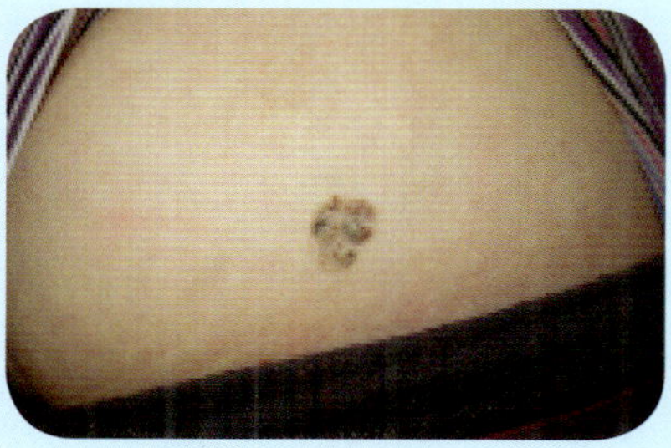

图179　鲍恩病

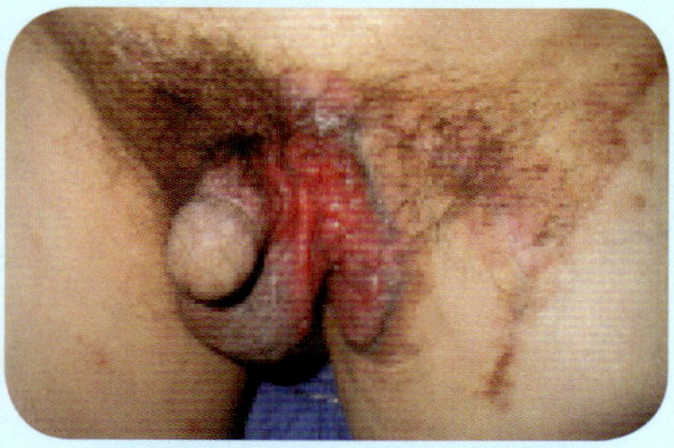

图180　乳房外Paget病

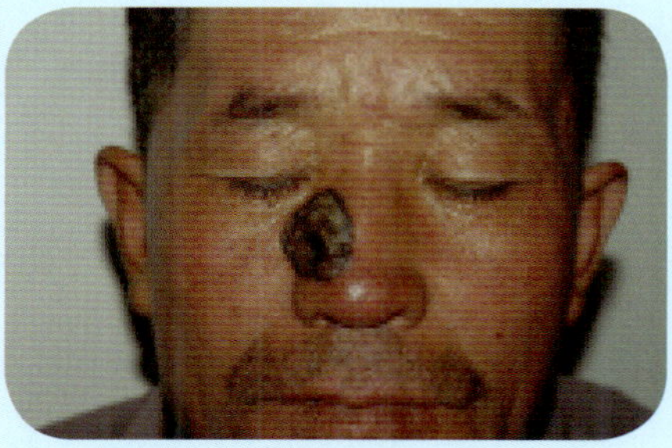

图181　基底细胞癌（一）

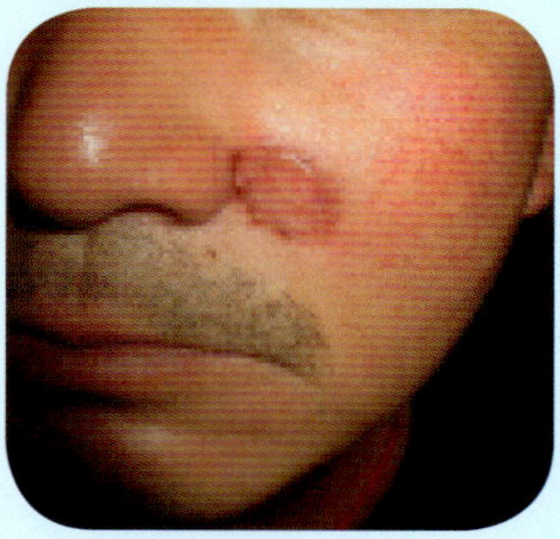

图182　基底细胞癌（二）

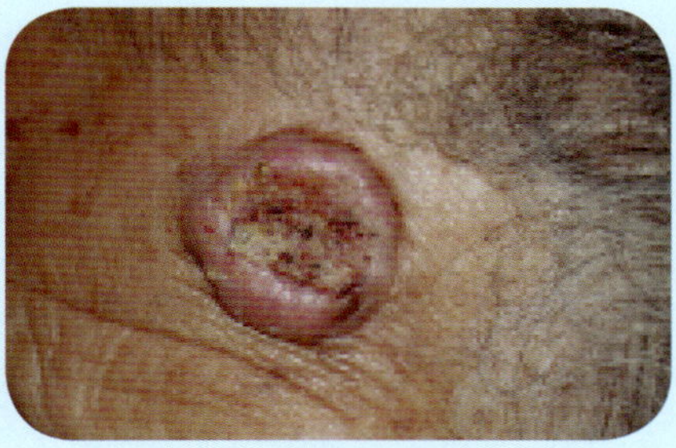

图183　角化棘皮瘤

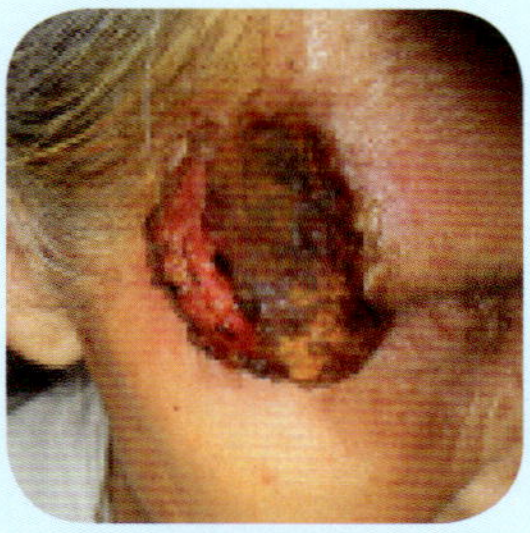

图184　皮肤鳞状细胞癌

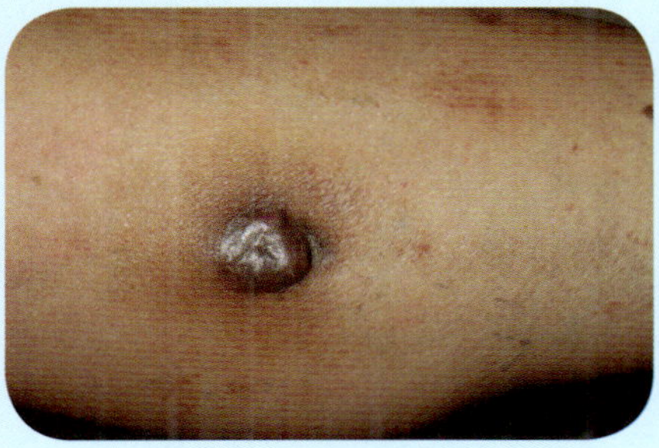

图185　Kaposi肉瘤

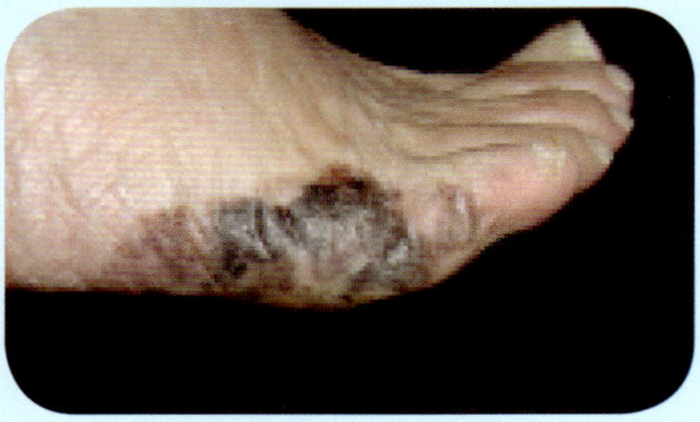

图186　恶性黑素瘤

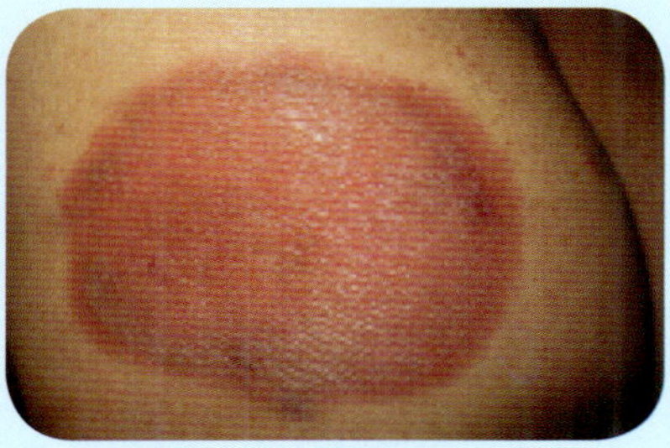

图187　蕈样肉芽肿（红斑期）

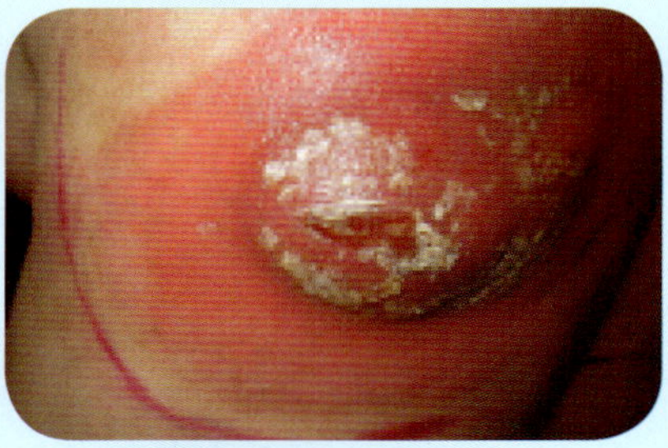

图188　蕈样肉芽肿（肿瘤期）

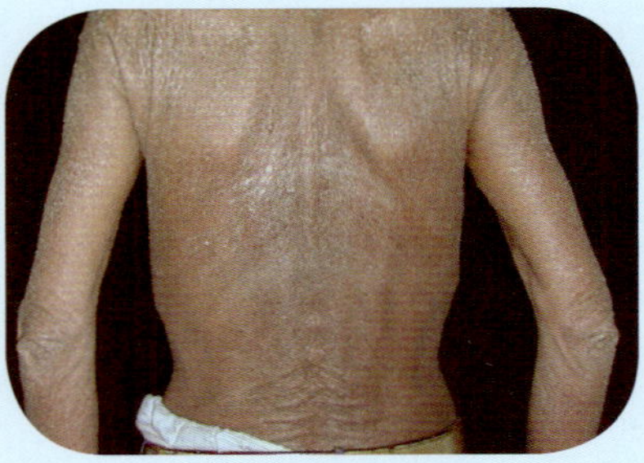

图189　Sézary综合征（躯干）

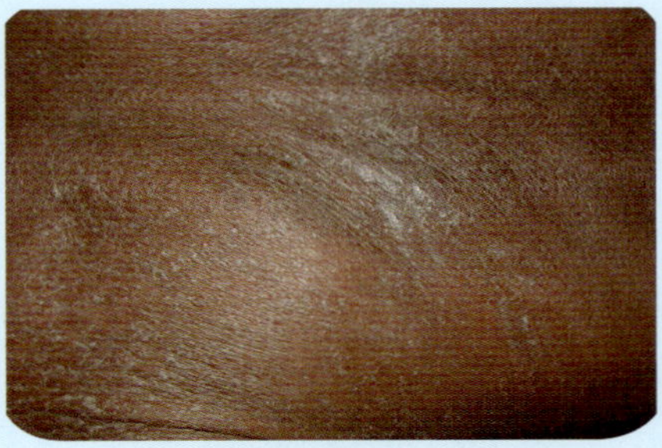

图190　Sézary综合征

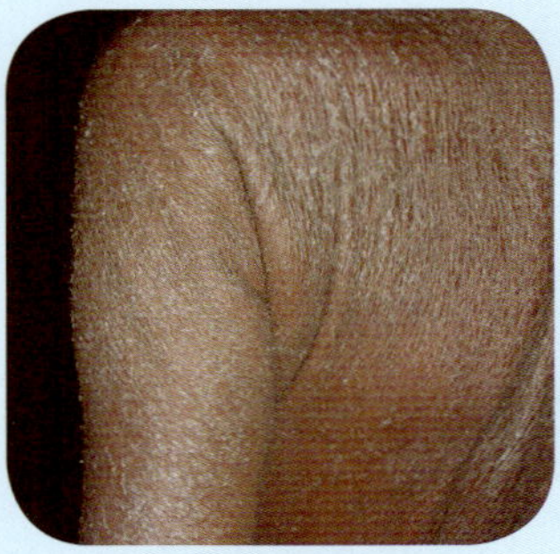

图191　Sézary综合征（肩部）

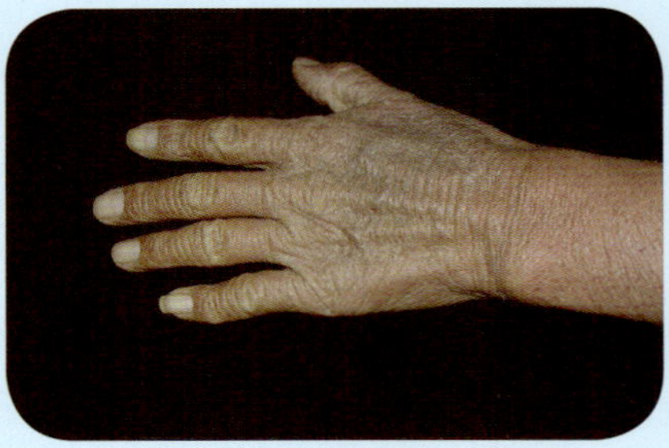

图192　Sézary综合征（手部）

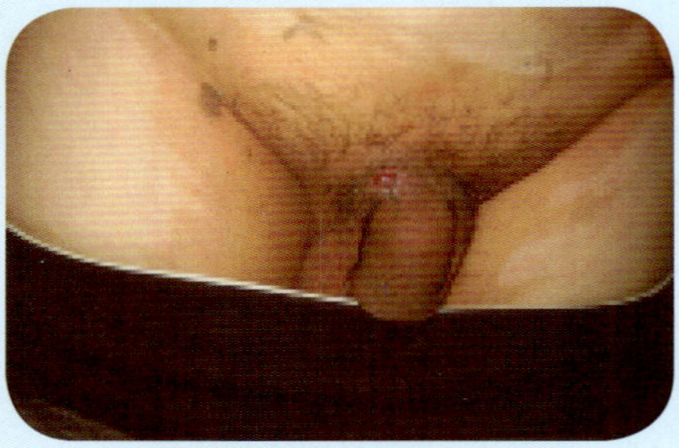

图193　硬下疳

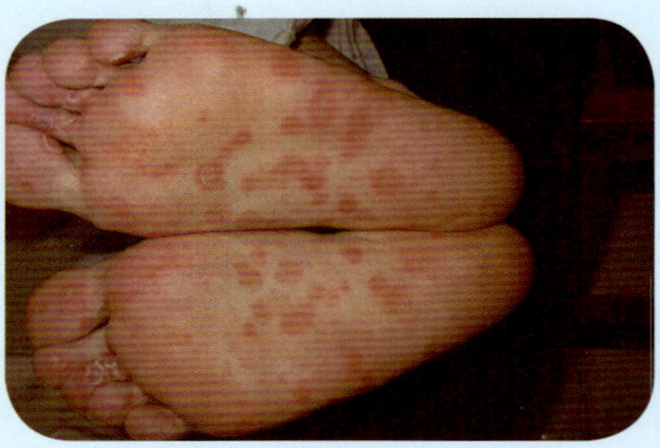

图194　二期梅毒

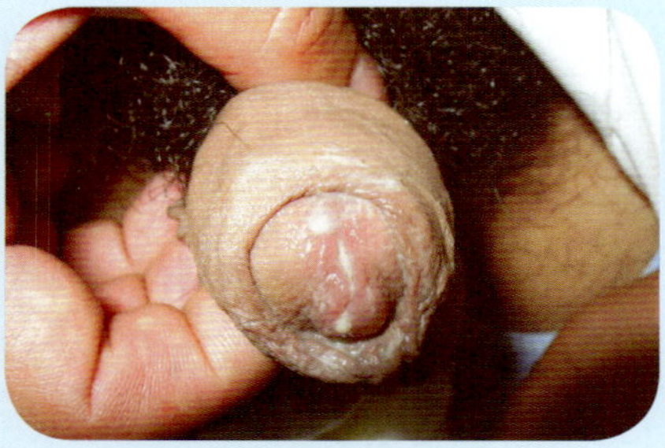

图195　淋病

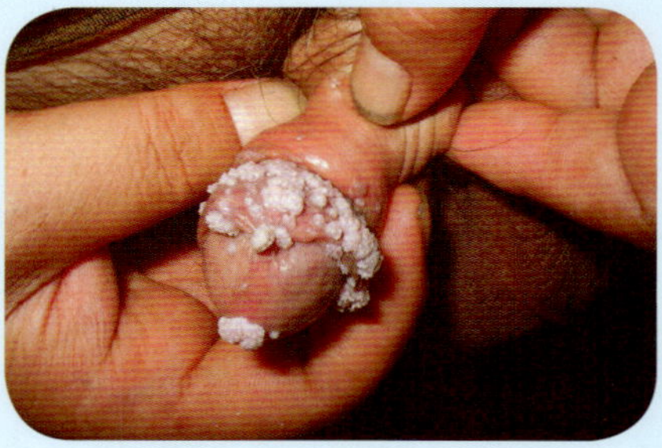

图196　尖锐湿疣

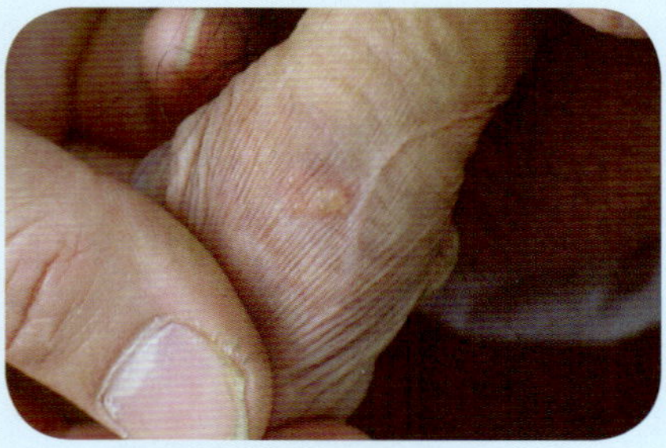

图197　生殖器疱疹